カレント

改訂 給食経営管理論

編著：松井元子・冨田圭子

共著：石川豊美・加賀谷みえ子・河合潤子・小山洋子
佐伯孝子・相良多喜子・藤田静子・堀田千津子
三浦英雄・村元由佳利

CURRENT

建帛社
KENPAKUSHA

はじめに

少子高齢化の時代，長寿国日本の背景として，健康寿命や食と健康の意識や関心が高まる中，基本的な食事・栄養素については，個人の健康維持に必要な国内外の科学的エビデンスに基づき「日本人の食事摂取基準」が示され，栄養・食事の指標とされている。個人への対応はもちろんのこと，特定多数の食事の場面で行われる「給食」の食事管理，栄養教育などの実践の場で活用されている。

食と健康の背景には個人の生活があり対象者も多岐にわたるので，その生活の質（QOL）の向上のため，栄養士法・健康増進法・学校給食法・社会福祉法・医療法など従来の関係法規に加え2005（平成17）年には「食育基本法」が制定された。あらゆる対象者の食と健康のための食事給与に加え，食育の専門家として職務の範囲も拡大し，管理栄養士のさらなる資質向上が求められている。

本書はこの現状を踏まえ，管理栄養士教育の根幹の教科目を「カレントシリーズ」として発刊される中で，管理栄養士・栄養士養成施設の学生を対象にした「給食経営管理論」の教科書として「管理栄養士教育コアカリキュラム」「管理栄養士国家試験ガイドライン」に示されている必須項目に準拠し，給食経営・運営を専門的かつ体系的に学習できるよう著わした。基礎知識の修得と実践の場での管理技術および応用力の教育成果に資するため，実社会で行われている特定多数人を対象とした健康維持増進，心身の健全な成長および疾病予防，さらに傷病治療を促すためには「安全とおいしさ，安心して供給される食事」を視野に具体的な条件を示し，実践の場である「給食経営管理実習」にも役立つ内容とした。

管理栄養士・栄養士を目指す学生諸子が本書を活用し「食事管理の専門家」として保健・医療，福祉・介護などの各領域チームの中で栄養・食事管理に参画し諸業務を円滑に遂行するための実力を養成され，実社会で活躍されることを願ってやまない。

なお，本書共著者は管理栄養士・栄養士養成校において，給食経営管理論や実務論の講義および実習担当者であるが，実社会の多様な現状から執筆内容に不備な点が多々あろうかと思われる。このような点については，関係者のご叱責・ご指導をいただければ幸いである。

おわりに，本書出版にあたり，多くの諸先輩の著書・文献などを利用させて頂いたことに謝意を表すとともに，編集にご協力いただいた建帛社の皆様に，心より深謝いたします。

2014年２月

編者　宮 澤 節 子
松 井 元 子

改訂にあたって

厚生労働省において，2017（平成29）年６月に「大量調理衛生管理マニュアル」が改定され，2020（令和２）年４月に「診療報酬」を改定し，「入院時食事療養費に係る食事療養及び入院時生活療養費に係る生活療養の実施上の留意事項について」，「診療報酬の算定方法の一部を改正する件」等が公布され適用されること等に伴い，それまでの「入院時食事療養費に係る食事療養及び入院時生活療養費に係る生活療養の実施上の留意事項について」（平成18年３月６日保医発第0306009号）が廃止された。さらに，2021（令和３）年４月には「介護報酬」，「障害福祉サービス」等の報酬が改定された。

文部科学省において，2021（令和３）年２月に「学校給食法」が改定され，「学校給食実施基準の一部改正について」が通知された。

これらに沿い，記述や表を訂正，巻末の資料法規の改訂を行った。あわせて統計データ等の更新も行い，改訂版とした。

これまでと同様に管理栄養士養成にご活用いただきたい。

2021年３月

編者　松 井 元 子
冨 田 圭 子

目　次

第1章 給食の概念

給食は特定多数人を対象に継続的に実施される。利用者（個人や集団）の栄養状態について種々の栄養指標を用いて客観的に定期的にアセスメントを実施し，それに基づいて専門家（栄養士・管理栄養士・栄養教諭・調理師）により適切な食事計画を立案し，給食（食事）を提供する。利用者の「栄養・食事管理と健康の保持・増進」を目的として給食を運営し経営するために，「給食経営管理論」および実習を学ぶ。

1. 給食の概要

（1）給食の定義（栄養・食事管理と経営管理）

給食とは，特定多数人を対象に専門の施設（給食施設）を用いて，組織的・継続的に食事を提供することで，食事の供給を受ける者（以下「利用者」という）にとっては食事のことである。給食は，利用者の健康保持・増進に大きく寄与することから栄養管理は重要である。

給食施設は，給食を実施している組織体で，食事を衛生的に提供するための設備・器具等を有し，設置者は利用者に適した安全で栄養面に配慮した「**栄養・食事管理**」と効率的に運営するために「**経営管理**」を行う。そのためには，給食の資源を効率的に運営する必要がある。そして，「安全でおいしい食事」や顧客サービスを提供し，利用者の満足度〔**顧客満足度**：CS（customer satisfaction）〕を確保することが事業体を継続するためには重要である。

1）給食の利用者と栄養管理

給食の利用者は，給食施設において継続的に提供される食事を喫食する人で，保育所の乳幼児（保育所給食），小学校の児童・中学校の生徒（学校給食），企業の従業員（事業所給食），入院患者（病院給食），高齢者等多岐にわたっている。それぞれの給食施設は，利用者の身体状況〔栄養状態，BMI（body mass index，p.31参照）等〕，生活習慣等，食事摂取状況等について定期的に**アセスメント**を実施し，給与栄養目標量を決め献立を作成する。これに基づき，適当な熱量（エネルギー）および栄養素の量を満たす食事の提供およびその品質管理を行うとともに，これらの評価を行う。

献立は，身体の状況等のほか，利用者の日常の食事の摂取量，嗜好等に配慮し，

アセスメント
対象者がどのような健康状態であり食事摂取状況にあるのか，それがどんな状況から生じているかを確認し，評価し，適切な食事の提供に利用する。

CSとES
企業価値（業績）を向上させるためには，顧客満足度「CS」が最も重要な要因だが，それに深く結びついている給食従業員の会社に対する満足度「ES」を高めることである。

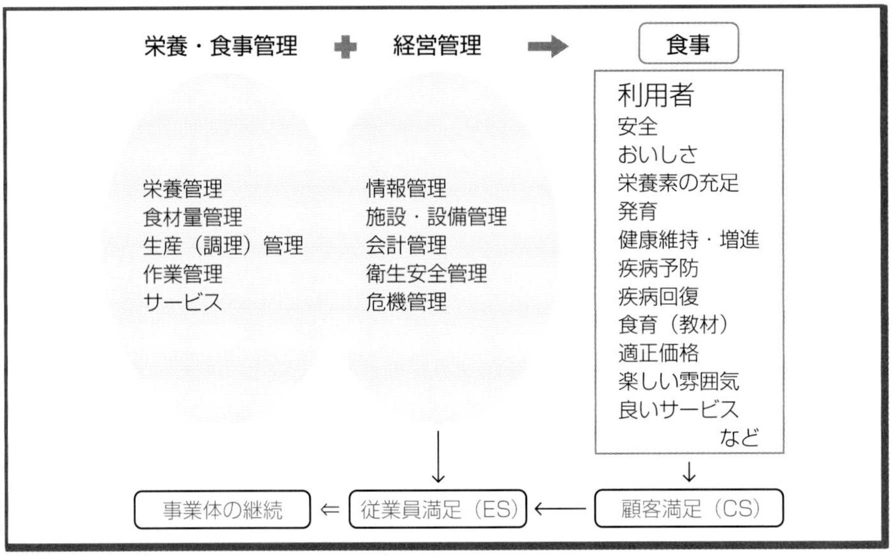

図1-1　給食経営管理

望ましい食習慣や食行動の変容につながるような栄養教育の視点で作成し，給食により利用者が自らの健康・栄養・食事の自己管理能力を高められるようにする。

給食は，特定多数人を対象にしているため，個々の異なる身体状況等が異なるにもかかわらず，献立内容や量については集約・平均化されている。そのため，該当施設の荷重平均給与栄養目標量（p.35参照）の値に大きく外れる利用者に対しては，盛り付け量等の個別の対応が必要となる。また，**個人的要因**（アレルギー，禁忌食品，咀嚼（そしゃく）・嚥下（えんげ）能力など）に配慮することも重要である。

咀　嚼
食物を噛んで砕いて，唾液を分泌させて食物とよく混ぜ合わせ，のみ込みやすい大きさにすること。

特定給食施設における栄養管理については，健康増進法第21条第3項に定められている（p.5参照）。

2）給食における管理栄養士・栄養士の役割

「栄養士」および「管理栄養士」は**栄養士法**（昭和22年法律第245号）に定義されている。栄養士は，健康な人びとを対象に栄養管理や給食管理を行うのに対し，管理栄養士はその人びとに加え，傷病者や特別な配慮が必要な人に対して栄養管理や指導，給食管理を行い，施設に対しても栄養改善上必要な指導を行う。管理栄養士は，給食経営管理を円滑に遂行するために，他部門，多職種との連携や情報を共有することが必要である。病院における管理栄養士は，医療の一環として，診療部門とともに医療補助部門（コメディカル）の一員として看護部門，薬剤部門等と連携しながら業務を行う。

栄養士法

第1条　この法律で栄養士とは，都道府県知事の免許を受けて，栄養士の名称を用いて栄養の指導に従事することを業とする者をいう。

2　この法律で管理栄養士とは，厚生労働大臣の免許を受けて，管理栄養士の名称を用いて，傷病者に対する療養のため必要な栄養の指導，個人の身体の状況，栄養状態等に応じた高度の専門的知識及び技術を要する健康の保持増進のための栄養の指導並びに特定多数人に対して継続的に食事を供給する施設における利用者の身体の状況，栄養状態，利用の状況等に応じた特別の配慮を必要とする給食管理及びこれらの施設に対する栄養改善上必要な指導等を行うことを業とする者をいう。

●管理栄養士の活躍●

① 特定給食施設の栄養部門や給食部門の管理者として栄養・食事管理について経営計画を立案し組織化し，マネジメントを行う。

② 特定給食施設の栄養・食事管理活動の個別業務を管理・統制する。また都道府県の栄養指導員として監督，指導を行う。

③ 市町村単位の行政部門に所属し，複数の給食施設の各種給食施設の管理指導や栄養士への助言や栄養士間の連携を支援する。

④ 給食受託企業において複数の給食施設の経営管理や指導を行う。

⑤ 給食関連資源では，食品の生産・流通，加工食品の生産，給食施設・設備関連企業に所属し，行政，施設の管理栄養士と情報交換し開発，相談・協議を行う。

2. 給食を提供する施設と関連法規

(1) 健康増進法における特定給食施設の位置づけ

健康増進法（平成14年法律第103号，以下「法」という）はそれまでの栄養改善法に代わり，2002（平成14）年8月2日付けで公布され，2003（平成15）年5月1日に施行された。目的は第1章第1条に定義されている（資料p.219参照）。健康増進法の目的は，「国民の栄養の改善その他の国民の健康の増進を図るための措置を講じ，もって国民保健の向上を図ること」である。

1) 特定給食施設の定義

特定給食施設は，法第5章第20条第1項によって規定されている。

第5章　特定給食施設
（特定給食施設の届出）
第20条　特定給食施設（特定かつ多数の者に対して継続的に食事を供給する施設のうち栄養管理が必要なものとして厚生労働省令で定めるものをいう。以下同じ。）を設置した者は，その事業の開始の日から一月以内に，その施設の所在地の都道府県知事に，厚生労働省令で定める事項を届け出なければならない。

上記のとおり，特定給食施設とは「特定かつ多数の者に対して継続的に食事を供給する施設のうち栄養管理が必要なものとして厚生労働省令で定めるものをいう」としており，この厚生労働省令で定める施設は，健康増進法施行規則（以下「規則」という）第５条（特定給食施設）「継続的に１回100食以上又は１日250食以上の食事を提供する施設」である。

なお，施設外で調理された弁当等を供給する施設であっても，当該施設の設置者が，当該施設を利用して食事の供給を受ける者に一定の食数を継続的に供給することを目的として，弁当業者等と契約をしている場合に特定給食施設の対象となる。

２）特定給食施設の届出事項

法第20条の厚生労働省令で定める届出事項は以下の６項目である（規則第６条）。給食業務を委託している場合でも，当該施設の設置者が届出する。設置者とは，国公立施設では国，都，区市町村，民間の病院や福祉施設等ではその開設者である医療法人や社会福祉法人等，事業所の場合は株式会社等のことである。なお，同一敷地内に施設の種類や利用者の特性が明らかに異なる特定給食施設が複数設置されている場合は，それぞれ別の特定給食施設として届出をすることが適当であるとされている。

〈特定給食施設の届出事項〉
1．給食施設の名称及び所在地
2．給食施設の設置者の氏名及び住所（法人にあっては，給食施設の設置者の名称，主たる事務所の所在地及び代表者の氏名）
3．給食施設の種類
4．給食の開始日又は開始予定日
5．一日の予定給食数及び各食ごとの予定給食数
6．管理栄養士及び栄養士の員数

（2）特定給食施設における栄養管理

特定給食施設の栄養管理に関しても，健康増進法に基づき実施されている。特定給食施設における栄養管理については，法第21条に規定されている。

（特定給食施設における栄養管理）

第21条　特定給食施設であって特別の栄養管理が必要なものとして厚生労働省令で定めるところにより都道府県知事が指定するものの設置者は，当該特定給食施設に管理栄養士を置かなければならない。

2　前項に規定する特定給食施設以外の特定給食施設の設置者は，厚生労働省令で定めるところにより，当該特定給食施設に栄養士又は管理栄養士を置くように努めなければならない。

3　特定給食施設の設置者は，前２項に定めるもののほか，厚生労働省令で定める基準に従って，適切な栄養管理を行わなければならない。

第１項になる**特別の栄養管理が必要な給食施設で都道府県知事が指定する施設**は，規則第７条に指定されている。

（特別の栄養管理が必要な給食施設の指定）

第７条　法第21条第１項の規定により都道府県知事が指定する施設は，次のとおりとする。

1．**医学的な管理を必要**とする者に食事を供給する特定給食施設であって，**継続的に１回300食以上又は１日750食以上**の食事を供給するもの

2．前号に掲げる特定給食施設以外の**管理栄養士による特別な栄養管理を必要**とする特定給食施設であって，**継続的に１回500食以上又は１日1,500食以上**の食事を供給するもの

具体的な施設については，厚生労働省通知「特定給食施設における栄養管理に関する指導・支援等について（令和２年３月31日健健発0331第２号）」別添１の「第３　管理栄養士を置かなければならない特定給食施設について」に詳細が記載されている（資料p.221参照）。

規則第７条第１号の指定の対象施設（以下「一号施設」）は，病院，介護老人保健施設または介護医療院（以下「病院等」という。）に設置される特定給食施設であって，１回300食以上または１日750食以上の食事を供給する施設である。供給食数実績がそれ未満であっても許可病床数（または入所定員）300床（人）以上の病院等に設置されている特定給食施設は，「一号施設」となる。規則第７条第２号の特定給食施設を「二号施設」とし，継続的に１回500食以上または１日1,500以上の食事を供給する施設である。

規則第８条（特定給食施設における栄養士等）では，法第21条第２項の規定により栄養士または管理栄養士を置くように努めなければならない特定給食施設のうち，１回300食または１日750食以上の食事を供給するものの設置者は，当該施設に置かれる栄養士のうち少なくとも１人は管理栄養士であるように努めなければならないとしている。

また，法第21条第３項の省令で定める基準は，規則第９条に規定されている。

第９条　法第21条第３項の厚生労働省令で定める基準は，次のとおりとする。

一．当該特定給食施設を利用して食事の供給を受ける者（以下「利用者」という。）の身体の状況，栄養状態，生活習慣等（以下「身体の状況等」という。）を定期的に把握し，これらに基づき，適当な熱量及び栄養素の量を満たす食事の提供及びその品質管理を行うとともに，これらの評価を行うよう努めること。

二．食事の献立は，身体の状況等のほか，利用者の日常の食事の摂取量，嗜好等に配慮して作成するよう努めること。

三．献立表の掲示並びに熱量及びたんぱく質，脂質，食塩等の主な栄養成分の表示等により，利用者に対して，栄養に関する情報の提供を行うこと。

四．献立表その他必要な帳簿等を適正に作成し，当該施設に備え付けること。

五．衛生の管理については，食品衛生法その他関係法令の定めるところによること。

（3）特定給食施設の役割

特定の個人に対して継続的に提供される食事は，利用者の栄養・健康状態に大きな影響を与える。生活習慣病や要介護状態の重症化を予防するためには，栄養管理の質を高めることが重要である。設置者は，給食の利用者の健康を管理しなければならない責務がある。給食会社に業務委託の場合においても，設置者としての責任の所在は変わらない。また，特定給食施設と委託契約をする給食会社も，健康増進法の責務を果たすことが求められる。

健康日本21（第２次）では，健康寿命の延伸・健康格差の縮小のために，社会環境の質の向上のひとつとして「利用者に応じた食事の計画，調理及び栄養の評価，改善を実施している特定給食施設の割合の増加」が目標に定められおり，特定給食施設での栄養・食事管理の向上が求められている。生活習慣病等と栄養・食生活の目標の具体的な関連について整理したものを図１－２に示す。設置者は，各施設において適正に給食が運営されているかを評価する指標として，利用者の体格指数（BMI）による肥満者（25以上）とやせの者（18.5未満）の比率を把握し，給食と健康管理部門の連携を円滑にするシステムの構築が必要である。

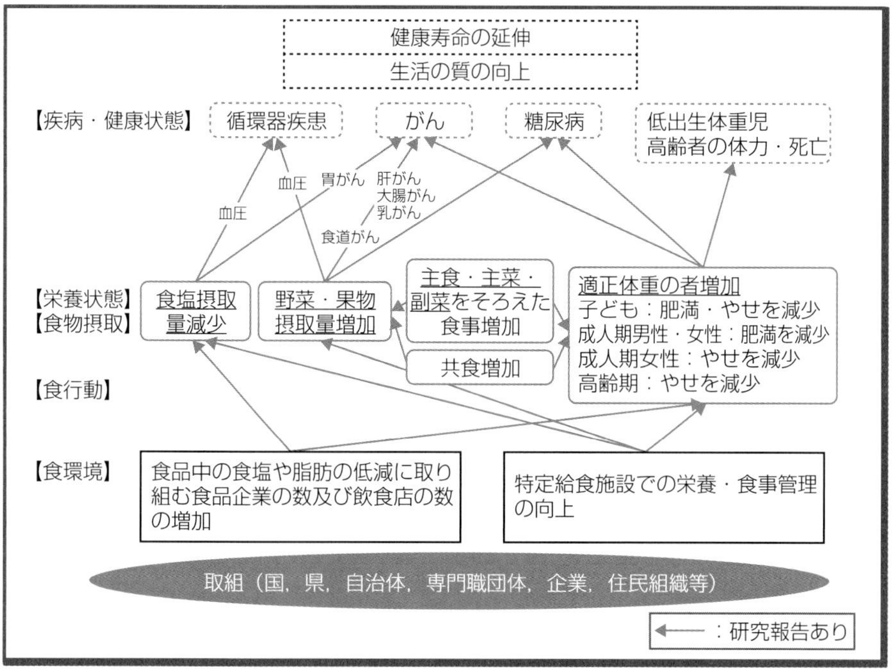

図１-２　生活習慣病と栄養・食生活の目標の関連

資料）厚生科学審議会地域保健健康増進栄養部会 次期国民健康づくり運動プラン策定専門委員会：健康日本21（第２次）の推進に関する参考資料　平成24年７月，2012

（４）給食施設の種類

１）特定給食施設の構成割合

2019（令和元）年度末の全国の「給食施設」は93,118施設で，「特定給食施設」は51,110施設（54.9％），「その他の給食施設」は42,008施設（45.1％）である。特定給食施設のうち「指定施設」は2,838施設（3.0％），指定施設以外の１回300食以上または１日750食以上は12,495施設（13.4％），１回100食以上または250食以上は，35,777施設（38.4％）である。

特定給食施設の種類別構成割合をみると，図１-３に示したように，「学校」が最も多く，ついで「児童福祉施設」，「病院」となっている。

２）各種施設における給食の意義

給食管理者はいかなる施設においても，給食の対象となる人や特定集団を的確に把握したうえで，利用者に対し，エネルギー・栄養素の充足，安全でおいしい食事を提供するのはもちろんのこと，発育，健康維持，疾病治療・回復の食生活指導を行うとともに，食事という実物教材による直接的手法で教育することも重要である。また，おいしく，衛生的で栄養に配慮された適正価格の食事を提供することにより，利用者に満足を与え，**生活の質**（QOL：quality of life）を向上させることに意義がある。各種施設における給食の意義を表１－１に示した。

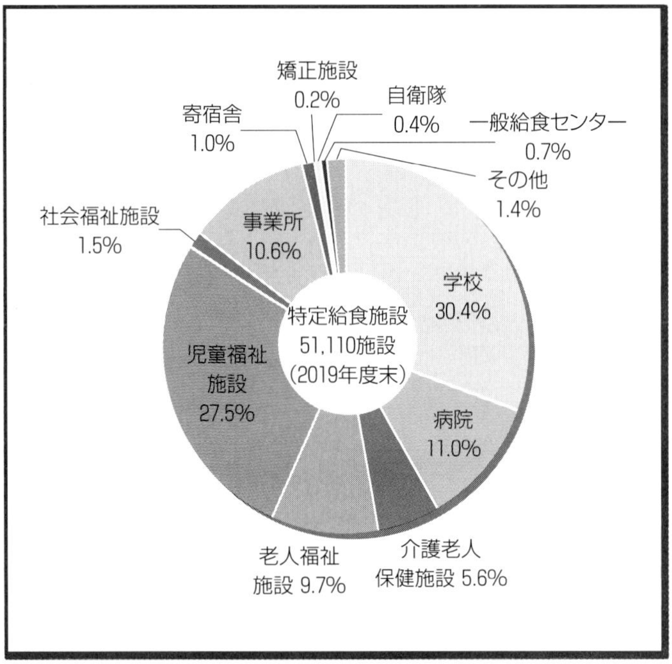

図1-3　特定給食施設の種類別構成割合

資料）厚生労働省：令和元年度衛生行政報告例の概況（栄養関係），https://www.mhlw.go.jp/toukei/saikin/hw/eisei_houkoku/19/dl/kekka2.pdf

表1-1　給食の意義

<table>
<tr><th colspan="2">給食施設区分</th><th>意　義</th></tr>
<tr><td colspan="2">給食施設共通</td><td>特定多数人に継続的に，健康管理，健康教育を目的として食事を提供し，給食を運営する。</td></tr>
<tr><td colspan="2">病院給食</td><td>医療の一環として疾病者に対してそれぞれの病状に応じた適切な食事を提供することにより，疾病の治療および病状の改善を図るために食事サービスを行うことを目的とし給食を運営する。</td></tr>
<tr><td colspan="2">学校給食</td><td>教育の一環として学校給食法第１条に規定されている「児童及び生徒の心身の健全な発達に資するものであり，かつ，児童及び生徒の食に関する正しい理解と適切な判断力を養う上で重要な役割を果たすものであること」を目的とし給食を提供し，運営する。</td></tr>
<tr><td rowspan="2">福祉施設</td><td>児童福祉施設給食など</td><td>心身の発育期にある入所児に対して，必要なエネルギー・栄養素量を確保し，適正な食事やおやつを提供し，実際の食事という教材を通して正しい食事の在り方や好ましい人間関係を会得することを目的とし給食を運営する。</td></tr>
<tr><td>高齢者・介護福祉施設給食など</td><td>利用者の健康の維持・増進を図るために，個々人の状態にあった食事を提供し，さらに生活に楽しみを与え，健やかな生活（長寿）を保つことを目的とし給食を運営する。</td></tr>
<tr><td colspan="2">事業所給食</td><td>福利厚生の一環として工場やオフィス，それらに付属する寄宿舎（寮）や研修所などで，適切な食事環境や食事の提供によって，従業員の健康の維持・増進を図るとともに，労働生産性の維持向上に寄与すること目的とし給食を運営する。</td></tr>
<tr><td colspan="2">自衛隊給食</td><td>隊員に必要なエネルギー・栄養素量を供給することにより，健康の増進と勤務内容に応じた体力の保持・増進を目的とし給食を運営する。</td></tr>
</table>

3）給食施設に関する主な法規

給食の管理・運営には，基本となる健康増進法や食品衛生法をはじめ数多くの法規が関係している。法規は逐次改正されるものなので，情報を収集し，内容を十分理解しておくことが重要である。主な特定給食施設に関する法規を表1－2にまとめた（資料：給食関係法規p.219～参照）。

表1－2　給食施設に関する主な法規

給食施設区分		主な関係法規	
給食施設共通		健康増進法，栄養士法，食品衛生法，地域保健法，製造物責任法（ＰＬ法），食品表示法	健康増進法施行規則，食品衛生法施行規則，大量調理施設衛生管理マニュアル，特定給食施設における栄養管理に関する指導・支援等について
病院給食		医療法，介護保険法，健康保険法	医療法施行規則，入院時食事療養の基準等，病院給食栄養士業務要綱，病院・診療所等の業務委託について（通達），院外調理における衛生管理ガイドラインについて（通達）
学校給食		学校給食法，食育基本法	学校給食法施行令，学校給食法施行規則，学校給食実施基準，学校給食実施基準の施行について（通達），学校栄養職員の職務内容について（通達）
福祉施設	児童福祉施設給食	児童福祉法，医療法	児童福祉施設の設備及び運営に関する基準，児童福祉施設における調理業務の委託について（通達），保育所における調理業務の委託について（通達）
福祉施設	高齢者・介護福祉施設給食	老人福祉法，介護保険法，医療法，高齢者医療確保法	養護老人ホームの設備及び運営に関する基準，特別養護老人ホームの設備及び運営に関する基準
福祉施設	障害者福祉施設給食	児童福祉法，身体障害者福祉法，障害者総合支援法，知的障害者福祉法	児童福祉施設の設備及び運営に関する基準，身体障害者更生施設等の設備及び運営について
福祉施設	救護施設，更生施設給食	生活保護法	救護施設，更生施設，授産施設等の設備及び運営について
事業所給食		労働安全衛生法，労働基準法	労働安全衛生規則，事業附属寄宿舎規定
自衛隊給食		防衛省の職員の給与等に関する法律	防衛省職員の健康管理に関する訓令，防衛省給食の実施に関する訓令
その他の給食		刑事収容施設法，少年院法，船員法	刑事収容施設法施行規則，少年院処遇規則，船員法施行規則

3. 給食のシステム

（1）給食システムの概念

システムとは，複数の要素が交互に関係を持ちながら，全体としてまとまった機能を発揮している要素の集合体，組織，系統，仕組みのことである。例えばシステムキッチンは和製英語であるが，ある規格に基づいて作られた流し台，調理台，ガス台，収納部などを組み合わせて一体化した台所のことである。給食のシステムは，それぞれの施設の目的に応じて給食の管理運営を円滑に行うためのものである。給食システムの対象として食事に関わる栄養・食事管理，食材管理，献立管理，生産管理，安全・衛生管理，品質管理，提供サービス管理などがある。

給食施設には，医療施設，福祉施設，学校，事業所などがあり，それぞれ目的や機能，対象，規模などが異なり一律ではない。また，管轄の省庁や法的根拠も異なるので，各々に適合した給食の**トータルシステム**が求められている。

(2) トータルシステムとサブシステム

トータルシステムとは，複数のサブシステムにより構成され全体の流れで経営管理全体を網羅するものである。トータルシステムを構成する**サブシステム**とは，経営管理全体を構成する個々の部門のシステムを指す。**実働作業システム**と**支援システム**の2つに分類でき，それぞれの業務の細かな知識と技術が盛り込まれている。実働作業システムは，給食を作る業務に直接関わるもので，栄養・食事管理，食材管理，生産（調理）管理，品質管理，安全・衛生管理，サービス管理などのサブシステムで構成される。支援システムは，実働システムを円滑に推進するためのもので，施設・設備管理，会計・財務管理（原価管理），人事・労務・研修管理，情報管理などで構成される。個々のサブシステムに関しては各章で説明する。

PDCAサイクル
種々のマネジメントに用いられる手法であり，品質管理，生産管理などで用い，業務管理を円滑に行う方法のひとつである。

給食のトータルシステムは，複数の管理業務を連動して機能させる仕組みで，目的を達成するために，**PDCAサイクル**（Plan〔計画〕→ Do〔実施〕→ Check〔検証〕→ Act〔対応・改善〕）が重要である。特定給食施設におけるPDCAサイクルに基づく栄養管理基準（概念図）を図1-5に示す。利用者のアセスメントを実施し給与栄養目標量に沿った献立作成など食事を提供するための計画をし，生産（調理），品質管理された食事を提供し，総合的に評価を行い改善に取り組む。

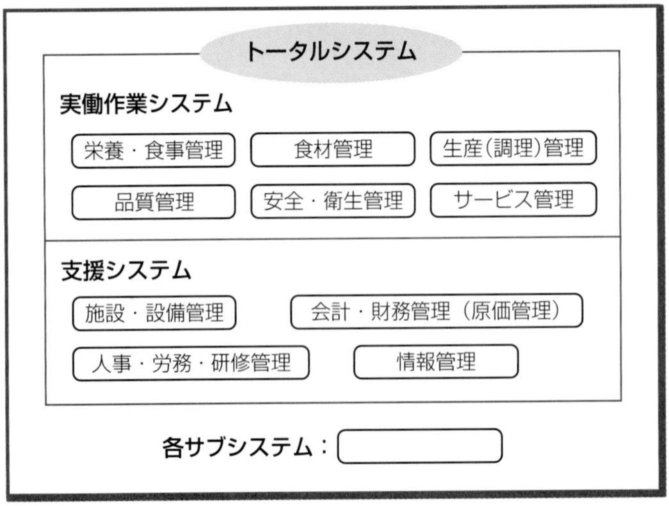

図1-4　給食のトータルシステムとサブシステムの概念

(3) 給食の生産とサービス

給食の**オペレーションシステム**は，「給食の運営」という意味で，献立計画を立て，栄養・食事管理，食材管理，生産（調理）管理，安全・衛生管理，品質管理などの生産運営を行い，食事を提供サービスする業務の総称である。狭義の給食のオペレーションシステムは，調理操作，生産（調理）手順を決めてそれらに沿って食事を調理し提供することとなる。生産システムには，コンベンショナルシステム，セントラルキッ

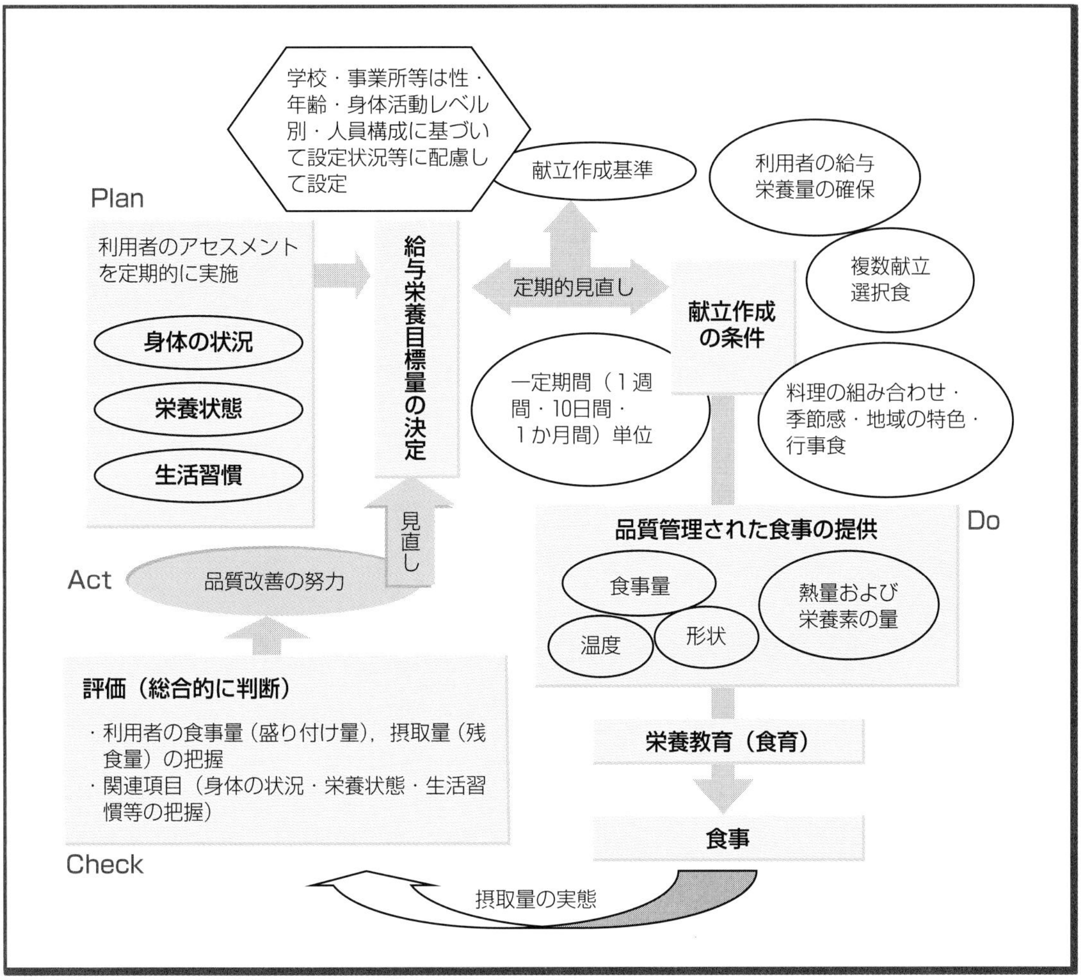

図1-5　特定給食におけるPDCAサイクルに基づく栄養管理基準（概念図）

資料）大阪府健康医療部：特定給食施設における栄養管理指針　平成27年11月，2015，p.2より改変

チンシステム，レディフードシステム，アッセンブリーシステムがある（第5章，表5-8参照）。

1）コンベンショナルシステム

調理とサービスが同一施設で行われ，食事提供時間に合わせて生産を計画・実施し，調理（cook）と食事提供（serve）が連動している。従来から給食施設で行われてきたシステムである。調理システムはクックサーブシステムである。

2）セントラルキッチンシステム

1か所の厨房（メインキッチンまたはセントラルキッチン）で集中して食材管理や調理を行い，調理済みの食事を離れた複数施設に配送する，調理とサービスが分離した生産システム。学校給食センターや病院給食の院外調理などで活用されている。配送された食事の提供前に，サテライトキッチン（厨房）で一部の調理や再加熱などを行う場合もある。品質の標準化・均一化，人件費・投下資金の削減，効率化が図られる。またカミサリーシステムは，食材料の一括で調達，購入，保管，配送するシステムで，大量購入による経費節減ができ合理的・効率的運営が可能となる。

3）レディフードシステム

食事提供に関係なく生産を計画・実施し，保管された料理を食事提供（serve）時に再加熱する。複数の施設の食事を1か所で調理し食事保管（在庫）後，冷蔵，冷凍で搬送することも可能である。調理システムは，**新調理システム**（クックチルシステム，クックフリーズシステム）である。

4）アッセンブリーシステム（コンビニエンスシステム）

調理済み食品，加工食品を料理として納入し，搬送先で再加熱後提供する。

食事を提供するサービスシステムは，食事提供回数，配膳・配食方法（中央配膳・病棟配膳・食缶配食・食堂配食・弁当配食など），食事の提供方法（単一献立，複数献立，カフェテリア，バイキングなど），サービス形態（フルサービス，ハーフサービス）など，施設の目的や具体的な運用方法により異なる。

（4）給食システムの構築と評価

給食の円滑な運営において，それぞれの施設の目的に適したシステムの構築は不可欠である。給食の生産管理システムは，生産（調理）現場の人（ヒト），食材（モノ），設備（モノ）や資金（カネ）を効率的に安全にコントロールし，現状に即して構築する必要がある。評価の視点としては，以下のものがあげられ，これらが円滑に遂行されるようなシステムを構築する。

① 原材料や，中間品，完成品 … 形状や重さ，衛生面，保管方法などは適正か。
② 工程と流れ … 材料から生産（調理），保管，提供までの流れが適当か。
③ 情報と食事の流れ … 情報に速やかに現場対応できているか。
④ 人の動き … むりやむだがないか。
⑤ 設備 … 適正に安全，かつ，衛生的か。

円滑な給食運営のためにシンプルなシステム構築が重要であるが，非常事態（気候変化，機械不良，数量変更，特別対応など）を想定した対策を講じておく必要がある。

演習課題

❶ 給食の定義について述べ，特定給食施設について説明しなさい。

❷ 給食のトータルシステムを構成する中心的なサブシステムについて述べなさい。

❸ 給食の生産システムをあげ各々の特徴を述べなさい。

❹ 給食施設における生産と食事提供サービスについて，それぞれのシステムのメリットとデメリットを説明しなさい。

第2章 給食経営管理の概念

給食経営とは，給食をただ単に特定多数の人に継続的に提供するだけではなく，どのような目的に沿って，どのような理念のもとに事業展開するのか計画を立てたうえで，あらゆる資源（人，物，資金，設備，技術，情報など）を有効に活用し，給食事業を円滑に遂行させることである。本章では，給食の運営全体をマネジメント（manegement）する方法について学び，給食経営管理とは何かを理解する。

1. 給食経営管理の概要

（1）経営管理の意義と目的

1）経営管理の定義

経営管理とは，組織の目的を達成するために，人，物，資金，設備，技術，情報などの資源を有効に活用する管理活動である。例えば，おいしい高価な食材を使用すれば，おいしい給食ができるのは当然であるが，食材費に多額をかけるわけにもいかない。給食の目的や役割は施設（組織）によって異なるため，その目的や経営状態を考慮したうえで，使用する食材費を検討しなければならない。また，調理員の数，設備投入・維持費用，光熱水費なども考慮しなければならない。こうしたすべてのことを念頭に置いて，給食がスムーズに提供できるよう給食業務全体をマネジメントすることを給食における「経営管理」という。

給食を担当する部門の名称は施設によってさまざまであるが，独立した部門として位置づけられているところがほとんどである（図2-1）。

2）給食におけるマネジメント

特定多数の人に食事サービスをするには，多数の人が協力し合い目的達成のために動かなければならない。効率よく動くためには，いろいろな作業を分担して実施する組織が構成されなければならない。組織を秩序正しく，目的達成のために一丸となって動かすには，この組織を管理することが必要である。この管理する行動を**マネジメント**という。**組織化**の意味は，分業によって目的達成を容易に図ることにあり，組織化とマネジメントの間には，密接な関係がある。

3）経営管理と給食

一般のレストランや食堂などの飲食店においては，他店と競合するため少しでも

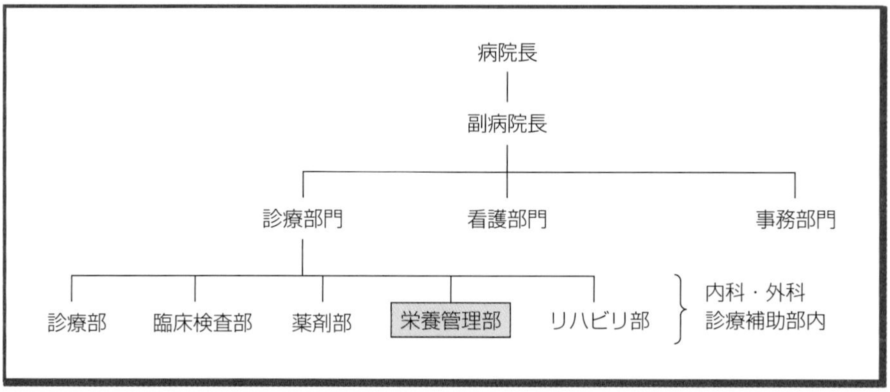

図2-1　病院における組織例

売上を伸ばそうと，提供する食事の品質やサービス面の向上に日々心血を注いでおり，また，コスト面ではどのようにしたら削減ができるのか，さまざまな取組みを実施している。

一方，給食業界においては今まで，① 対象者の固定化，② 競争意識の希薄，③ 料金が一律，④ 福利厚生が目的，⑤ 原価意識の欠如，⑥ 法律や規則などによる規制の影響などにより，「給食＝まずい」などのレッテルが貼られてきた経緯がある。しかし，現在では，食事代は原則利用者の自己負担となり，特別メニューの導入も実施され，社会からのニーズもおいしい給食を求めるようになった。さらに施設の運営面に関与することが管理栄養士・栄養士にも求められるようになってきているため，経営面での手腕もこれからは必要とされる。決められた範囲内で，いかにおいしい給食を提供するかという課題が，管理栄養士・栄養士に求められている。

4）給食の委託化

アウトソーシング
外部の資源を活用することで，業務の一部または全体を外部に委託すること。

給食市場の動向としては，コスト削減という社会情勢の変化に伴い**アウトソーシング**化が続いている。特に学校給食においては，民間会社への調理委託が増加傾向にあり，半数近くが民間委託になっている。一方，病院給食については，給食の種類の増加，安全を担保するための作業増加等により，再び直営給食に戻るところも出てきている。今後の課題として，労働環境，賃金等の問題により給食委託会社における人材不足は大きな課題である。外国からの人材投入も将来的には，日常的になると思われる。

（2）経営管理の機能と展開

1）経営の機能

経営管理（マネジメント）の概念は多様であり，「経営」と「管理」をはっきりと区別することは難しい。ただし，マネジメントサイクルにおいて経営者（管理者）が管理活動を行うには，以下の５つの機能が必要となる。これを**管理の５機能**という（表2-1）。

表2-1 マネジメント・サイクルと5つの機能

機 能	活動内容	
計 画	① 予測する。 ② 目標や目的を設定する。 ③ 戦略を立てる。 ④ プログラムをつくる。	⑤ 予算を立てる。 ⑥ 手順を定める。 ⑦ 規約・規定をつくる。
組織化	① 組織をつくる。 ② 組織内の相関関係を示す。	③ 責任・権限を定義する。 ④ ポジションに必要な資格・資質を決める。
人 事	① 人を採用する。 ② 人に方向性を示し適応させる。	③ 訓練する。 ④ 知識・技術の向上を図る。
調 整	① 責任を委任する。 ② 動機づけをする。 ③ 仕事の調整をする。	④ 相違点を更正する。 ⑤ 変革・変化の調整をする。
統 制	① 報告システムを構築する。 ② 業務の基準を設ける。 ③ 結果を判定する。	④ 結果の更正処置をする。 ⑤ 報償を与える。

出典）木村友子，井上明美，宮澤節子編著：三訂楽しく学ぶ給食経営管理論 第2版，建帛社，2012，p.15，表2－2を一部改変

a．計 画 将来の予測としての長期目標，予算に基づく短期目標を立てること。例：今後の食数（利用者数）の見通し，食材費の年間計画を立てる。

b．組織化 目的を達成するため，共通の目的ごとにグループ分けを行い，それぞれの業務に権限と責任を与えること。例：調理員を煮物チーム，焼き物チーム，揚げ物チームに分け，効率化するための具体案，新メニューなどを考えてもらう。

c．人 事 それぞれのグループ，個人に与えた仕事がスムーズに進むよう指導や助言を行うこと。例：仕事が増えたため，パート調理員を採用する。

d．調 整 すべての業務，グループを取りまとめ，作業が円滑に進むようにすること。例：リーダー制度の導入。

e．統 制 各業務が，計画や命令に沿って活動しているかを確認し，沿っていない場合には軌道修正させる。例：仕事のはじめに，ミーティングを実施する。

給食を提供する企業や組織の管理活動を円滑に行うには，経営母体の目標をふまえたうえで，栄養管理部門（給食）における経営計画の作成が必要である。そのためには，組織内における管理の5機能をよく分析し，経営計画を達成するための長期目標，中期目標，短期目標に盛り込むことが大事である。

2）経営管理の今後の展開

経営管理活動を遂行するためには，目標を達成するための計画（Plan），それを実施（Do）する力，結果を点検・評価（Check）し，その評価をふまえて計画の修正・改善（Act）することで次の計画に活かすことが大事である。この**PDCAサイクル**をうまく活用することで，目標達成が可能になる。しかし，ただ単に繰り返すばかりでなく，繰り返すことにより少しずつ良い形で提供できるようレベルアップを図ることが必要である（図2-2，図2-3）。

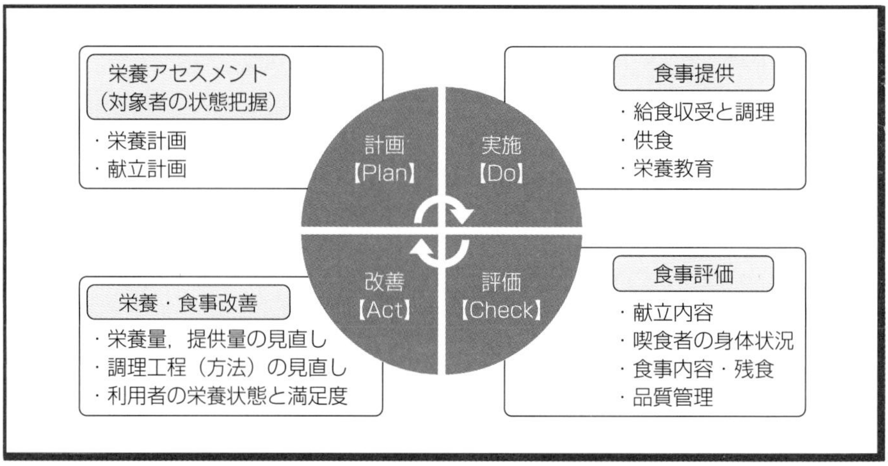

図2-2　PDCA サイクルと経営管理

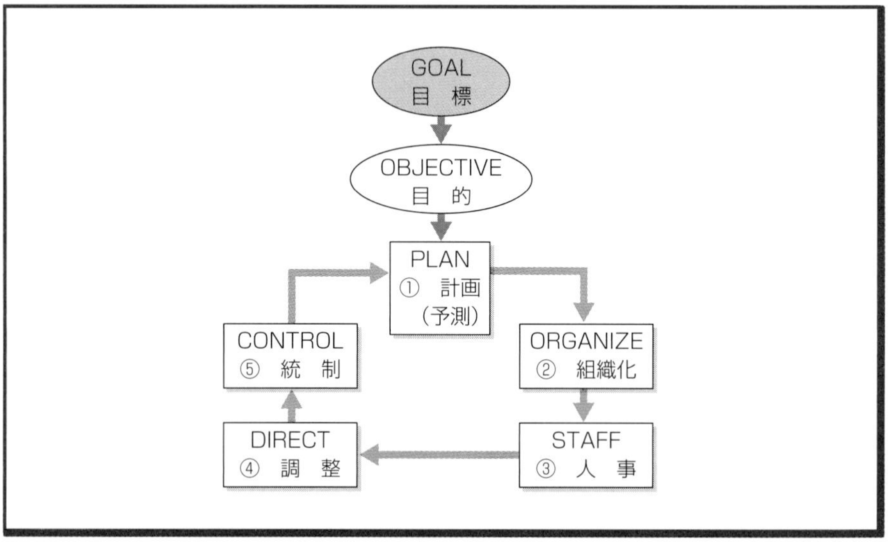

図2-3　マネジメントサイクルと５つの機能（プロセス，活動）

出典）木村友子，井上明美，宮澤節子編著：三訂楽しく学ぶ給食経営管理論 第２版，建帛社，2012，p.15，図２－２を一部改変

ニーズ
利用者の感じる本質的な欲求，需要。「食べたい」「飲みたい」など。

ウォンツ
利用者の特定化された欲求。具体的で限定的な言葉で表現される。「○○の○○が食べたい」。

2. 給食とマーケティング

(1) マーケティングの原理

マーケティングという概念は，給食の分野においては重要な概念である。マーケティングの根本にある思想は，すべての「経営活動を利用者中心に考える」という考えである。マーケティングとは単なる「調査」や「情報収集」ではなく，その対象者の**ニーズ**（needs）や**ウォンツ**（wants）を満たすための社会的・管理的プロセスといえる。個人および組織の目的を満足させるために，アイデア，財およびサービスについて，コンセプトづくり，価格設定，プロモーション，流通を計画し実行する過程である。

(2) 給食におけるマーケティングの活用

一般の飲食店と違って特定給食施設には，特定の対象者がおり，それぞれの給食の目的がある。対象者に対していくら給与栄養目標量に合った給食を提供したとしも，残されてしまっては意味がない。また，いくらおいしくて利用者が全量摂取したとしても，給与栄養目標量に合っておらず疾病治療，健康の保持・増進，食教育など，それぞれの給食の目的を果たさなければ意味はない。目的を果たし，かつどのような給食を対象者が欲しているのか，ニーズを知り，求めている形で提供してこそ，価値があるといえる。そこで，対象者のニーズやウォンツを知り，満足度の高い給食を提供することが大切である（表2-2）。

1) 顧客満足度・従業員満足度

顧客満足とは言葉通り，顧客（給食利用者）を満足させるという意味である。すなわち**顧客満足度**（CS）は，顧客第一という考え方で，消費者である利用者が給食に満足しているか否かをみる指標である。味，量，見た目，提供温度など，給食の本質にかかわるものはもちろんのこと，食堂などの環境，従業員の身だしなみ，言葉遣い，提供時間，献立の掲示内容，栄養教育内容など，サービス面も含め，給食にかかわるすべてが対象となる。この満足度が高いほど，当然ながら繰り返し利用してくれる人は増えることになる（表2-3）。また，近年，顧客満足度を向上するためにはまず，**従業員満足度**（employee satisfaction：ES）を向上させなければならないとの考えが，マーケティング戦略の中に取り入れられはじめている。従業員の満足がサービス向上につながり，その結果として顧客満足度や業績向上につながるという考えである。従業員のモチベーションを上げ，業務効率を上げるためには，職場環境や福利厚生の充実，自己啓発の支援などが重要である（表2-4）。

顧客満足度調査，従業員満足度調査のいずれも，その回答者に対し，結果を改善点とともにフィードバックすることが大切である。

◘従業員満足度（ES）調査
給食従業員を対象としたアンケート調査である。会社の方針，各種制度，職場，上司などに対する満足度を調査するもので，会社に対する意識や問題点を把握したり，制度や組織の改定のための考察要素になる。

表2-2　特定給食における利用者のニーズとウォンツ

特定給食施設	ニーズ	ウォンツ
学　校	食べたいものを自由に食べたい。	バイキング給食を実施してほしい。
保育所	安心な食材を使用してほしい。	給食だよりに食材の産地を記載してほしい。
病　院	おいしい食事が食べたい。	制限範囲の中で，自由に選べる選択食を実施してほしい。
産業給食	食べたいが太りたくない。	主食量を細かく設定してほしい。
高齢者施設	義歯でも食べやすくしてほしい。	煮込み料理でも美しくおいしく見えるよう盛りつけてほしい。

表2-3　顧客満足度調査例

項目	質問内容
品質	味付けはどうか。 量はどうか。 温度は適切か。 盛り付けの仕方はどうか。 料理の頻度はどうか。
環境	食堂の明るさはどうか。 食器は衛生的か。 周りの人との距離は適切か。
サービス	提供時間は適切か。 配膳方法に問題はないか。

表2-4　従業員満足度調査例

項目	質問内容
仕事内容	仕事に目標をもって取り組んでいるか。 仕事にやりがいがあるか。
環境	職場環境で改善してほしいところはどこか。 休日は，希望通り取れているか。 残業時間は，適切か。 福利厚生面での不満はあるか。
自己啓発	研修制度を活用しているか。

2）マーケティング・リサーチ

マーケティング・リサーチ（marketing research）とは，市場調査，市場分析という。顧客満足度を上げるためには利用者のニーズやウォンツを常に把握し，それに柔軟に対応する必要がある。給食に対する希望，苦言をいち早くキャッチし，競合する他社（他施設）の状況を調査・分析し，自らの給食における計画に反映させることが重要である。

3）データの収集方法

何を知りたいのかという目的を明確にし，その目的にあったデータ収集法を行うべきである。データ収集には，一般的に次のような方法がある。

a．アンケート調査法　目的に沿った質問内容を設定し，特定もしくは不特定の対象者に質問用紙，または聞き取り，電子メールなどにより意見を求める方法。丸をつけてもらう，番号などを記入してもらう，文章で記入してもらうなどの回答方法があるが，それぞれデータ解析方法が異なるため，目的に沿った形式を選択するとよい。

b．観察調査法　どのような動きをとるのか，対象者の状況や動向を観察することにより把握する方法。

c．パネル・テクニック調査法　対象者を固定して，何度か実施する調査方法。調査を特定の時点だけでなく，時系列に行って，調査内容をより深くしたい場合に有効な手法である。結果が時間とともにどう変化していったかが把握できる。

顧客満足度調査は，一般には，アンケート調査法で実施されることが多い。結果の集計は外部に委託したり，調査実施施設で行ったりとさまざまであるが，いずれにしても，**統計学的処理**を行い，偏った意見のみを拾うことのない調査方法を選択・実施することが大事である。

◻統計学的処理
データ処理の際，母集団の特徴をきちんととらえているかを検証すること。

現在，企業・組織を取り巻く経済状況は，急速に変化している。給食業界においてもICT（information and communication technology：情報通信技術）の進化とグローバル化が進んできている。給食へのニーズもさらに幅広く細分化されてきており，顧客のニーズを正確にデータ収集することが大事である。

4）食材のマーケティング

食材のマーケティングは２つの側面から考えることができる。

a．食材提供者から給食会社　安全でかつ品質の良い食材を安価で定期的に仕入れるためのシステムを構築することが大切である。そのためには，取扱い食品，食材品目，数量，仕入れ先や食材の集約，流通の短縮，ICTシステム，食材情報，物流体制を検討・把握する必要がある。

b．給食会社から利用者　国民の安全・健康志向に対応する安全・安心な食材を使用している給食であることを情報として示すことが必要である。政府は，食品安全基本法や健康増進法の施行・公布，企業では**トレーサビリティー**，リスクマネジメント，地産地消，有機野菜・無添加食品の導入があげられる。なお，食品中の放射性物質，添加物などに関する情報は，**食品安全委員会**のホームページでも参照できる。

トレーサビリティー
食品の生産から加工，流通，販売までの過程を，商品からさかのぼって検索できるシステムのこと。

食品安全委員会
内閣府の組織。添加物，放射性物質等食品のレアなハザード情報について検討，広報している（http://www.fsc.go.jp/）。

5）給食におけるマーケティングの4P

市場分析の結果をもとに，給食事業の展開を考えていくわけであるが，どのようなものをいくらでどのようにどこに作るのかを定めていく。このように考えることをそれぞれの頭文字をとって**マーケティングの4P**という。

① Product（製品）：給食においては，献立料理そのものを指す。どのような料理を作ると，喜ばれるのか，売れるのか，また新メニューの開発などがこの戦略に該当する。

② Price（価格）：給食の価格設定。「多少高くても良いものを提供する」「徹底的に低価格路線でいく」などの戦略やクーポン券の発行などがこれに該当する。

③ Promotion（販売促進）：給食内容，サービスなどの宣伝方法における戦略のこと。サンプルケースの設置やポスター掲示などがこの戦略にあたる。

④ Place（流通）：概念としては幅広く，「食べやすい環境を整える」「利用者の動線を短くする」「在庫，配送エリアの検討」などの戦略がこれに該当する。

●おいしい給食が評判のデイサービス●

経営方針に沿って，給食は提供される。A県のB福祉施設は，「利用者に満足してもらえる食事を提供しよう」という経営方針により食材費予算を前年より10％アップ。「地元の良い食材を使用する」「味噌汁の具を必ず３品以上」「漬物を２種類に増やす」「薬味の質を上げる」などに変更したところ，給食部門としての利益は減収になったものの口コミで「あそこの食事はおいしい」と大評判になり，デイサービス利用者が倍増した。結果的に施設として大幅な増収となった。目先の利益ばかりにとらわれず，全体を見渡すことが大事である。

6）給食の市場規模

（一社）日本フードサービス協会のまとめによると，2019（平成31）年における給食の市場規模は約３兆3,534億円であり，外食産業全体の約12.9％を占めている。内訳として，「産業給食」約１兆7,260億円，「病院給食」約7,880億円，「学校給食」約4,840億円，「保育所給食」約3,550億円であり，保育所給食を除いて前年度より微減傾向にある。この他に「高齢者施設」があり，この市場は約6,000億円といわれている。中でも注目すべきは弁当給食市場のうち「在宅配食サービス」であり，名古屋市をはじめ，公的な在宅配食サービスも各地で行われており，公的配食サービスにおいては自治体からの補助金が出るため，今後市場は拡大していくものと思われる。民間の在宅配食サービスにおいては，年々スーパーなどで弁当の低価格競争が起こっているため，採算は厳しいものがあるが，高齢社会が進むにつれ，ニーズはあると考えられる。

3. 給食経営と組織

（1）給食経営組織の構築

1）組 織 と は

複数の人が，職務や役割を分担し，共通の目的を達成するために協働を行い，相互のコミュニケーションによって，計画的に構成されるものを組織という。つまり，組織化とは，仕事を円滑に行うための仕組みであるといえよう。特に，給食の組織が有効に活用されるためには，給食の規模・調理担当者数やその技術力，管理栄養士・栄養士数などを基に，各職場に適したスタイルにすることが重要である。

2）組織の原則

組織の中で，経営活動が効率的かつ効果的に行われるために，組織としての原則がある。

a．責任と権限の原則　各職場での管理責任者は，業務遂行に伴う責任とそれに応じた権限を明確にする。また，権限・責任・義務は等価関係にあるとする「三面等価の原則」がある。

◘三面等価の原則
仕事を遂行するためには，必ず責任が課せられる。そして責任を果たすために職務に応じた権限が与えられる。責任と権限は等価の関係にあることが好ましい。

●マーケティングの４Ｃとは●

近年，顧客志向としてマーケティングの４Ｃ（customer solution：苦情処理，customer cost：顧客コスト，convenience：利便性，communication：情報）という概念が取り入れられるようになってきている。利用者からのクレーム受付け窓口の設定，低価格，便利さの追求，産地等の情報提供を行い，顧客目線で考えようという概念である。

b．命令一元化の原則　組織のメンバーは，特定の１人の上司から命令を受けることが基本である。

c．統制（管理）範囲の原則（スパンオブコントロール）　１人の管理者が直接管理できる部下の人数には一定の限界があり，業務内容に合わせて決める。

d．権限委譲の原則　日々行われるルーチンワークの処理は担当者に委任し，管理者は重要な問題や非安定化した問題にあたる。

e．専門化の原則　組織での活動は，専門的知識・技術をもった者が得意とする業務を担当し，効率的に行うべきである。

3）組織の形態

企業の組織は，会社規模の拡大や従業員の増員，管理業務の増大とともに発展する。組織は人の集まりであり，組織の発展は，管理体制，命令系統，意思・情報の伝達を難しくする面をもっている。そこで，組織の発展に伴って職務分掌の明確化，権限の委譲，責任の明確化などが組み立てられた組織構築が必要となる。

例えば規模が拡大すると，組織には，製品の製造から販売の縦のライン部門だけでなく，全体の統括を支援する部門が必要となる。それを「スタッフ」といい，チェック機能を果たす部門として管理運営を効率的に行うためにある。

会社の規模や機能に応じて組み立てられた組織形態には，基本的な組織（ライン・ファンクショナル・ラインアンドスタッフ）と応用機能の組織（職能部門・事業部制・マトリックス）の２つに大きく分けられる（図２-４・５）。

a．ライン組織（直系組織）　自分のすべての職務が，１人の管理者からの指揮・命令であり，命令系統が直線的な組織を指す。製品（給食）の生産や販売など，直接収益を生む部門や人をラインといい，小規模な組織に利用される。

b．ファンクショナル組織　自分の職務の部分部分は，複数の管理者からそれぞれ指揮・命令を受けるもので，一般会社における研究部門・営業部門などの活動領域別の職能に区分した組織である。給食業務の場合は，栄養管理部門と給食管理部門に分かれる。ここでは，共通の業務活動がまとめられるため，業務が効率的に行え，かつ統制しやすいメリットがある

c．ラインアンドスタッフ組織（直系参謀組織）　ライン管理者は，業務全体について諸処の決定をし，指揮・命令をする。スタッフ管理者は，専門の職能に関してのみ，知識とスキルを活用して助言・支援をする。スタッフとは，規模が拡大し，ライン部門の業務が複雑化した時に設置され，チェック機能を果たす部門または機能をいう。スタッフ部門は，人事・総務・企画・調査等を担当し，直接製造に携わらない部門である。

d．職能部門組織　組織が職能ごとに部門を編成しているため専門性を追求できる。権限はトップマネジメントに集中されるため，各職能の規模が拡大し生産性が増えると平均費用は減少する。トップマネジメントが，相互に依存した業務の流れへ調整することで，部分最適より全体最適の経営を行うことができる。

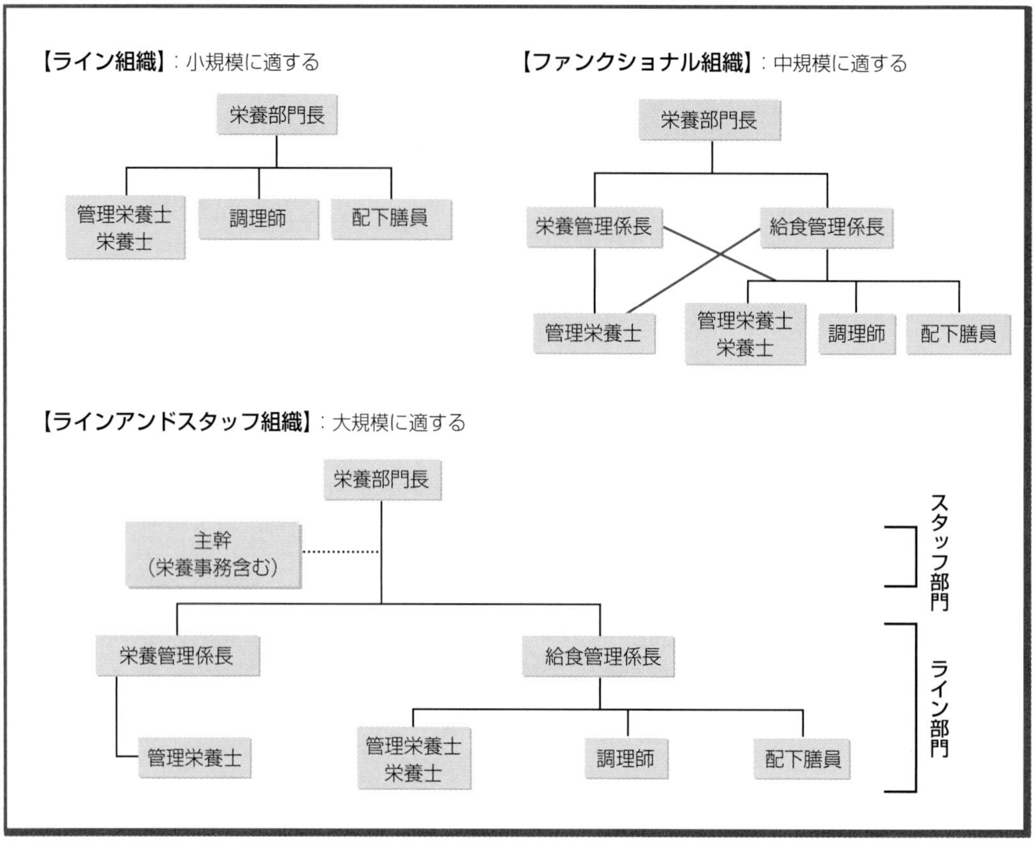

図2-4　基本的な組織の形態（病院給食の場合）

e．事業部制組織　規模の拡大により，組織が製品別・地域別・顧客別など複数の独立した部門に分割した組織である。各事業部には，ほとんどの専門職能が入るため事業部長のもと業務の流れも円滑で，１つの独立会社と同様，利益責任単位で経営する。本部（スタッフ部門）は各事業部を全般的に管理する。

f．マトリックス組織　マトリックスとは，数字の行列のことで，縦軸と横軸を組み合わせた井桁状の権限の組織である。職能別組織とプロジェクトチームを組み合わせた組織で，メンバーは，２人の上司から指示・命令を受ける。

プロジェクトチームとは，日常業務を行う組織と異なり，新規の研究や開発のために組織された専門家によるチームを指す。すなわち，経営環境の変化に対応できる一時的な組織で，目的が達成されればチームは解散する。

４）組織の階層

経営組織には，大きく分けて，トップ（経営），ミドル（経営管理），ロワー（業務管理）の３つのマネジメントがあり，各層ごとに職務と責任，権限を持ち，トップの命令はロワーまで伝えられ，成果を上げるようにしている。この管理層の違いは意思決定事項によって区分され，各々の階層にリーダーが存在し，リーダーシップが発揮され人数比率からピラミッド型になっている（図2-6）。

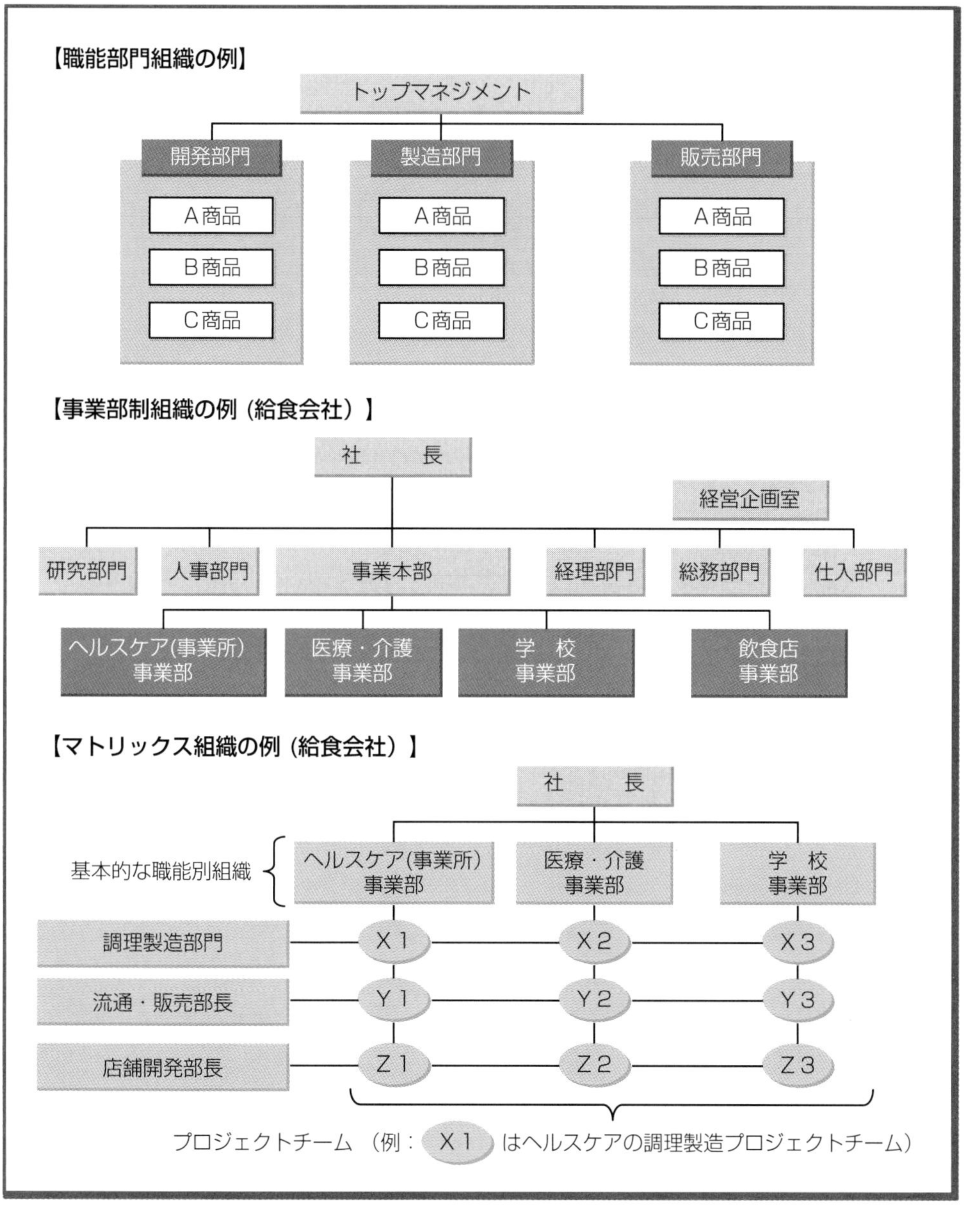

図2-5　応用機能の組織の形態

a．トップマネジメント（経営者層，取締役以上）　企業の経営理念を基に将来の方向性を見つけ，経営戦略の立案などの政策システムを担当する。経営戦略を達成するためには，具体的な内容や目標を決め，その目標を達成するため，短期・中期・長期別で計画を立てる。

b．ミドルマネジメント（中間管理者層，部長，課長，支店長など）　経営者層の経営政策を受けて，実務を行うための管理システムを担当する。管理者は目標達成に向け，円滑で効率的な業務を管理運営する。

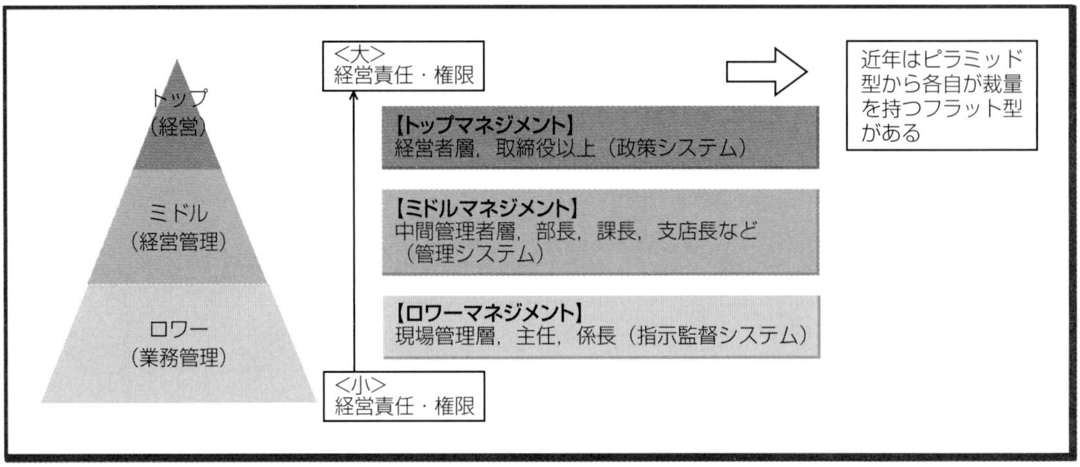

図2-6 組織の階層

c．ロワーマネジメント（現場管理層，主任など） 中間管理者層の指令に従い，直接現場の業務遂行を指揮，監督する。さらに業務を遂行するワーカー層（社員など）を含むと4階層となる。

（2）給食組織と関連分野との連携

給食部門は組織内の一部門として業務を担っており，各施設において給食経営が全体の経営面に果たす役割は大きい。管理栄養士・栄養士は，より良い食事の提供に日々，他部門と関わることから，相互に情報を交換し円滑に運営していく必要がある。そのためにも，関連分野との連携は欠かせない。

特定給食施設では，施設自身が運営する直営方式と，**アウトソーシング**を導入する委託（一部・全面）方式がある。医療費や介護保険料の抑制や業務の合理化などから，さまざまな形態が入り混じっている。直営方式，委託方式，センター方式のいずれの場合においても，次の事柄に考慮した対応が必要である。直営・委託にかかわらず，給食部門のトップ（責任者）はその業務とサービス全般に責任があることを自覚し，コミュニケーションが円滑な環境づくりに努めなければならない。

① 経営団体の理念・目標・目的を理解し，行動しているか。

② 対象者（顧客・患者・児童・生徒など）を理解しているか。

③ 業務内容を正しく理解しているか。

関連部門との連携には，組織内と組織外がある。以下に病院の例を示す。

1）組織（施設）内との連携

① 管理部門：総務，人事，経理，庶務，企画広報，用度（購買・仕入）など。

② サービス部門：ハウスキーピング，施設課，ランドリーなど。

③ 診療部門，看護部門：医局。看護部。

④ 診療支援部門：薬剤，検査，レントゲン，リハビリなど（言語聴覚士など）。

給食部門はこれらの部門と密接な関係がある。例えば，管理栄養士・栄養士・調理員の採用には人事が，給与や服務規程などでは経理・庶務部門が関わる。また，食材の購入では用度部門が関わる。医局や看護部とは，栄養管理や食事のオーダー，時にはリスクマネジメントが関与する。すなわち，サブシステム（部門）は常に他のサブシステムと連携を取りながら１つのシステム（組織）の運営が図られている。

2）組織（施設）外との連携

給食部門は組織外との連携も重要である。例えば，保健所，受託業者，管理栄養士・栄養士・調理師養成施設，都道府県庁，社会保険事務局，栄養士会や学会，また地域における同業他社との連携がある。他部門（他職種），他施設との連携においては，共に育成（共存共栄）するうえでもお互いの協力が欠かせない。

（3）リーダーシップとマネジメント

1）リーダー（指導者）

リーダーには，時代を読み解き，将来の方向性をつかみ，環境の変化に適応できる柔軟な思考が必要である。さらに，一つの視点にとらわれず様々な角度から問題意識を持ち，あらゆる状況にも適切に対応できる観察力・注意力を備えなければならない。すなわち，リーダーは，組織のビジョン（将来構想）を掲げ，組織の中でその実現に向けた戦略を立案・遂行していく人を指す。ビジョンとは，組織が５年後，10年後どうありたいか，どうあるべきかを描くことであり，どこまで達成すべきかを明らかにする。その結果，組織として目指すゴール（目標）が決まる。

そのためにも，リーダーには，目標を明確化し，目標の達成に向けてメンバーへ動機づけを行い，組織力を高めることが求められる。人望，人柄，統率力だけでなく，変化の速い時代に，幅広い情報収集能力が必要で，自らをマネジメントできなければならない。さらに，考え方の率先垂範を示し，仕事に対する熱意や真摯な姿勢，専門的な技術・技能・知識を持ち合わせることが求められる。

2）リーダーシップ

リーダーシップとは，人に影響を与え，目標を達成することで，「指導力」「統率力」「影響力」ともいう。組織の中で，共通の目標を達成するために，メンバーの力を最大限に結集し，メンバーに働き甲斐をつくり出すための行動を指す。リーダーシップは集団を形成するところであれば，たとえ小さい組織でも生まれる。

a．方向性を示す　目標を達成するための戦略（道筋）を示し，組織のメンバーにコミュニケーションを通して納得させ，高いモチベーションの維持へと導くスキルである。

b．正しい権限委譲をする　組織力を高めるには，メンバー一人ひとりを育てることが必要である。そのため，任せることで信頼が生まれ，仕事に対するモチベーションは上がる。しかし，状況によっては報告，連絡，相談を通し軌道修正することも必要である。

c．評価をする　評価は公正にし，誰が見ても納得できるものでなければならない。結果として，組織全体が前向きに取り組むことが，メンバーのモチベーションの維持につながる。

3）マネジメントの役割（定義）

2人以上の人間が集まれば，組織は誕生する。集団の総力が発揮されるためには組織の力を上げていくことが重要で，それがマネジメントの役割である。すなわち，マネジメントは仕事におけるさまざまな資源，資産，リスクなどを管理し，経営上の効果を最大化する手法で，高い目標を目指し組織を発展させることである。

経営学者**ドラッカー**（Drucker, P.）によると，マネジメントの役割には次の4点があげられる。

① 人：仕事を通じて働く人を生かす。

② 組織：組織が使命・目的を果たせるようにする。

③ 社会：社会への影響を配慮しつつ社会に貢献する。

④ 現在と未来：短期と長期のバランスを調和させる。

マネジメントには，組織が将来にわたって成果を出していくために，現状の管理と同時に未来を描き，どのような比重で力をつぎ込むかを決めることが求められる。

◘ピーター・ドラッカー
1909年，オーストリア・ウイーンで生まれた経営学者・社会学者。企業の存在意義やマネジメントに関する世界的な権威で「現代経営学」，「マネジメント」の発明者といわれる。

4）マネージャーに必要な能力

カッツ（Katz, R.）によると，マネージャーに必要な能力は次の3点であり，マネージャーはこれら3つの能力を生かし，部下を正しく育成していく役割がある。

① **テクニカルスキル**（業務遂行能力）：特定業務に必要な専門的な知識や，技術を用いる能力を指す。例えば，調理・栄養指導・安全衛生管理・会計などの業務をこなす能力で，教育や訓練，経験を通じて向上させることが可能である。

② **ヒューマンスキル**（対人間関係能力）：人と協同し，または人を通して業務をすることのできる能力で，自分自身を含め，周囲を生かしていく力となる。例えば，コミュニケーションを図る，部下のモチベーションを高める，リーダーシップを取るなどの能力を指す。

③ **コンセプチュアルスキル**（概念化能力）：思考能力で，情報の収集・分析，原因の探求・解決策の策定の思考プロセスを経て，結論を導く能力や，将来への方向性や考察力，組織の目標・戦略を策定する能力を指す。マネジメント階層が高まるにつれ必要とされる能力で，問題の本質を理解し，意思決定を下すことで，目標達成を成し遂げることが可能となる。

◘ロバート・カッツ
管理職（マネージャー）に必要なスキルを3つに分類し，地位や置かれている状況に応じてそれぞれのウエイトは変わってくることを理論づけた（「カッツ理論」といわれる）。

（4）従業員の教育・訓練

1）教育・訓練の必要性

組織において，業務を行うのは人であり，成果は人で決まる。組織に必要な人材を養成・育成するには，知識・技術を習得するための教育や訓練が必要となる。人事管理が年功序列型から能力主義型に移りつつあるいま，人材育成はより重要となり，従業員の積極的な能力開発を行い，その活用に結びつくことが求められている。

給食業務では，よりおいしく安全な食事を提供するため，各セクションでの役割を認識し，必要な知識・技術を身につけることが大切である。

従業員が組織の一員として働くには次のような点が求められる。

① 職場の理念・目標を理解する。
② 職場の規律（**モラル**：moral）を守る。
③ 積極的かつ的確な業務遂行（**モラール**：morale）能力：知識・技術の習得・向上。
④ 他の人と働くことのできる能力。

モラルとモラール
モラルは道徳や倫理で，道徳を単に一般的な規律としてではなく，自己の生き方と密着させて具象化したところに生まれる思想や態度。
モラールは士気，やる気で目標を達成しようとする意欲や態度。

2）教育･訓練の方法

従業員の教育・訓練とは，研修と啓発により従業員の能力の向上を図るものである。研修は，①方法（手法），②対象者，③内容，④講師（誰が教えるのか）に区分される。これらを必要に応じて受けることで，相互に補完し大きな効果が得られる。

【方法別・手法】（表2-5）

a．OJT（on the job training：職場内教育）　職場の上司や先輩が，職場での業務を通じて指導する。すなわち，業務を行いながら必要な知識や手順・技能・態度などを計画的に訓練・教育する。職場内指導者は講師としてふさわしい人材を選ぶことが大事である。

b．OFF-JT（off the job training：職場外教育）　外部の組織による職業訓練指導が独自のプログラムに沿って専門の講師により行われる。

c．自己啓発（self development）　自らの意思と努力で教育を受けるものであり，通信教育や外部の講座，業務に関する文献や書籍を読んで学ぶ。

【対象者別・階層別】

a．新人研修　入社時のオリエンテーションなどで，会社の概要（経営方針，活動・組織など）や規則や服務規程，職業人として必要な心得・知識を得る。

b．中堅研修　業務に精通してきた勤続5年くらいを対象とし，組織における位置づけを確認する機会となる。主に，新人を補佐するためにも手本となる身近な先輩である。また，監督者の補佐として，今までの業務だけでなく，視野を広げ，将来を見据える機会とする。

c．管理（監督）者研修　各部門のトップとして，組織全体の中の位置づけを基に，部下育成，業務内容の知識，作業方法改善の技能，作業指導の技能，管理監督者としての知識を習得する。

【専門研修】

対象者は選ばず，業務上必要な知識を段階的に学ぶ機会とする。年間計画として各主要な研修を組み込むことが多い。給食業務関係の研修では，接遇，食品衛生，リスクマネジメント，コミュニケーション，クレーム対応などがある。

表2-5 教育・訓練の長所・短所

	長 所	短 所
OJT	・日常業務に対して，直結させた具体的で実際的な能力開発ができる。 ・コストもかからず，無駄な時間を必要としない。 ・個別に継続的，反復的な知識・技能を指導ができる。 ・教育の成果が日常業務に結びつく。 ・技術指導に適している。 ・教育結果の評価ができる。	・指導者が固定されにくい。指導者の能力に左右されやすく，日常業務が中心になり視野の狭い指導になりやすく，系統立てた指導にはなりにくい。 ・計画的に進めないとむだが大きい。 ・レベルの統一が難しい。 ・経験主義に陥りやすい。
OFF-JT	・多人数に効率的，組織的に教育ができる。 ・日常業務にしばられず研修に専念でき，広い範囲の教育ができる。 ・全社的なレベルアップが期待できる。 ・専門家の指導により体系的で継続的な教育ができる。進行状況・内容が理解しやすい。	・職場を離れるため時間の確保（業務調整）を必要とし，コストがかかる。 ・対象者の個人差により理解にばらつきが生まれやすい。 ・実践的で日常的なテーマへの取り組みが難しい。研修内容が日頃の業務に活用できない場合もある。 ・教育の効果がわかりにくい。 ・日常の業務活動を中断することになる。
自己啓発	個人の能力のレベルアップに期待できる。	企業が求める能力とは一致しない場合がある。

出典）岩井 達・名倉秀子・松崎政三編著：N ブックス 新版 給食経営管理論，建帛社，2020，p.172．を参考に作成

（5）業績と評価

1）人 事 考 課

従業員が職務遂行上における勤務成績，意欲・態度，能力について，人事や労務管理の一環として管理者が公平で客観的に把握することにより，従業員の勤労意欲の高揚と人材育成の向上などに反映させ，公正な人事管理を行うための一つの方策である。これは，賃金，昇進の有無，配置異動，能力開発などを決定するトータル人事管理であり，組織における組織人としての評価である（表2-6）。

2）人事考課の要件

人事考課の結果は，従業員に対し大きな影響力を与えるため，「客観性」「公平性」をもち，従業員の「納得性」が得られることが必要である。また，評価自体の「透明性」「**加点方式**」を取り入れ，評価を積極的な側面で活用することが必要である。

3）人事考課の評価領域

評価には従業員の能力や仕事への取り組み姿勢（**インプット**），仕事の業績や結果（**アウトプット**）を見る。

評価領域は，複数の評価項目で構成され，評価基準が体系化されている。職員区分により評価項目は異なり，評価点の割合も異なる。

① 態度評価：仕事への取り組み姿勢。

◻加点方式
被評価者の失敗・欠点に注視し減点していく「減点法」ではなく，良い点に着目して加点する。すなわち育成を重視した評価方法を指す。

◻インプットとアウトプット
システム理論では，入力-出力といわれる。要素として原因となるものをインプット，その結果となるものをアウトプットという。

② 能力評価：知識・技能・理解力を通し，職務が遂行できる能力を評価する。

③ 成績評価：部門の方針・目標が設定され，それに対し従業員も個人目標を設定する。目標がどの程度達成できたかで評価する。

4）人事考課（評価）のポイント

① 客観的に分析し，従業員に納得させる。

② 公平になるように，施設の評価基準を作っておく。

③ 評価表を用い，評価の理由を記入しておく。

④ 従業員に自己評価させる。

問題点に自らが気づいている場合は，解決策を話し合い，従業員のやる気を引き出す。また問題点に自らが気づいてない場合は，客観的なデータを示して，気づけるように促す。

表2-6　職員区分別の評価基準の体系

評価領域		評価項目	一般職	係長	課長・部長
勤務成績	業務評価	仕事の質	●	●	●
		仕事の量	●	●	●
		業務達成			●
職務遂行能力	能力評価	知識・技能	●	●	●
		理解力	●		
		判断力		●	●
		決断力		●	●
		企画力		●	●
		折衝力		●	●
		指導力		●	●
意欲・態度	態度評価	規律性	●		
		協調性	●	●	
		積極性	●	●	●
		責任感	●	●	●
		部下指導		●	
		部下育成			●
		会社的視点			●

演習課題

❶ 経営者が管理活動を行うために必要な5つの機能について，簡単に説明しなさい。

❷ 顧客満足度を上げるためには，どうしたらよいか。「従業員満足度」という言葉を使用して，説明しなさい。

❸ 組織での経営活動が効率・効果的に行われるための5原則について説明しなさい。

❹ 基本的な組織の形態にはライン，ファンクショナル，ラインアンドスタッフの3つがある。これらの違いについて説明しなさい。

❺ リーダーシップとマネジメントの違いを説明しなさい。

❻ 教育・訓練の方法にはOJTとOFF-JTがある。各々説明しなさい。

第3章 栄養・食事管理

栄養・食事管理は，各特定給食施設における利用者の健康の保持・増進，疾病予防と治癒，心身の健全な発育・発達を促すことを目的としている。給食は，対象者の実態を十分把握したうえで，栄養・食事計画，献立計画に基づいて作成されている。適正に管理された食事を提供するための栄養・食事のアセスメント，栄養・食事計画，実施，評価，改善について学び，栄養教育教材としての給食の役割を理解する。

1. 栄養・食事管理の概要，意義と目的

栄養・食事管理とは，給食利用者の栄養状態がより向上するように，それぞれの施設の事業展開計画に基づき，栄養計画・食事計画を立案し，それにしたがって栄養管理を実施，評価し，食生活の改善を支援することである。

栄養・食事管理は，給食の提供を通じて各特定給食施設における利用者に対して，健康の保持・増進，疾病の予防と治癒，心身の健全な発達・発育を促すことを目的としている。すなわち，栄養・食事管理の業務は，対象者の性，年齢，身体活動レベル，身体状況と健康状態，食習慣，嗜好，生活環境などの実態をすべて把握したうえで，栄養・食事計画，献立計画に基づいて献立を作成し，給食を提供する。また，その提供した給食の質や量，食事に対する嗜好，満足度と利用者の栄養状態を判定しサービス面を評価・改善することである。

適正に栄養・食事管理された給食や栄養教育を通じて，栄養知識の普及，食生活改善などを促すことは，大変意義がある。管理栄養士・栄養士が栄養・食事管理の目的を達成させるために，あらゆる業務の問題点を把握し，その改善目標を設定したうえで，具体的な改善方法や達成期限を決めて実施すべきである。

2. 栄養・食事管理システム

栄養計画を立てるためには，まず栄養アセスメントを実施し，対象者の状況を徹底的に把握することが大切である。その状態を適正に評価したうえで対象者に見合った**給与栄養目標量**を決定し，食事計画に反映させる。栄養計画を基本にした食事計画を立てることが，栄養・食事管理システムの基本となる。給食の開始から終了，評価，改善までの給食管理運営を適正にコントロールすることが必要である。

◘**給与栄養目標量**
提供する食事の給与栄養量の目標値であり，献立作成時の目標あるいは目安となる量で給食施設で提供する食事の基準値となる。

（1）栄養・食事のアセスメント

それぞれの給食施設において，どのような対象者にどのような給食を提供するのか，対象となる個人および集団がどのような属性をもっているのかニーズを把握し，その結果を評価することが重要である。これを**アセスメント**といい，適正な栄養量を把握し，個人，集団の両面から丁寧に行う必要がある。この結果を給食の献立作成への基礎資料とする。また，アセスメントの実施は，他の部署によって行われる項目も多く，情報を共有する仕組みを構築することが大切である。

1）利用者の身体状況，生活習慣，食事摂取状況

給食対象者へのアセスメントの目的は，利用者の状況を正しく把握し，総合的に判定することで利用者に対して適正な栄養・食事管理を行い，結果的に**生活の質**（QOL）を高めることにある。各種データを正確に収集・把握することに努めるが，この際，個人情報は厳重に管理し，守秘義務があることを認識する必要がある。

a．身体状況　身体状況利用者集団の特性を把握するために必要な項目は，性，年齢，身体活動レベル，BMI（body mass index）であり，これらをもとに栄養計画を立てる。個人としてのアセスメントとしては，さらに体脂肪率・腹囲・上腕周囲長・**上腕三頭筋皮下脂肪厚**・**上腕筋面積**などの項目について書き記す。また，値はJARD2001の身体計測結値と比較し，およそどのパーセンタイルに含まれるか把握する。必要となる項目は対象集団によって異なり，一般に事業所給食においては，健常者が対象であることが多いためにアセスメント項目は少ないが，病院，高齢者施設などにおいてはアセスメント項目は多い。すべての項目において，初回限りではなく，継時的変化を記録することが大事である。また，体重などは計測時間によって値が大きく変化するため，同じような条件下（入浴後，昼食前など）で測定することも正確な情報を得るためには大切である。また，データは継時的変化がすぐ読み取れるようグラフ記入するなど，記入方式を工夫することも大事である。その他，**生化学検査値**，血圧，既往歴，服薬状況，摂取機能状態，麻痺の有無，褥瘡（じょくそう）の有無，利き腕などについてのデータも記入しておくとよい。

BMI
身長に対する体格の指標。体脂肪と相関する。
BMI＝体重（kg）÷〔身長（m）^{2}〕
18.5未満がやせ，18.5以上25未満が正常，25以上は肥満とされている。

上腕三頭筋皮下脂肪厚
体脂肪量を推定し，エネルギー貯蔵量の指標となる。

上腕筋面積
骨格筋（筋肉たんぱく質の指標）はたんぱく質を貯蔵し，運動や免疫などの身体機能をつかさどっている。

JARD2001
JARD：Japanese Anthropometric Reference Data の略であり，日本人の新身体計測基準値のこと。日本栄養アセスメント研究会により基準値が作成された。

●個々のアセスメントへの柔軟な対応へ向けて●

従来は，対象者を集団として画一的にとらえることが多かったが，現在は，個々へ柔軟な対応が必要となっている。そのため，禁忌食品も，アレルギーや服薬の関係上禁止されているもの〔例えばワルファリン（抗凝固剤）服用時の納豆禁止など〕以外にも，単なる嗜好であっても各々の食事に聞き入れている施設もある。

個人の要望に対応することも大切であるが，要望をすべて受け入れると安全チェック機能の低下や配膳ミスなどが起こる可能性があるため，何事にも限度は大切でありどこまで要望を聞き入れるのか注意が必要である。

●スクリーニングとアセスメントの違い●

栄養状態を把握する際，スクリーニング（screening）とアセスメント（assessment）という言葉がしばしば使用されるが，両者の違いは何であろうか？　スクリーニングとは身長，体重，BMIなどの基礎的なデータを示し，アセスメントを行う前の段階と認識している場合が多い。これに対して，アセスメントは食物摂取状況，運動習慣，飲酒・喫煙習慣，栄養障害の程度，療養食の有無の判断などのさまざまな情報，それに対する検討結果，評価を指している場合が多い。通常はスクリーニングに続いてアセスメントが行われると認識されているが，両者をあいまいに用いているケースも多く見られる。

b．生活習慣　日々の生活習慣により，消費するエネルギーは大きく変化する。睡眠時間，仕事内容，動作内容などを，運動量や身体活動レベルなどを用いて把握する必要がある。

c．食事摂取状況（給食と給食以外の食事）　個々に対して提供する給食の適切なエネルギー・栄養素量を計画するためには，給食の摂取状況を把握することはもちろんのこと，給食以外で食べている食事（間食も含む）の摂取状況を知ることも重要である。その他，育った地域による食習慣，家族形態，およびサプリメントなどの摂取確認もすることで，より的確なエネルギー・栄養素量の計画につながる。

2）利用者の病状，摂食機能

a．利用者の病状　現時点において罹患している病状はもちろんのこと，**既往歴**を把握する必要がある。また，現在の服薬内容と禁忌食品，アレルギーの有無，麻痺の有無およびその状態，摂取・嚥下状態の程度を知り，食事形態に反映する。

b．摂取機能　嚥下機能に障害があると疑われる利用者（高齢者など）においては，安全な食事提供のために，個々の嚥下状態を正確に把握することが重要である。歯科医師，歯科衛生士，言語聴覚士などによる**反復唾液飲みテスト**，**改訂水飲みテスト**などの実施，むせこみの有無の目視などの継続的な確認が必要である。その状況に応じて，食事形態を変化させ，利用者に最も適切な食事形態で提供する。

◘反復唾液飲みテスト
空嚥下を反復してもらい，嚥下反射の随意的な能力を評価する方法。

◘改訂水飲みテスト
3mLの冷水を口腔内に入れて嚥下してもらい，嚥下反射誘発の有無，むせ，呼吸の変化を評価する方法。

3）利用者の嗜好・満足度状況（調査）

利用者を対象に嗜好調査を行い，なるべく好みに合った食事を提供することも大事である。特に食が細い利用者に対しては，嗜好にあった献立を提供することで，摂取量が増加することがある。また，定期的に給食の満足度調査を実施し，提供した食事に対する利用者の声を確認することが大事である。

嗜好調査は実際に食事を食べている人を対象者にして，主にアンケート方式（図3-1）により実施することが多い。内容としては，主食量，味付け，温度，硬さなどを問うのが一般的である。また，嗜好性の高いもの（麺類，パンなど）については，その提供頻度などを問うことが多く，ニーズを把握することはとても重要である。改善点がわかれば，よりおいしい給食を提供できるのはもちろんのこと，良

●不顕性誤嚥●

誤嚥が原因で，誤嚥性肺炎になり亡くなる高齢者は多い。一般に誤嚥が起こった場合，激しいむせこみがみられ，誤嚥したことを周囲が気づくが，高齢者の中には，不顕性誤嚥といって，むせこみがないのに誤嚥する場合がある。その場合，食事を終えたあとの声がしわがれるなどの症状が出る場合もあるので，細やかな観察が必要である。食事をする時の体勢にも注意したいものである。

●お食事についてのアンケート●

○○病院　栄養科

こんにちは。栄養科です。
皆様によりおいしいお食事を提供するため，お手数ですが下記の質問についてご記入お願いします。
該当するものに，○をお付けください。

性別：男性・女性
年齢：20～29歳・30～39歳・40～49歳・50～59歳・60～69歳・70歳以上

【1】現在食べているお食事の主食は何ですか。
　　米飯・お粥・パン
【2】【1】で米飯，お粥と答えた方にお聞きします。主食の硬さはいかがですか。
　　やわらかい・ちょうどよい・硬い・その他（　　　　　　　　）
【3】主食の量はいかがですか。
　　多い・ちょうどよい・少ない・その他（　　　　　　　　）
【4】主食の温度はいかがですか。
　　熱い・ちょうどよい・冷たい・その他（　　　　　　　　）
【5】汁物の味付けはいかがですか。
　　薄い・ちょうどよい・濃い・その他（　　　　　　　　）
【6】汁物の温度はいかがですか。
　　熱い・ちょうどよい・冷たい・その他（　　　　　　　　）
【7】おかずの味付けは平均していかがですか。
　　薄いことが多い・ちょうどよい・濃いことが多い・その他（　　　　　　　　）
【8】おかずの量はいかがですか。
　　多い・ちょうどよい・少ない・その他（　　　　　　　　）
【9】おかずの温度は，平均していかがですか。
　　熱い・ちょうどよい・冷たい・その他（　　　　　　　　）
【10】お好きな麺の種類は何ですか。
　　ラーメン・そば・うどん・スパゲティー・その他（　　　　　　　　）
【11】麺類の頻度についてはいかがですか。（現在は週1回）
　　もっと多く・今のままでよい・もっと少なく・その他（　　　　　　　　）
【12】その他，食事についてご意見・ご要望をお書きください。

ご協力ありがとうございました。よりおいしい食事が提供できるよう参考にさせていただきます。

図3-1　アンケート調査例

い評価が得られれば，作る側の励みになり，従業員のモチベーションのアップにもつながる。しかしながら特別食を提供している病院患者に対し，量，味付けを問うのは，制限があるため難しい。また，自己記入が難しい利用者の場合は，聞き取りにて実施することもある。対象者に応じて調査内容を柔軟に対応することが望ましい。

4）食事の提供量

特定給食施設では，厚生労働省策定の日本人の食事摂取基準（2020年版）を参考に，対象集団に合った給与栄養目標量を算出し，提供する。個人対応が必要な施設においては，さらにアセスメント結果や嗜好を考慮し，主食量の調整，代替食の検討，**ハーフ食**の導入など各個人に最良の食事提供量を決定する。また，提供後に身体状況の経過観察が必要で，食事が利用者の状態に合っているか定期的に見直す必要がある。個人に合った食事を正しく配膳するために**食札**を使用している施設が多く，食種によって色分けの実施や，シールを活用するなどして，誤配膳を防いでいる。

ハーフ食
量が食べられない利用者に対して，食事量を約半分に減らし，残りのエネルギー・栄養素量分を栄養補助食品などで補った食事のこと。

3. 栄養・食事の計画

栄養・食事計画をすすめるにあたって，はじめに対象者の栄養アセスメントの結果をもとに，給食対象者の個々人の特性に見合った給与栄養目標量や栄養補給法の設定，栄養教育の方針などを具体的に決定する。また，給食提供前後の各データを栄養アセスメント結果に基づき検討する。この際，個人情報は厳重に管理し，守秘義務があることを認識する。

（1）栄養計画

1）給与栄養目標量の計画

日本人の食事摂取基準（2020年版）では栄養計画に用いる指標として，エネルギーは摂取量および消費量のバランスの維持を示す指標として「**推定エネルギー必要量**」，栄養素は摂取不足の回避を目的とする指標として「**推定平均必要量**（estimated average requirement：EAR）」，「**推奨量**（recommended dietary allowance：RDA）」，「**目安量**（adequate intake：AI）」，過剰摂取による健康障害の回避を目的とする指標として「**耐容上限量**（tolerable upper intake level：UL）」，および生活習慣病予防を目的とする「目標量（tentative dietary goal for preventing life-style related diseases：DG）」が設定されている。エネルギーの摂取量および消費量のバランス（エネルギー収支バランス）の維持を示す指標として，「体格（BMI）」を採用している。

一般的な給食の**給与栄養目標量**は，食事摂取基準を基に，給食を利用する対象者の人員構成をふまえて決めている。食事摂取基準はさまざまな目的に用いられ，主に「食事改善」と「給食管理」の観点で活用される。給食管理を目的として食事摂取基準を用いる場合，健康の維持・増進（小児の場合は健全な発育を含む）と生活習慣病予防の観点から1か月間程度の給与栄養量の平均値が食事摂取基準に応じたも

推定エネルギー必要量
エネルギー摂取量が真のエネルギー必要量より不足する確率が50%，過剰になる確率が50%となる習慣的な1日当たりのエネルギー摂取量。推定エネルギー必要量（kcal/日）＝基礎代謝量（kcal/日）×身体活動レベル。

推定平均必要量
ある対象集団において測定された必要量の分布に基づき，母集団における必要量の平均値の推定値を示すもの。50%の者が必要量を満たすと推定される摂取量。

推奨量
ある対象集団において測定された必要量の分布に基づき，母集団に属するほとんどの者（97～98%）が充足している量。

目安量
特定の集団における，ある一定の栄養状態を維持するのに十分な量。

耐容上限量
健康障害をもたらすリスクがないとみなされる習慣的な摂取量の上限を与える量。

のになることが望ましい。ここでの給食管理とは，特定の集団に対する栄養計画とそれに基づく適切な品質管理による継続的な食事の提供および摂取状況などの評価を意味する。給食の対象者が男女混在する場合のエネルギーの食事摂取基準は，性・年齢階級・身体活動レベルに応じて決定する。表3-1に日本人の食事摂取基準（2020年版）および健康づくりのための身体活動基準2013の身体活動レベルに関する諸表，基礎代謝量および身体活動レベル表を示す。また性・年齢階級別で食事摂取基準が異なる栄養素は配慮して活用する。

目標量
生活習慣病の発症予防を目的として目標とすべき摂取量。

2）給与栄養目標量（荷重平均給与栄養目標量）の設定

対象集団を構成する個人の体位（身長・体重・BMI），身体活動レベルを把握し，その結果から**荷重平均給与栄養目標量**を設定し，柔軟に適応する。給与栄養目標量は1か月程度の給与量が，食事摂取基準の範囲から大きく逸脱しないよう考える。

給与エネルギー量と給与栄養素量の計画において，エネルギー収支のバランスを適正に保つことは栄養管理の基本である。栄養素は推定平均必要量，推奨量，目安量，耐容上限量が優先され，次に目標量について考えることが望ましい。

食事計画に当たって考慮するエネルギーならびに栄養素の優先順位は，① エネルギー，② たんぱく質，③ 脂質，**日本食品標準成分表**に収載されているその他の栄養素などとなる。実際の活用時には，さらに具体的に，④ レチノール活性当量，ビタミンB_1，ビタミンB_2，ビタミンC，カルシウム，鉄，⑤ 飽和脂肪酸，食物繊維，ナトリウム（食塩），カリウムであるが，その他の栄養素で対象集団にとって重要であるものは計画時に考慮する。

日本食品標準成分表
文部科学省科学技術・学術審議会資源調査分科会より公表されたもので，収載食品数は2,478食品である（2020年）。

給与栄養目標量は，① 単一定食ならば1種，② 複数定食ならば定食の種類数，③ カフェテリア方式ならば提供料理数に応じた設定が必要である。

a．荷重平均給与栄養目標量の算出方法（事業所給食の場合）　昼食の給与栄養目標量を算出する場合，給食の配分比は，1日の荷重平均値の35%前後を給与栄養目標量とする。ただし，他の2食（朝食・夕食）の実態を調べ，1日の目標量に近づくよう過不足に配慮することも重要である。

b．荷重平均給与エネルギー目標量の算出手順　対象集団が男女混在する場合は，その集団の特性に応じた**荷重平均給与栄養目標量**を設定する。（1）対象集団の人員構成，（2）推定エネルギー必要量，（3）推定平均給与エネルギーの順に算出例を示す（表3-2）。

荷重平均給与栄養目標量
集団に提供する食事の給与栄養量の目標値で，献立作成時の基準値となる。

手順1　人員構成表の作成：対象者の性・年齢階級・身体活動レベル別にした人数を確認し，人員構成表を作成する。

手順2　対象集団の荷重平均給与エネルギー目標量を求めるために，性・年齢階級・身体活動レベル別の推定エネルギー必要量（EAR）の分布を確認する。

手順3　昼食のみの場合は，EARに約35%を乗じた値を丸め値に置換して，年齢階級別の人数を乗じて，階級別のエネルギー（kcal）を求める。

手順4　対象者全員の階級別エネルギー合計値を求め，総人数で除して，1人1

表3-1　日本人の食事摂取基準（2020年版）および健康づくりのための身体活動基準2013による身体活動レベルおよび基礎代謝量

（1）年齢階級別に見た身体活動レベルの群分け（男女共通）

年齢＼身体活動レベル	レベルⅠ（低い）	レベルⅡ（ふつう）	レベルⅢ（高い）
1～2（歳）	―	1.35	―
3～5（歳）	―	1.45	―
6～7（歳）	1.35	1.55	1.75
8～9（歳）	1.40	1.60	1.80
10～11（歳）	1.45	1.65	1.85
12～14（歳）	1.50	1.70	1.90
15～17（歳）	1.55	1.75	1.95
18～29（歳）	1.50	1.75	2.00
30～49（歳）	1.50	1.75	2.00
50～64（歳）	1.50	1.75	2.00
65～74（歳）	1.45	1.70	1.95
75以上（歳）	1.40	1.65	―

出典）厚生労働省：日本人の食事摂取基準（2020年版），2019

（2）身体活動の分類例

	メッツ	例
3メッツ未満の身体活動	1.8	立位（会話，電話，読書），皿洗い
	2.0～2.8	ゆっくりした歩行（散歩，家中），食事の支度（立位，座位），洗濯，ガーデニング，水やり，動物の世話，ピアノ演奏，ストレッチング，バランス運動，ヨガ，座ってラジオ体操など
3メッツ以上の身体活動	3.0～5.9	普通歩行～かなり速歩，犬の散歩，アシスト自転車に乗る，台所の手伝い，大工仕事，梱包，ギター演奏，掃除機，階段を下りる，荷物運び，荷造り，風呂掃除，草むしり，子どもと活発に遊ぶ，動物と遊ぶ，ボウリング，バレーボール，ピラティス，ゴルフ，ラジオ体操，テニス（ダブルス），背泳，アクアビクス，バドミントンなど
	6.0以上	雪かき，農作業，家具・家財道具の移動・運搬，階段を速く上る，バスケットボール，山登り，ジョギング，サッカー，エアロビクス，テニス（シングルス），サイクリング，ランニング，水泳（クロール），武道・武術など

出典）厚生労働省：健康づくりのための身体活動基準2013，2013より抜粋

（3）身体活動レベル別に見た活動内容と活動時間の代表例

身体活動レベル注）	低い（Ⅰ）	ふつう（Ⅱ）	高い（Ⅲ）
	1.50（1.40～1.60）	1.75（1.60～1.90）	2.00（1.90～2.20）
日常生活の内容	生活の大部分が座位で，静的な活動が中心の場合	座位中心の仕事だが，職場内での移動や立位での作業・接客等，あるいは通勤・買い物・家事，軽いスポーツ等のいずれかを含む場合	移動や立位の多い仕事への従事者，あるいは，スポーツ等余暇における活発な運動習慣を持っている場合
中程度の強度（3.0～5.9メッツ）の身体活動の1日当たりの合計時間（時間／日）	1.65	2.06	2.53
仕事での1日当たりの合計歩行時間（時間／日）	0.25	0.54	1.00

注）代表値。（　）内はおよその範囲。

出典）厚生労働省：日本人の食事摂取基準（2020年版），2019

（4）基礎代謝量および身体活動レベル（18～64歳）

年齢（歳）	男性	女性	身体活動レベル（男女共通）		
	基礎代謝量（kcal／日）	基礎代謝量（kcal／日）	レベルⅠ（低い）	レベルⅡ（ふつう）	レベルⅢ（高い）
18～29	1,530	1,110	1.50	1.75	2.00
30～49	1,530	1,160	1.50	1.75	2.00
50～64	1,480	1,110	1.50	1.75	2.00

出典）厚生労働省：日本人の食事摂取基準（2020年版），2019より作成

食当たりの荷重平均給与エネルギー目標量（荷重平均値）を算出する。

手順５　事業所給食は特定の事業体に所属し，勤務する人々（従業員）を対象に食事提供を行うが，提供方法（単一，複数定食，カフェテリア方式）別の荷重平均給与栄養目標量を設定することが望ましい。食事の種類に応じた供食形式別の給与栄養目標量の設定を行う場合は，下記のように工夫する。

①　**単一定食の場合**：表３-２（３）の荷重平均値の丸め値の750 kcalを給与エネルギー目標量と設定するが，対象者の推定エネルギー必要量には幅があるので，主食の量で多少の調整はできる。

②　**複数定食の場合**：定食が２種類であれば推定エネルギー必要量の荷重平均値と対象者数の多い丸め値の750 kcalを設定し，さらに低い水準の600 kcalも設定する。あるいは平均値を中央にとり，600 kcalと800 kcalの幅を持たせた設定も考える。

③　**カフェテリアの場合**：対象者の推定エネルギー必要量の丸め値の幅（600 kcal～950 kcal）の範囲内で，栄養素をエネルギー配分し，主食，主菜，副菜別に組み合わせ可能な料理を設定する。

④　**バイキングの場合（栄養教育の場）**：学校・病院・事業所などでのバイキング給食では，主食・主菜・副菜別に複数の料理の栄養成分値１回量を提示し，それぞれの対象者の目的に応じた栄養教育に活用できるよう設定する。

c．給与栄養素量の算出手順　　三大栄養素およびその他の栄養素の基準の設定では，三大栄養素の目標量のエネルギー産生栄養素バランス（％エネルギー）では，たんぱく質は13～20％（中央値17％）の範囲，脂質は20～30％（中央値25％），炭水化物は50～65％（中央値57.5％）とする。その他の栄養素のビタミンＡ・ビタミンB_1・ビタミンB_2・ビタミンＣ，カルシウム，鉄，ナトリウム（食塩），食物繊維も不足する人の確率が低くなるよう設定する。提供方法（単一，複数定食，カフェテリア方式）別給与栄養目標量の設定例示を表３-３に示す。

手順１　たんぱく質，脂質，炭水化物の給与栄養素量はエネルギー比率から算出し，その他の穀類エネルギー比や動物性たんぱく質比は栄養比率の目安を参考にする。

手順２　ビタミン・ミネラルの給与栄養素量は，対象集団の最多人数の値または最大値を基準とし，不足する人の確率が低くなる値とする。

各給食施設で適正な数値を算出することが望ましい。施設の人員構成の性・年齢階級・身体活動レベルに格差が大きく，個人に適応するには不適当な場合は，状況に応じて複数の目標を掲げるなどの対応も必要であり，弾力的に運用することが大切である。なお，人員構成員の調査時期は，事業所給食では従業員の大きな移動がある４月と10月のそれぞれの15日現在の従業員数で算出する。病院給食では年２回（年１回のところもある）一般食の給与患者を対象に算出する。

表3-2　給与栄養目標量（エネルギー）の設定（事業所給食の例）

(1)　性・年齢区分・身体活動レベル別人員構成表（例示）

年齢区分	性別	身体活動レベル		人数	合計(人)
18～29歳	男	Ⅰ	1.50	30	
		Ⅱ	1.75	50	
	女	Ⅰ	1.50	70	
		Ⅱ	1.75	20	
30～49歳	男	Ⅰ	1.50	150	内訳
		Ⅱ	1.75	110	男性630
		Ⅲ	2.00	80	
	女	Ⅰ	1.50	190	女性500
		Ⅱ	1.75	120	
50～64歳	男	Ⅰ	1.50	150	合計　1,130
		Ⅱ	1.75	60	
	女	Ⅰ	1.50	60	
		Ⅱ	1.75	40	

(2)　性・年齢階級・身体活動レベルに応じた推定エネルギー必要量算出例

年齢区分	性別	身体活動レベル a		基礎代謝量 (kcal/日) b	推定エネルギー必要量 (kcal/日) a×b	推定エネルギー必要量 (kcal/日) 丸め値
18～29歳	男	Ⅰ	1.50	1,530	2,295	2,300
		Ⅱ	1.75	1,530	2,678	2,700
	女	Ⅰ	1.50	1,110	1,665	1,700
		Ⅱ	1.75	1,110	1,943	2,000
30～49歳	男	Ⅰ	1.50	1,530	2,295	2,300
		Ⅱ	1.75	1,530	2,678	2,700
		Ⅲ	2.00	1,530	3,060	3,050
	女	Ⅰ	1.50	1,160	1,740	1,750
		Ⅱ	1.75	1,160	2,030	2,050
50～64歳	男	Ⅰ	1.50	1,480	2,220	2,200
		Ⅱ	1.75	1,480	2,590	2,600
	女	Ⅰ	1.50	1,110	1,665	1,650
		Ⅱ	1.75	1,110	1,943	1,950

(3)　荷重平均給与エネルギー目標量の算出例

年齢区分	性別	身体活動レベル	一日当たりの推定エネルギー必要量 (kcal/日) a	昼食 (1日の約35%) (kcal/回) a×0.35	昼食の丸め値 (kcal/回) b	対象人数 (人) c	エネルギー階級別合計 (kcal) b×c
18～29歳	男	Ⅰ	2,300	805	800	30	24,000
		Ⅱ	2,650	928	900	50	45,000
	女	Ⅰ	1,700	595	600	70	42,000
		Ⅱ	2,000	700	700	20	14,000
30～49歳	男	Ⅰ	2,300	805	800	150	120,000
		Ⅱ	2,700	945	950	110	104,500
		Ⅲ	3,050	1,068	1,050	80	84,000
	女	Ⅰ	1,750	613	600	190	114,000
		Ⅱ	2,050	718	700	120	84,000
50～64歳	男	Ⅰ	2,200	770	750	150	112,500
		Ⅱ	2,600	910	900	60	54,000
	女	Ⅰ	1,650	578	600	60	36,000
		Ⅱ	1,950	683	700	40	28,000
合　計						d　1,130	e　862,000
対象者の昼食一回当たりの荷重平均給与エネルギー目標値（kcal/回）						1人当たり	e/d　763 丸め値　750

計算例）昼食の荷重平均給与エネルギー目標値（kcal/回）＝(600×320＋700×180＋750×150＋800×180＋900×110＋950×110＋1,050×80)÷1,130＝763，丸め値750kcal

表3-3　提供方法（単一，複数定食，カフェテリア方式）別給与栄養目標量の設定（例示）

栄養素	定食①	定食②	カフェテリア
エネルギー（kcal）	700	900	750（600～950）
%たんぱく質	17.0（14～20）	17.0（14～20）	17.0（14～20）
たんぱく質（g）	30（25～35）	39（32～45）	32（21～48）
%脂質	25（20～30）	25（20～30）	25（20～30）
脂質（g）	19（16~24）	25（20～30）	21（14～32）
%炭水化物	57.5（50～65）	57.5（50～65）	57.5（50～65）
炭水化物（g）	101（88～114）	130（113～147）	108（75～155）
食物繊維（g）	6.2以上	8.0以上	6.5以上
ビタミンA（μgRAE）	182を下回らず 859未満	234を下回らず 1,105未満	195を下回らず 920未満（155～1,179）
ビタミンB_1（mg）	0.34を下回らず 0.40以上	0.44を下回らず 0.52以上	0.36を下回らず 0.43以上（0.29～0.55）
ビタミンB_2（mg）	0.37を下回らず 0.45以上	0.48を下回らず 0.58以上	0.40を下回らず 0.49以上（0.32～0.62）
ビタミンC（mg）	27を下回らず 32以上	35を下回らず 41以上	29を下回らず 34以上（24～44）
カルシウム（mg）	189を下回らず 230付近	243を下回らず 296付近	202を下回らず 247付近（161～305）
鉄（mg）	1.9を下回らず 2.6付近	2.5を下回らず 3.3付近	2.1を下回らず 2.7付近（2.0～3.6）
食塩相当量（g）	2.3未満	2.9未満	2.4未満

出典）食事摂取基準の実践・運用を考える会編：日本人の食事摂取基準〔2020年版〕の実践・運用　特定給食施設等における栄養・食事管理，第一出版，2020，p.94

d．病院給食（1日）の給与栄養目標量の決め方　厚生労働省告示第57号「診療報酬算定方法の一部を改正する件」が2020（令和2）年3月に公布されたことに伴い，保医発0305第14号が同年4月1日から適用されている。その中には入院患者の栄養補給量について，本来，性・年齢・体位・身体活動レベル，病状等によってここに適正量が算定されるべき性質のものであることが明記された。病院給食の一般食の栄養補給量については，患者個々に算定された医師の食事箋（せん）による栄養補給量または栄養管理計画に基づく栄養補給量を用いることを原則とするが，これによらない場合には次項目により算定することになった。

① 一般食患者の推定エネルギー必要量および栄養素（脂質，たんぱく質，ビタミンA，・B_1・B_2・C，カルシウム，鉄，ナトリウム（食塩）および食物繊維の食事摂取基準については健康増進法第16条の2に基づき定められた食事摂取基準の数値を適切に用いるものとする。また，推定エネルギー必要量は治療方針に沿って身体活動レベルや体重の増減等を考慮して適宜増減することが望ましい。

② ①に示した食事摂取基準についてはあくまでも献立作成の目安であるが，食事の提供に際しては，病状，身体活動レベル，アレルギー等個々の患者の特性について十分考慮する。

個人情報を利用した一般食患者の推定エネルギー必要量の算定では身体活動レベルをベッド上1.2，ベッド外1.3，リハビリ1.4を使って求める。18歳以上の推定エネルギー必要量は基礎代謝基準値（kcal/体重/日）×標準体重×身体活動レベルで算定する。

(2) 食事計画

食事計画は，給食を利用する対象者に提供する食事の計画を栄養計画に従って立てるものである。その際，朝・昼・夕食の構成割合や食品群，提供時の食事の形態（硬さ，大きさなど），献立の形態（主食，主菜，副菜などの組み合わせ），給食数，食事時間，量，味，提供温度なども考えて計画する。

1）朝・昼・夕食の構成割合

食事計画を立案する際，朝食・昼食・夕食から摂取するエネルギー・栄養素量の構成割合（配分）を設定することで，食事間の偏りを小さくすることができる。給与栄養目標量の配分は，1人1日当たりの給与栄養目標量を決めた後，朝食・昼食・夕食の配分を対象者の食習慣や食生活実態により3食均等配分あるいは朝食を少し軽く，昼食・夕食を少し重くするなどの方法がある。一般的には，朝食20～25%（2/8），昼食35～40%（3/8），夕食35～40%（3/8），すなわち朝：昼：夕は1：1.5：1.5の配分がよく使用される。

(3) 食品群別荷重平均成分表の作成

1）食品群の分類

栄養成分の類似した食品ごとに区分し，栄養特性によって分類したものを食品群という。食品群の分類には**18群**（日本食品標準成分表），**6群**（厚生労働省の6つの基礎食品），**4群**（糖尿病交換表，女子栄養大学4つの食品群），**3群**（3色食品群）などがある。特定給食施設では各都道府県の報告書様式に合わせておくと都合がよい。

2）食品群別荷重平均食品成分値と荷重平均成分表の作成

近年の栄養価計算ソフトの普及により栄養価計算は手軽にできるようになった。給食施設では，栄養管理をするうえで，個々の食品の栄養価を計算することは煩雑になるため，食品群別荷重平均食品成分表を作成することもある。また，コンピュータを利用して日々の献立の栄養価計算を行うことができない場合には，食品構成の作成の前に，食品群別の荷重平均成分表を作成する必要がある。食品群別荷重平均成分表は，給食対象者の食品構成表の他，栄養出納表の作成時に用いられる。食品の分類は各施設の実態に応じて行う。食品群別荷重平均食品成分値は，各施設における一定期間（できれば過去1年分が望ましいが，各月の1日～10日分，春夏秋冬の各

18群
国民健康・栄養調査や食事摂取基準，日本食品標準成分表で使用されている。

6群
厚生省（現厚生労働省）が1958（昭和33）年に栄養教材用として作成し，1981（昭和56）年改訂後も使用されている。

4群
日本糖尿病学会の糖尿病患者向け交換表や女子栄養大学が提唱した食品群が現在も使用されている。

3群
1952（昭和27）年広島県庁技師の岡田正美が提唱し普及した食品群で学校給食などでよく使用されている。

表3-4　荷重平均食品成分値の算出例（魚介類）

食品名	期間中の総使用量 (kg)	使用材料の割合 (%)	重量 a (g)	エネルギー (kcal)	たんぱく質 (g)	脂質 (g)	カルシウム (mg)	鉄 (mg)	ビタミンA レチノール活性当量 (μgRAE)	ビタミンB1 (mg)	ビタミンB2 (mg)	ビタミンC (mg)	食塩相当量 (g)
〈魚類〉（あじ類）まあじ　皮つき　生	125.6	14.8	15	17	3.0	0.7	10	0.1	1	0.02	0.02	Tr	0.0
〈魚類〉（さば類）まさば　生	314.8	37.2	37	78	7.6	6.2	2	0.4	14	0.08	0.11	0	0.1
〈魚類〉（かつお類）かつお　春獲り　生	98.5	11.6	12	18	3.1	0.1	1	0.2	1	0.02	0.02	Tr	0.0
〈魚類〉さんま　皮つき　生	122.0	14.4	14	40	2.5	3.6	4	0.2	2	0.00	0.00	Tr	0.1
〈いか・たこ類〉（いか類）やりいか　生	75.0	8.9	9	7	1.6	0.1	1	0.0	1	0.04	0.00	0	0.0
〈魚類〉（たら類）まだら　生	110.5	13.1	13	9	2.3	0.0	4	0.0	1	0.01	0.01	Tr	0.0
荷重平均食品成分値		100	100	164	20.1	10.7	22	1.0	20	0.13	0.21	1	0.3

注）a：重量は期間中に使用した魚介類の総重量に占める各食品の重量比から求める。日本食品標準成分表2020年版（八訂）使用

1か月分，春夏秋冬の各10日分などを採用する例もある）の食品の使用実績から求めるので，その施設の食品使用状況が反映される。魚介類の算出例を表3-4に示す。

a．過去1年間の食品の使用実績から求める方法

手順1　食品群別ごとに，過去1年間に使用した食品の純使用量の総量を出し，使用材料の割合を個々の食品の純使用量の構成比率（%）で求める。

手順2　各食品の構成比率をそのまま使用重量（g）とみなし，**日本食品標準成分表**を用いて各栄養素量を算出する。

手順3　各食品の栄養素の合計値が，その食品群の100g当たりの荷重平均食品成分値となる。食品群ごとに荷重平均食品成分値をまとめたものが食品群別荷重平均成分表となる。

b．食品群を代表するいくつかの食品から求める方法

手順1　新設の給食施設で過去に食品の使用実績がない場合，あるいは献立内容を改善する場合は，食品群の中でこれまでに使用頻度が高いと思われる食品を選択し，食品ごとの使用量の構成比率を求める。

手順2　aと同様の方法で荷重平均食品成分値を算出する。

c．食品群別荷重平均食品成分値を活用する方法　各給食施設では給食施設用食品群別荷重平均成分表を作成している。ここでは荷重平均食品成分値例（表3-5）の活用にあたっては食品分類早見表例（表3-6）を使用する。

（4）食品構成の作成

1）食 品 構 成

食品構成は，どのような食品や食品群を組み合わせて，どのくらい摂取すればよ

いかの目安を示すものである。食品群を構成する食品は多様であるので，食品の種類や量を考慮して，対象者が食事として適正に摂取できる内容になるような食事計画を立てるよう心がけることが必要である。使用する食品に偏りが生じないようにするために，食品構成を作成するのもひとつの方法である。

【食品構成基準を作る利点】

① バランスの取れた献立が立てやすい。
② 材料費に見合った献立が立てやすい。
③ 使用食品の種類と使用量のムラや無駄がなくなる。
④ 栄養価計算をしなくても，献立の栄養バランスの把握ができる。

2）食品構成基準の作成手順

事業所給食の昼食では１日の荷重平均給与エネルギー目標値の概ね1/3以上を目安にする。ここでは１人１回当たりの750kcalの場合を例にあげて，食品構成基準の作成手順を示す。

手順１　栄養比率を決定する。

各給食施設の給与栄養目標量を充足するために，栄養比率の目安（表３-７）を基にして，対象者の栄養比率を決める。

（例）穀類エネルギー比率　55%，　たんぱく質エネルギー比率　15%
　　　脂質エネルギー比率　25%　動物性たんぱく質比率　45%

手順２　給与栄養目標量から決定した栄養比率を基に穀類（米・パン・麺・その他）の純使用量を決めて，たんぱく質，脂質の栄養素量を算出する。

手順３　動物性食品（肉，魚介，卵，乳など）の純使用量を決める。動物性たんぱく質比率をもとに，各動物性食品群のたんぱく質量から算出する。

手順４　植物性食品（豆・いも・野菜・果実・きのこ・海藻など）の純使用量を決める。

手順５　砂糖量（砂糖・甘味料）は過去の使用実績を基に食品群別の純使用量を決める。

手順６　手順５までの各食品の栄養素量を算出し合計を出し，目標エネルギー量および脂質との差を算出する。

手順７　残りのエネルギー量と脂質目標量の不足分から油脂類の純使用量を求める。

手順８　最後に総合計を出す。食品群別荷重平均成分表で栄養価計算を行い，給与栄養目標量と栄養比率との一致状況を確認し，充足率の過不足が大きい場合（±10%以上）は調整する。表３-８に算出例をまとめた。

3）食材料費の検討

食品構成表作成時には，食材料費が給食費の予算枠内にあるか検討する必要がある。給食の運営上，経営者側，対象者側の双方に適正な給食費が設定されなければならない。給食の原価は，食材料費と労務費，その他の経費で構成される直接費と

表3-5　食品群別荷重平均成分表例

（可食部100 g 当たり）

		エネルギー (kcal)	水 分 (g)	たんぱく質 (g)	脂 質 (g)	炭水化物 (g)	ナトリウム (mg)	カリウム (mg)	カルシウム (mg)	リ ン (mg)	鉄 (mg)	ビタミンA (レチノール当量) (μg)	ビタミンB1 (mg)	ビタミンB2 (mg)	ビタミンC (mg)	食物繊維総量 (g)	成分表算出割合 (%)
穀類	穀類	332	21.3	6.0	1.0	71.2	40	87	6	88	0.7	0	0.08	0.02	0	0.7	100
	米類	340	19.3	5.8	0.9	73.7	1	83	5	89	0.7	0	0.08	0.02	0	0.5	88.8
	小麦類	262	38.3	7.9	2.4	50.2	349	112	18	74	0.7	0	0.08	0.03	0	2.2	10.7
	その他の穀類	330	17.3	10.6	2.0	68.2	462	211	20	179	1.9	0	0.25	0.06	0	5.8	0.5
いも類	いも類	88	77.3	1.3	0.4	20.2	4	358	17	36	0.5	0	0.07	0.02	21	1.7	100
	じゃがいも	91	77.0	1.8	0.8	19.6	2	437	3	42	0.5	0	0.09	0.03	34	1.5	51.7
	その他のいも類	85	77.6	0.8	0.1	20.9	5	274	32	29	0.5	0	0.04	0.01	6	2.0	48.3
砂糖類		377	2.8	0.0	0.0	97.0	1	4	1	1	0.0	0	0.00	0.00	0	0	100
油脂類		810	8.3	1.3	87.0	2.3	292	28	43	34	0.5	15	0.03	0.03	0	0.4	100
豆類	豆類	149	68.0	10.6	7.9	8.6	1,450	250	147	157	2.5	0	0.07	0.06	0	2.3	100
	大豆	258	46.5	22.4	12.2	16.0	1	1,011	126	316	4.4	0	0.42	0.16	0	10.3	1.5
	大豆製品	146	68.8	10.4	8.0	7.9	1,493	235	149	155	2.5	0	0.06	0.06	0	2.0	97
	その他の豆類	233	42.2	9.5	1.3	45.6	72	440	46	157	2.9	1	0.15	0.05	0	9.2	1.5
魚介類	魚介類	143	70.3	19.3	5.4	3.0	395	300	44	226	1.2	41	0.08	0.16	0	0.0	100
	生物	144	72.0	19.9	6.3	0.2	240	332	43	237	1.2	52	0.09	0.18	1	0.0	77.7
	干物	293	26.1	47.5	3.7	15.7	1,808	632	169	673	3.6	10	0.12	0.15	0	0.0	3.3
	加工品	115	71.3	12.1	2.0	12.1	789	114	30	107	0.9	0	0.03	0.06	0	0.0	19
肉類	肉類	230	64.4	17.9	16.4	0.3	117	273	5	166	0.9	86	0.34	0.19	4	0.0	100
	精肉	229	64.7	18.2	16.1	0.1	51	279	5	158	0.9	93	0.33	0.20	2	0.0	92.1
	加工品	248	60.0	14.9	19.9	2.4	880	202	8	254	0.8	2	0.48	0.15	34	0.0	7.9
卵類		151	76.2	12.2	10.3	0.3	145	128	51	179	1.8	153	0.06	0.43	0	0.0	100
乳類	乳類	75	85.6	4.0	3.9	5.7	69	155	128	111	0.0	38	0.04	0.16	1	0.0	100
	乳	67	87.4	3.3	3.8	4.8	41	151	110	93	0.0	38	0.04	0.15	1	0.0	85.0
	脱脂粉乳	359	3.8	34.0	1.0	53.3	570	1,800	1,100	1,000	0.5	6	0.30	1.60	5	0.0	0.5
	乳製品	109	77.5	7.0	4.7	9.3	212	130	200	186	0.1	42	0.03	0.18	0	0.0	14.5
緑黄色野菜類		34	89.8	1.4	0.2	7.6	14	344	45	36	0.7	378	0.06	0.08	24	2.7	100
その他の野菜類		30	90.4	1.5	0.2	7.2	11	241	29	38	0.4	5	0.05	0.05	16	2.5	100
果実類		60	83.3	0.8	0.2	15.3	4	192	14	18	0.2	21	0.06	0.03	27	1.2	100
海藻類		85	47.1	10.0	1.3	29.5	2,774	1,626	382	165	9.1	258	0.13	0.38	16	17.1	100
野菜つけもの類		74	74.2	2.0	0.2	18.5	1,789	156	34	44	0.6	13	0.07	0.05	18	2.8	100

注）日本食品標準成分表2010のデータに準拠

表3-6　食品分類早見表例

分類		食品名例
穀類	米類	米，もち，ビーフン，上新粉，白玉粉など
	小麦粉	小麦粉，パン，うどん（生・ゆで・乾），中華麺（生・ゆで・乾），マカロニ，スパゲッティ，ふ，生ふ，パン粉など
	その他の穀類	日本そば（生・ゆで・乾），押麦，ライ麦粉など
いも類	じゃがいも	じゃがいも，フライドポテト，マッシュポテトなど
	その他のいも類	こんにゃく，しらたき，さつまいも，さといも，ながいも，はるさめなど
砂糖類		上白糖，三温糖，はちみつ，ジャム類，マーマレードなど
油脂類		オリーブ油，ごま油，コーン油，大豆油，調合油，ラード，バター，マーガリン，ドレッシング，マヨネーズ，ごま，落花生ほか種実類など
豆類	大豆	大豆（乾・ゆで），きな粉など
	大豆製品	ぶどう豆，豆腐，焼き豆腐，生揚げ，油揚げ，がんもどき，凍り豆腐，糸引納豆，おから，豆乳，湯葉，金山寺みそ，淡色辛みそ，赤色辛みそ，豆みそなど
	その他の豆類	あずき，いんげん豆，金時豆，うずら豆，そら豆など
魚介類	生物	鮮魚および冷凍魚，貝類，えび類，かに類，いか類，たこ類，塩さば，塩さけ，あじ開き干し，しらす干し，ししゃも，水煮缶詰，油漬缶詰，たらこなど
	干物	水分30％以下の干物，小魚佃煮，でんぶ，するめ，桜えび，にぼし，かつお節など
	加工品	かまぼこ，ちくわ，はんぺん，さつま揚げ，魚肉ハム，魚肉ソーセージ，味つけ缶詰，かば焼き缶詰など
肉類	精肉	牛・豚・鶏・レバーなど
	加工品	コンビーフ，ハム，ベーコン，ソーセージ，焼き豚，ゼラチンなど
卵類		鶏卵，うずら卵など
乳類	乳	牛乳，加工乳
	脱脂粉乳	脱脂粉乳
	乳製品	ヨーグルト，クリーム，チーズ，乳飲料など
緑黄色野菜類（厚生労働省通知による）		あさつき，グリーンアスパラガス，さやいんげん，さやえんどう，オクラ，かぼちゃ，きょうな，こまつな，ししとうがらし，しそ，じゅうろくささげ，しゅんぎく，せり，チンゲンサイ，トマト，（生・缶詰），とうがらし（葉・実），なばな，にら，にんじん，葉ねぎ，パセリ，ピーマン，ブロッコリー，ほうれんそう，みつば，モロヘイヤ，サラダ菜，サニーレタス，わけぎなど
その他の野菜類		うど，えだ豆，アスパラガス水煮缶詰，かぶ，カリフラワー，かんぴょう，グリンピース，キャベツ，きゅうり，ごぼう，しょうが，セロリ，ぜんまい，だいこん，たけのこ，たまねぎ，レタス，とうがん，とうもろこし，なす，根深ねぎ，はくさい，れんこん，ふき，大豆もやし，ブラックマッペもやし，えのきたけ，なめこ，しいたけ（生・干），切り干しだいこん，かんぴょうなど
果実類		いちご，みかん，りんご，オレンジ，かき，すいか，バナナ，ぶどう，パイナップル，メロン，くだもの缶詰など
海藻類		のり，こんぶ，寒天およびその加工品，ひじき，もずく，わかめ（生・干）など
野菜つけもの類		たくあん，梅干し，福神漬，塩漬，ぬか漬，酢漬，かす漬，キムチ，ピクルスなど
菓子類		あられ，せんべい，まんじゅう，ケーキ，ドーナッツ，あめなど

表3-7　栄養比率の目安

栄養比率	算出方法	成人（%エネルギー）	
		18〜29（歳）	30以上（歳）
たんぱく質エネルギー%（P比）	〔たんぱく質（g）×4（Atwater係数）／総エネルギー（kcal）〕×100	13〜20	
脂質エネルギー%（F比）	〔脂質（g）×9（Atwater係数）／総エネルギー（kcal）〕×100	20〜30	
炭水化物エネルギー%（C比）	100−（たんぱく質エネルギー比＋脂質エネルギー比）あるいは，〔糖質（g）×4（Atwater係数）／総エネルギー（kcal）〕×100	50〜65	
穀類エネルギー%	〔穀類エネルギー（kcal）／総エネルギー（kcal）〕×100	45〜60	
動物性たんぱく質比	動物性たんぱく質（g）／総たんぱく質（g）×100	40〜50	

間接費に分けられる。食材料費は，献立にかかる経費である。

① 予定献立にかかる材料費は市場価格を調査するとともに，食材取引業者の見積価格から算出する。

② 給食施設では，予算枠内での食材購入が求められる。前年度の使用実績から食品群ごとの平均単価を算出するなど，実際にかかった食材料費を算定し，予算額と比較検討する。学内給食実習では，食材料費が売値になることが多い。

（5）栄養補給法および食事形態の計画

保健・医療・福祉領域において，栄養ケアは健常者・傷病者，さらに高齢者に対して栄養や食事に関して配慮することにより，健康状態や栄養状態をより良い状態に改善し，生活の質の維持・向上を図ることである。栄養ケア・マネジメントは，ある個人や集団の健康状態，栄養状態を最適にするための機能や方法，さらに手順を効率的に行うためのシステムが効果的に運用されることが望まれる。始めに対象者の栄養状態を評価・判定する栄養アセスメントを行い，栄養介入を行うための栄養ケア計画を立て，対象者に適した栄養補給法が選択される。

1）食事・栄養補給

体内にエネルギーや栄養素を補給する方法としては，食事，経管・経腸栄養，さらに静脈栄養がある。管理栄養士が行う栄養補給法には**経口栄養法**，**経腸栄養法**，**経口・経腸栄養法**の3つがある。

a．栄養補給法　栄養補給法の決定は，摂食意欲，食欲，味覚，咀嚼（そしゃく）・嚥下（えんげ），消化・吸収などの状態に基づいて実施される。対象者の栄養状態，健康状態，さらに食習慣，嗜好，摂食能力，消化・吸収能力などに応じた適正な食事・栄養補給を実施することで，健康状態，栄養状態をより良い状態に導くことが目的である。

① **経口栄養法**：食事は経口的な補給法であり，摂食，消化・吸収が可能な対象者に用いられ，日常的な食品，保健機能食品（特定保健用食品，栄養機能食品，

表3-8　事業所給食（昼食）の食品構成基準の算出例（過去の実績をもとに食品群別使用量を算出）

給与栄養目標量	エネルギー750 kcal・たんぱく質28.1 g （たんぱく質エネルギー比15％の場合）
献立作成期間	10日間を１サイクル
献立内容	主食（米：パン：麺＝６：２：２），主菜（魚：肉：卵＝４：４：２）
料理形態	和食，洋食，中華食
手順１　栄養比率	穀類エネルギー比55％・動物性たんぱく質比45％・脂質エネルギー比25％
手順２　穀　類 米　73 g パン類　31 g 麺類　31 g	① 穀類エネルギー比（55％）から穀類の純使用量を算出する。 750 kcal ×55/100＝412.5≒412 kcal ② 穀類の純使用量を10日間（米６回，パン２回，麺２回）で配分する。 米　：412 kcal ×6/10＝247.2 kcal　100：x＝340：247.2　x＝72.7≒73 g パン：412 kcal ×2/10＝ 82.4 kcal　100：x＝262： 82.4　x＝31.4≒31 g 麺　：412 kcal ×2/10＝ 82.4 kcal　100：x＝262： 82.4　x＝31.4≒31 g
手順３　動物性食品 乳類　70 g 魚介類　21 g 肉類　22 g 卵類　16 g	① 動物性たんぱく質比（45％）から動物性食品のの純使用量を算出する。 28.1 g ×45/100＝12.6≒13（ g ） ② 動物性食品の純使用量のうち乳類（１日200 g の35％とする）の純使用量70 g からたんぱく質量を算出する。 200 g ×35/100＝70 g　100：70＝4.0：x　x＝2.8≒3 g ③ 動物性たんぱく質量13 g から牛乳の３ g を差し引いた残りの10 g から，魚・肉・卵を10日間（魚４回，肉４回，卵２回）で配分し，それぞれのたんぱく質量を算出する。 魚介類：10 g ×4/10＝4.0 g　100：x＝19.3：4.0　x＝20.7≒21 g 肉類　：10 g ×4/10＝4.0 g　100：x＝17.9：4.0　x＝22.3≒22 g 卵類　：10 g ×2/10＝2.0 g　100：x＝12.2：2.0　x＝16.4≒16 g
手順４　植物性食品 緑黄色野菜類　46 g その他の野菜類　77 g 果物類　53 g 豆類　21 g 大豆製品（味噌）　4 g いも類　25 g 海藻類　1 g	過去の使用実績から植物性食品の純使用量を算出する。１日の昼食配分を35％とする。 緑黄色野菜類　：130 g ×35/100＝45.5≒46 g その他の野菜類　：220 g ×35/100＝77.0≒77 g 果物類　：150 g ×35/100＝52.5≒53 g 豆類　： 60 g ×35/100＝21.0≒21 g 大豆製品（味噌）： 10 g ×35/100＝ 3.5≒ 4 g いも類　： 70 g ×35/100＝24.5≒25 g 海藻類　： 3 g ×35/100＝ 1.1≒ 1 g
手順５　砂糖類 砂糖類　5 g	過去の実績から求める。砂糖類の純使用量を算出する。 砂糖類：15 g ×35/100＝5.3≒5 g
手順６　エネルギー	ここまでの穀類，動物性食品，植物性食品，砂糖類の使用量から食品群別荷重平均食品成分値を用いて栄養素量を算出し，合計値を求める。エネルギーは718 kcal になる。
手順７　油脂類 油脂類　5 g	① 給与栄養目標量750 kcal との差から残りのエネルギーを算出する。残りのエネルギー量と脂質目標量の不足分から油脂類の純使用量を求める。 残りのエネルギー：750 kcal －718 kcal ＝32 kcal 油脂類：100 g ：x＝810 kcal：32 kcal　x＝3.95≒4.0 g ② 次に給与栄養目標量の脂質エネルギー比（25％）から，油脂類の純使用量を求める。 750 kcal ×25/100＝187.5≒188 kcal　ここまでに算出した13.7g を差し引くと残り7.2 g となる。 油脂類：188 kcal ÷9 kcal ＝20.9（ g ），20.9－13.7＝7.2 g 上記①②から検討すると4～7 g の範囲で決定する。
手順８　栄養価計算	各食品群別使用量の栄養価を食品群別荷重平均食品成分値から栄養価を算出して合計を求める。給与栄養目標量，栄養比率との一致状況を確認し，過不足が大きい場合（±10％以上）は調整する（表３-９参照）。

表3-9　食品構成別栄養価（昼食1食分）例

食品群別	使用量	エネルギー	たんぱく質	脂質	炭水化物	ナトリウム	カリウム	カルシウム	リン	鉄	レチノール活性当量	ビタミンB_1	ビタミンB_2	ビタミンC	食物繊維
	(g)	(kcal)	(g)	(g)	(g)	(mg)	(mg)	(mg)	(mg)	(mg)	(μg)	(mg)	(mg)	(mg)	(g)
米	73	248	4.2	0.7	52	1	61	4	65	0.5	0	0.06	0.01	0	0.5
パン類	31	81	2.4	0.7	15.6	108	35	2	23	0.2	0	0.02	0.01	0	0.7
麺類	31	81	2.4	0.7	15.6	108	35	2	23	0.2	0	0.02	0.01	0	0.7
乳類	70	53	2.8	2.7	4.0	48	109	90	78	0.0	27	0.03	0.11	1	0.0
魚介類	21	30	4.1	1.1	0.6	83	63	9	47	0.3	9	0.02	0.03	0	0.0
肉類	22	51	3.9	3.6	0.1	26	60	1	37	0.2	19	0.07	0.04	1	0.0
卵類	16	24	2.0	1.7	0.0	23	20	8	29	0.1	14	0.05	0.03	1	0.0
緑黄色野菜類	46	16	0.6	0.1	3.5	6	158	21	17	0.3	174	0.03	0.04	11	1.2
その他の野菜類	77	23	1.1	0.2	5.5	8	186	22	29	0.3	4	0.04	0.04	12	1.9
果物類	53	32	0.4	0.1	8.1	2	102	7	10	0.1	11	0.03	0.02	14	0.6
豆類	21	31	2.2	1.7	1.8	305	53	31	33	0.5	0	0.01	0.01	0	0.5
大豆製品（味噌）	4	6	0.4	0.3	0.3	60	9	6	6	0.1	0	0.00	0.00	0	0.1
いも類	25	22	0.3	0.1	5.1	1	90	4	9	0.1	0	0.02	0.01	5	0.4
海藻類	1	1	0.1	0.0	0.3	28	16	4	2	0.1	3	0.00	0.00	0	0.2
砂糖類	5	19	0.0	0.0	9.0	0	0	0	0	0.0	0	0.00	0.00	0	0.0
油脂類	5	41	0.1	4.4	0.1	15	1	2	2	0.0	1	0.00	0.00	0	0.0
合計	501	759	27.0	18.1	121.6	822	998	213	410	3	262	0.40	0.36	45	7
%エネルギー（PFC比率）	P 14.2		F 21.2		C 64.3		穀類エネルギー比（%）		54		動物性たんぱく質比（%）			47.4	

注）各食品群の栄養価の算出には，表3-5の食品群別荷重平均栄養成分表を使用している。

機能性表示食品），健康補助食品などが利用される。

② **経腸栄養法**：経口的に栄養の摂取が困難であったり，経口摂取だけでは必要エネルギー・栄養素量を満たすことができない場合の栄養補給の目的に用いられる。経腸栄養の投与ルートは鼻，胃または十二指腸である。経腸栄養剤の種類には，成分栄養剤，消化態栄養剤，半消化態栄養剤があり，適応疾患に合わせて投与する。

③ **経口・経腸栄養法**：食事から栄養が十分摂れない場合に補うために対応する方法である。濃厚流動食や栄養補助食品などを利用する。

b．食事形態　病院において，入院中の傷病者（患者）に提供される食事（病院食）は，一般治療食（一般食）と特別治療食（特別食）に区分され，治療の一環として位置づけられ，患者個人個人に対応した食事計画が立てられている。医療機関では入院患者に対し，医師が食事内容を指示するために，あらかじめ疾患に対応した給与エネルギー・栄養素量，食品構成などの基準を定めた食事内容の指示書（約束食事箋（せん））を医師が発行する。管理栄養士は，医師からの食事箋に基づき，食事を提供するが，患者の病状に適した食形態で栄養補給を行う際，日々患者の摂取状況をチェックして不適当と思われる場合には，医師に状況報告を行い，食事内容の変更を進言する必要がある。病院給食での一般食は，特別な制限のない食事で形態別分類が利用されることが多く，特別食は厚生労働省の入院時食事療養制度で定められた疾病治療を目的とした食事で約束食事箋に基づいて提供される。

病院食は形態別，疾病別，栄養成分別に分類され，内容は下記のとおりである。

① **形態別分類**：主に一般食における副食の分類に用いられている分類法で，常菜，軟菜，七分菜，五分菜，三分菜，きざみ食，ミキサー食，とろみ食，嚥下食に分類されている。ライフステージ別の食形態としては離乳食，幼児食，学童食，高齢者食なども含まれる。

② **疾病別分類**：治療食の分類方法で，糖尿病食，肥満食，肝臓病食，膵臓病食，脂質異常食，心臓病食，腎臓病食，胃十二指腸潰瘍食などに分類されている。

③ **栄養素成分別分類**：治療食の分類方法で，エネルギーコントロール食，たんぱく質コントロール食，脂質コントロール食，ナトリウムコントロール食，易消化食などに分類されている。

(6) 献 立 計 画

1) 献立および献立表

献立（menu）は，1回に提供する食事の料理構成を表わし，**主食**，**主菜**，**副菜**，**汁物**の料理を組み合わせることが一般的である。献立表は料理名，使用食品を記載したもので，一定期間（1週間，1か月など）の献立を一覧にした献立一覧表や献立計画をもとに給食の実施前に，食品構成に見合う1食分または1日分を作成する計画段階にある予定献立表，給食を実施した際に生じる変更（材料の変更，調味料などの重量の増減など）を訂正記入した実施献立表がある。これらの献立は主に管理栄養士・栄養士が作成する。給食業務は献立作成によって始まり，献立表に基づいて，食品の調達，調理，供食し，さらに食事を評価するなど，マネジメントサイクルで献立を管理する。献立表は給食運営の実務の中心としての役割をもっている。

献立表作成時に考慮すべき項目点は，① 給与栄養目標量，食品構成基準，嗜好，供食形態（単一定食方式，複数定食方式，カフェテリア方式など），設備状況，調理人員，給食材料費，調理時間，給食数などであり，② 献立表（レシピ）の様式に盛り込む事項は，献立名，食品名，1人分の純使用量，調理の指示などがあげられる。

献立表は，給食提供の目的（喫食者の健康保持，作業能率の向上など）にあわせて，料理の種類を組み合わせ，調理を指示するなど，具体的に定める計画表でもある。

2) 献立作成基準

献立立案には，利用者の多様な**ニーズ・ウォンツ**を満足してもらえるように数多くの食品選択や料理，行事食（表3-10）や季節料理（春夏秋冬の料理）などの楽しみにつながる献立計画を立てることが大切である。献立の立案は管理栄養士・栄養士が中心となり，施設管理者，調理担当者，利用者の代表により作成されることが

表3-10　年間行事と主な料理（例）

月	日	行　事	主な料理
1	1	元旦	おせち料理，雑煮
	7	七草	七草粥
	11	鏡開き	おしるこ・ぜんざい
	第２月曜日	成人の日	祝膳（赤飯，鯛姿焼きなど）
2	２あるいは３	節分	大豆ご飯，いり豆，めざし
3	3	ひな祭り	ひな寿司・ちらし寿司，貝料理，桜餅，菱餅，ひなあられ，白酒
	春分日	春分の日（彼岸）	精進料理（木の芽和え），ぼた餅
4	初旬	お花見	重箱料理（お花見弁当）
5	5	こどもの日	祝膳（筍料理，鯉料理），柏餅，ちまき
	第２日曜日	母の日	祝膳
6	第３日曜日	父の日	祝膳
7	7	七夕	そうめん，笹の葉寿司，枝豆，バーベキュー
8		土用の丑の日	うなぎ
		お盆	精進料理，盆だんご
		納涼（夏祭り）	そうめん，鮎の塩焼き，バーベキュー
9	第３月曜日	敬老の日	祝膳（栗おこわ，潮汁，鯛の塩焼き，炊き合わせ）
	（陰暦８月15日）	お月見	お月見だんご，栗，きぬかつぎ（里いも），さつまいも
		秋祭り	味覚の秋料理（きのこ，栗，いも，果物）
	秋分日	秋分の日（彼岸）	精進料理，おはぎ
10	第２月曜日	スポーツの日	行楽弁当
11	15	七五三	祝膳，千歳飴
12	22頃	冬至	かぼちゃの煮つけ，干し柿・抹茶，コンニャクのおでん，柚釜
	25	クリスマス	ローストチキン，ケーキ
	31	大晦日	年越しそば
その他		誕生日	祝膳（誕生日の人の好む料理）
		創設記念日など	祝膳（赤飯）

多い。立案者は栄養，食品，生産（調理），衛生，保存などに関する知識・理論と実践力が要求されるので，新しい食に関する情報や調理法などについて，常に研究することが必要である。献立作成にあたっては，健康増進法施行規則第９条に，法第21条第３項の厚生労働省令に基づき特定給食施設における栄養管理基準が定められている。その運用の詳細は特定給食施設等における栄養管理に係る留意事項について厚生労働省通知（令和２年３月31日付け健健発0331第２号別添２）の中に，提供する食事（給食）の献立について，「(1) 給食の献立は，利用者の身体の状況，日常の食事の摂取量に占める給食の割合，嗜好等に配慮するとともに，料理の組合せや食品の組合せにも配慮して作成するよう努めること。(2) 複数献立や選択食（カフェテリア方式）のように，利用者の自主性により料理の選択が行われる場合には，モデル的な料理の組合せを提示するよう努めること。」が明記された。

3）献立の構成（料理の組み合わせ）

献立構成は，主食，汁物，主菜，副菜，デザートを基本として，供食方法によって変化をつける。

① **主 食**：飯類，パン類，麺類で，主に炭水化物のエネルギー源となる。

② **汁 物**：主食，主菜，副菜に調和して食事を満足させる役割が大きい料理であり，ことに高齢者には汁物が加わると食べやすい食事となる。汁の実の種類や量は季節感や食品構成を考慮して調和させると良い。

③ **主 菜**：食事の副食のメインとなる料理で，良質たんぱく質源と脂質源となる。魚介類，獣鳥肉類，卵類，大豆および加工品などが主材料となる。

④ **副 菜**：主に野菜類を使用した料理で，ビタミン類やミネラル類が得られ，主菜との調和を考えた料理である。野菜類のほかに，いも類，きのこ類，海藻類などを主材料とする。

⑤ **デザート**：全体の栄養バランスをみて決める。季節の果物やカルシウムを補うための乳類などを使った菓子などを組み合わせることで，食事に楽しみや精神的安らぎを与える。

献立立案は「主食，主菜，副菜，汁物，デザート」の順に組み合わせを考えると作成しやすい。実際の料理の組み合わせは，調理様式（和食，洋食，中華食，折衷料理），調理方法（焼く，煮る，揚げる，炒める，蒸す，煮込む，和えるなど）を考慮し，期間献立に変化をつけるとよい。期間献立は，① 料理の中心となる主菜の主要たんぱく質源の食品をどのように取り入れるかを決める。例えば昼食6日間の場合「魚主体2回，肉主体2回，卵主体1回，大豆加工品主体1回」のように決める。② 次にどのような調理方法を採用するか決める。③ 続いて主要たんぱく質源別の期間当たりの使用頻度と調理法別の回数をチェックしながら，期間献立に変化をつける。献立がマンネリ化しないように工夫することが非常に大切である。なお，朝・昼・夕食の1人1食当たりの食品使用総量は500～600 gが目安となる。食事配膳例は図3-2に示す。

4）献立の供食形式

献立は，供食形式別に分類すると，**定食方式**，**選択方式**，**カフェテリア方式**，**予約方式**に分けられる。

① **定食方式（単一定食）**：主食，主菜，副菜，汁物などの組み合わせが1種類の単一献立で提供する方式である。栄養バランスや価格の統一ができ，全員が同一内容の食事を食する意義はあるが，利用者は選択の余地がないので，嗜好を取り入れた変化のある献立内容にすることが重要である。

② **選択方式（複数定食）**：2種類以上の単一献立が提供され，利用者はいずれかを選択する方式である。利用者の年齢，性別，身体状況，嗜好，栄養素等量（エネルギー，たんぱく質，脂質など）を考慮した献立を提供する。また，料理の組み合わせ方や食品の使い方，味付け方，調理様式を変化させ，それぞれの献立

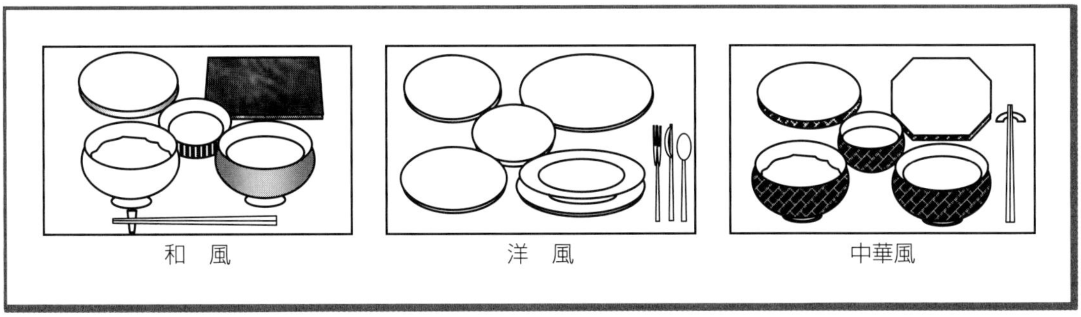

図3-2　食事配膳例

の特徴を工夫して，選択の楽しみが感じられる献立にする。栄養管理面からは，利用者の嗜好本位の選択になりやすいので選択方法の教育も必要である。

③　**カフェテリア方式**：主菜，副菜など，複数の単品料理の中から，利用者が1品ずつ選択する方式である。この方式は利用者の好みの影響が強くでるので，料理選択が偏らないようにする。栄養管理面からは，標準的な組み合わせの見本を提示するなどの工夫と，栄養がバランスよく摂取できるように栄養教育を行うことが重要条件になる。同時に，料理ごとの食数の予測とそれに合った生産（調理）作業量への配慮をして献立作成をすることが重要である。

④　**予約方式（リザーブ給食）**：事前に食べたい献立を選んでもらう方式である。

なお，給与栄養目標量の設定数は単一定食の場合は1つ，複数定食の場合は定食別の数，カフェテリアの場合は対象者のエネルギー必要量の分布の範囲，あるいは提供料理別に設定する。

5）献立作成上の留意点

献立作成にあたっては，以下の点に留意する。

①　一定期間の給与栄養量および栄養比率が目標量に達成するようにすること（日差は基準量±10％以内で作成し，6～10日間で目標量に近づける）。

②　食品構成基準に対して，適正であること。

③　供食形態（定食方式，選択方式，カフェテリア方式）を決めること。

④　全過程で食品や調理法の安全面や衛生面が十分考慮されていること。

⑤　経費（食材料費，光熱水費，人件費など）が予算の範囲内に収まること。

⑥　食品の種類，調理法，料理の組み合わせに変化があり偏りがなく，色彩・味・形などの調和が取れていること。

⑦　利用者の嗜好を尊重し，見た目や美味しさ，食感などにも満足を与える料理を考えること。

⑧　行事食や栄養価に富み安価な旬の食品，出盛り期を意識した季節料理を取り入れること。

⑨　給食施設の設備（調理機器・器具，保有食器の種類など），人員，調理技術力に応じた内容であること。

⑩　食材の入手に配慮すること（地産地消を活用することで食育の一環となる）。

⑪　適時適温給食に配慮する（適温は体温±25～30℃）。

6）献立計画の立案

献立計画の立案には，献立に変化をもたせ，調和を図るために，期間単位（1年間，1か月間，1週間）で計画を立てることが必要である。

①　**年間計画**：過去1年間に実施した献立内容，利用者の嗜好，食品コストの変動などを参考にして，各施設の年中行事にあわせて**特別食**（行事食）も加えて立案することが必要である。

◘特別食
病院給食の場合，患者の疾患に適応する特別食，術後食，検査食，無菌食，経管栄養食，乳児食，離乳食，幼児食，その他特定栄養素の付加あるいは制限を必要とする疾患なども特別食となる。

②　**月間・週間（旬間）計画**：一定期間内（1～4週間）で，主食，主菜，使用食品の種類，料理形態，調理法など同一献立が重複しないように期間を定めて変化のある献立計画を立案する。

7）献立作成の合理化

給食業務における献立作成の合理化を図るためには，**サイクルメニュー**，**カードシステム**，**コンピュータの活用**による作成を実施することが望ましい。

①　**サイクルメニュー方式の導入**：一定期間の献立を作成し，繰り返して使用するシステムである。サイクル化することによって献立作成業務が省力化できるだけでなく，食品の計画購入，調理作業の標準化など，給食業務の合理化も期待できる。1サイクルが長いほうが利用者には飽きがこないので望ましい。

②　**コンピュータによる献立作成**：給食業務の省力化・合理化を図るうえで，コンピュータの利用が進んできている。サイクルメニューや食材別，食事形態別料理をファイルしたコンピュータシステムを用いると献立作成時間が短縮できる。そのうえ，システム化した献立ファイルの使用は，食材の発注や在庫管理，食数管理や栄養出納作成などの関連した事務管理が能率化できる。

（7）個別対応の方法

保育所給食，学校給食，事業所給食，老人福祉施設（特別養護老人ホーム）給食などでは，ライフステージ別に給食利用者への適切な対応が求められる。対象集団の個人個人にできる限り対応した食事の提供に努め，すべての利用者に対して適切な許容範囲内で食事を提供するよう努めることが重要である。

1）保育所給食

保育所給食の対象となる乳児・幼児は発育・発達の個人差が大きい時期である。特に離乳完了までは，個人差が大きいので適宜個別対応を基本とする。献立は主に，調乳，離乳食，1～2歳児食，3～5歳児食に分けて作成し，食事摂取基準（2020年版）を活用した対象年齢区分ごとの**給与栄養目標量**を設定する。近年は，食欲不振，偏食，アレルギー，肥満児，宗教上の理由などに配慮した個別対応の必要な園児も増加している。咀嚼力や消化・吸収能力が未熟な乳幼児への対応としては，年齢・発達段階に対応した調理法の工夫も必要となる。味覚形成の基盤となる時期でもあるので，味付けは薄味とし，新鮮で素材の持ち味を生かした調味を工夫する。また補食としてのおやつは，食事の一部と考えて，栄養価が高くて，消化しやすい食品を選び，乳幼児にとって食べることへの楽しみを感じさせる内容とする。

2）学校給食

学校給食は学校給食法第１条の目的に「学校給食が児童及び生徒の心身の健全な発達に資するものであり，かつ，児童及び生徒の食に関する正しい理解と適切な判断力を養う上で重要な役割を果たすものであること（略）」（資料p.236参照）が明記されている。児童生徒は，内臓諸器官の発達や筋力が安定した発達期であり，基本的生活習慣を養う重要な時期である。特に，近年，食物アレルギーによる事故が発生し，社会問題となっている。「学校給食実施基準の一部改正について」（平成30年７月30日，文部科学省通知）によると，食物アレルギーなどのある児童生徒への個別対応としては，校内において校長，学級担任，養護教諭，栄養教諭，学校医などによる指導体制を整備し，保護者や主治医との連携を図りつつ，可能な限り，個々の児童生徒の状況に応じた対応に努めること，実施に当たっては日本学校保健会でとりまとめられた「アレルギー疾患対応の学校生活管理指導表」および「学校のアレルギー疾患に対する取り組みガイドライン」を参考にすることが明記されている。

3）事業所給食

事業所給食の対象者は，労働力の中核をなす生産年齢人口で区分された15歳から65歳の概ね健康な男女で構成される。近年の日本人の生活習慣の変化などによる生活習慣病増加に伴い，厚生労働大臣は，2008（平成20）年４月**特定健康診査・特定保健指導**（p.205参照）の適切かつ有効な実施を図るための基本的な指針を定め，保険者は，特定健康診査などの実施計画の基づき，40歳以上の加入者に対し，**特定健康診査**を行うことが義務づけられた。これらの対象者の中には，概ね健康であっても，生活習慣病などの健康上の課題を抱えていることも予想される。事業所では，長期間にわたり給食を食べることを考え，栄養管理上の課題を反映し，生活習慣病予防のための個別対応メニューの提供が行われるところが多くなった。従業員の栄養管理，健康管理は，事業体設置者に責任があることから，委託の場合でも給食会社と事業体の連携による個別対応の栄養計画や献立作成が求められる。

4）老人福祉施設

高齢者が対象となる施設では，各人の身体状況は個人差が大きく，味覚や咀嚼（そしゃく）力，消化・吸収能力の低下，嚥下（えんげ）困難など，個々人が抱える状況はさまざまである。そのため個人別のアセスメントから得られた情報を基に，適切な栄養計画・食事計画を行うことが必要である。2005（平成17）年10月施行の介護保険法の一部を改正する法律に伴い，すべての入所者に対し，入所時に栄養スクリーニングとアセスメントを実施し，個々人に対して最適な栄養ケア計画を策定することになった。利用者は，単に給与栄養目標量を満たすのみならず，身体機能や生理的機能の低下も著しいため，食事内容の質的配慮が必要となる。

4. 栄養・食事計画の実施，評価，改善

対象者に対して適正に栄養・食事管理された献立を立案し提供したとしても，食事を残されてしまっては意味がない。対象者に見合った給食を計画・実施し，それをしっかりと評価したうえで，反省点を次回に反映させて改善を図る必要がある。

（1）利用者の食事状況に応じた食事提供とPDCAサイクル

利用者の食事摂取状況に応じた食事提供を行うには，**PDACサイクル**に基づくと，スムーズな栄養・食事計画が実施できる。すなわち，計画（Plan）として対象者のアセスメントを行い，その結果から給与栄養目標量の算出，食品構成，献立作成，生産計画，品質管理計画などを計画する。その後，実施（Do）として，実際に栄養食事計画の実施（発注，仕入れ，調理，配食，栄養計画，下膳など）を行い，評価（Check）として実施した給与栄養量の確認，摂取量の確認，喫食者の栄養状態の確認，満足度調査などを行う。その後，改善（Act）として，**残菜量**の多いものは原因を究明するなどをして，次の計画（Plan）につなげていく。このように，給食を提供するだけでなく，次の計画にフィードバックしていく（第2章，p.15～参照）。

残菜量
食べ残した残量のことをいう。調理食数と供食食数の差である「残食数」との違いに注意しよう。

（2）栄養教育教材としての給食の役割

従来の給食施設における管理栄養士・栄養士の役割は，給食を提供することに重きが置かれていた。しかし，これからの給食施設においては，生きた教材としての給食の役割を認識することで，実物媒体があるメリットを活かした**栄養教育**を展開し，対象者の意識・行動の変容を支援していくことが大切である。すなわち，給食を食べることで正しい食習慣を身につけたり，また，理想の食事として，産業給食においては生活習慣病の**ポピュレーションアプローチ**としての役割も担う。

ポピュレーションアプローチ
集団全体に対して働きかけ，危険因子のリスクを下げる方法。

1）給食と栄養教育

給食を通じて，栄養知識の普及をすることは大事である。すなわち，特定給食において提供される食事は，利用者が食生活の見本とする理想の食事であり，望ましい食習慣を形成するための実物教材としての媒体となりうる。特に下記の施設給食においては教材として使用することができる。

a．学校・保育所給食　給食を食べている児童生徒はもちろんのこと，献立表や食材にまつわる話，栄養素成分についてなどの情報をポスター，おたよりなどに掲載することで，保護者などへ食に関する知識（野菜の栄養素の働き，郷土食，食文化についてなど）の栄養教育効果もある。

b．病院給食　病院においては，糖尿病食，腎臓病食，脂質異常症食，胃潰瘍食などの**特別食**を，患者が入院期間に食べることで，量，味付け，食材の工夫などを身をもって知ることができる栄養教材となる。適正な量，味付けの給食を毎食

見て，そして食べることで，退院後の食事目安となるとともに，病気への理解を深める役目も担う。

c．産業給食　産業給食における主な目的は，**生活習慣病の予防**，**健康の維持・増進**である。しかし，産業給食においてはコンビニ弁当やまわりの一般食堂と競合している場合が多いため，一般的には他の給食に比べて献立選択の自由度が大きい。すなわち，栄養素量の偏りやすい単品メニュー（麺や丼もの）なども存在するところが多い。その他，提供方式として**バイキング**，**カフェテリア方式**を採用しているところが多い。値段に関しては，福利厚生の一環であるところも多く，値段が他の一般食堂に比べて安い場合が多いので，選び方を間違うと目的を達成することができない。そこで，料理ごとにエネルギー・栄養素成分の表示や理想の選択モデル例の展示，その他パネル，パンフレット，卓上メモなどを使用し，必要な栄養情報を発信する必要がある。

d．福祉施設給食　季節感あふれる地産地消の食材の知識，食べやすい切り方，軟らかく煮る方法などを，ポスター表示，おたよりなどで利用者およびその家族に認識してもらうことが可能である。

（3）適切な食品・料理選択のための情報提供

給食の供食形式はさまざまである。選択方式，カフェテリア方式，バイキング方式などにおいては，利用者が何を選択するかによって，エネルギー・栄養素量は大きく変化する。健康増進法施行規則第９条第３号において献立表のエネルギー・栄養素量表示を掲示することは定められているが（p.6 参照），その他にも利用者にとって適切な料理を選択してもらうために，選択モデルの提示，料理ごとの栄養素等量表示，アレルギー表示，食品・栄養に関する知識などが欠かせない（図3-3）。

その他，食材の原産地，放射性物質検査値の情報なども場合によっては表示する。給食提供施設においてはそれらの情報をおたより，ポスター，卓上メモおよびパンフレットなどで，案内している。なお，媒体においては，対象者にあったレベルの内容，見やすい字の大きさ，イラストの有無，色合いなどを考慮するのはもちろんのこと，言葉遣いにも気を配るべきである。

（4）評価と改善

栄養・食事管理の評価は，栄養計画とした給与栄養目標量および食品構成の設定，献立計画の立案・食材料費など，実施した内容がそれぞれ計画に沿って実施されたかどうかを給食を提供する側と利用する側の立場の両面から行い，また栄養管理報告書に対する行政的指導，助言についても自己活用することが重要である。また，評価するだけでなく，それらの結果をふまえ，目標達成できなかった点については，原因を精査し，改善計画へ導き，改善につなげていく必要がある（表3-11）。

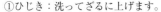

栄養素

切り干し大根

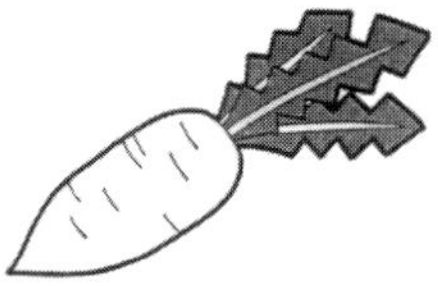

生の大根より，ビタミンB_1・B_2が10倍！！
カルシウムが16倍！！
鉄が32倍！！　レバーよりも多いんです。

食物繊維を多く含み，がんに対する免疫力をつけたり，発がんを抑制したりする作用や動脈硬化の予防・肥満防止にも効果があります。

こんな料理ができます♪　**ひじきと切り干し大根のオムレツ**

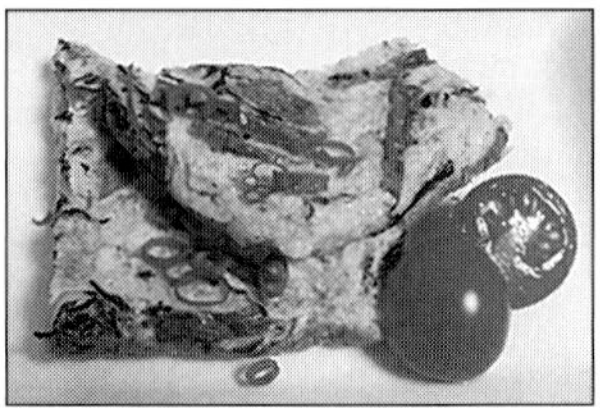

①ひじき：洗ってざるに上げます。
　切り干し大根：ぬるま湯につけて戻し，食べやすく切ります。
　万能ねぎ：半分を小口切りに，半分を５cm長さに切ります。
②ボウルに溶いた卵，ひじき，切り干し大根，５cmに切った万能ねぎ，塩，
　こしょう各少々を加えて混ぜます。
③フライパンに少量の油を熱し，②を流し入れて両面を焼き，火を止めます。
　少し冷ましてなじんだら，皿に盛ります。
　小口切りの万能ねぎをのせてでき上がりです。ミニトマトとともに盛り付けるのがオススメですよ。

図3-3　卓上メモ（例）

1）給食を提供する側の評価

a．提供量の評価　献立表から１人当たりの盛り付け量を算出したものと，盛り付け後の料理の重量を比較し確認する。また，献立表通りに調理されたかどうか，予定廃棄率と実際の廃棄率の誤差などの適合品質を評価する。

b．栄養出納表　実施献立表より毎日の使用食品量を記入して，一定期間（１週間，１か月）に給与した食品の配分をわかりやすく記録するものであり，給与栄養目標量の過不足の実態を知る表である（図３-４）。

c．栄養管理報告書　事業所給食，病院給食では健康増進法第21条第３項に基づいて，指定された月に栄養管理報告書（図９-２，p.156参照）を都道府県知事（所轄保健所経由）に提出する。学校給食では学校給食栄養報告書を市町村教育委員会の指示によって文部科学省に提出する。

d．検食による評価　給食ができ上がったのち利用者に提供する前に，給食責任者（もしくは医師）により味，量，盛り付け，料理の組み合わせ，温度など，給食の品質について検食を行い，給食責任者としての内容改善の評価を検食簿に記入する（栄養・ケアマネジメント実施施設においては，検食簿は省略できる）。

2）給食を利用する側の評価

a．残食調査　どのくらいの食数が残ったのかを調べることにより，産業給食などにおいて，特にセレクトメニュー，ビュッフェ形式などの場合に人気の献立を把握することでき，次回の発注数を検討する重要な資料となる。

表3-11　栄養・食事管理の評価例

<table>
<tr><th rowspan="2" colspan="2">管理項目</th><th rowspan="2" colspan="2">計画・実施</th><th colspan="2">評価項目</th></tr>
<tr><th>立案者・提供者の立場</th><th>対象者・利用者の立場</th></tr>
<tr><td rowspan="6">食事計画</td><td rowspan="4">栄養計画</td><td colspan="2">栄養アセスメント</td><td>身体状況・栄養状態などの適正な把握</td><td rowspan="4">身体状況・栄養状況などの改善状態はどうか。</td></tr>
<tr><td colspan="2">給与栄養目標量</td><td>設定が適切かどうか。</td></tr>
<tr><td rowspan="2">食品構成</td><td>食品群</td><td>食品群の分類，摂取量設定は適切か。</td></tr>
<tr><td>栄養比率</td><td>栄養摂取の比率は適正か。</td></tr>
<tr><td rowspan="2">献立計画</td><td colspan="2">献立作成</td><td>献立条件にあった献立であるか。</td><td rowspan="2">食事の満足度，食事の質はどうか。</td></tr>
<tr><td colspan="2">食材料費の比率</td><td>食材費は適正な配分であるか。</td></tr>
<tr><td rowspan="3" colspan="2">関連した管理項目</td><td colspan="2">生産管理</td><td>品質管理などをふまえたものか。</td><td rowspan="2">衛生・安全が保証されたものであったか。</td></tr>
<tr><td colspan="2">衛生・安全管理</td><td>衛生・安全を保証したものか。</td></tr>
<tr><td colspan="2">栄養教育</td><td>教育媒体としてふさわしい献立か。</td><td>意識・行動レベルの状態はどうか。</td></tr>
</table>

栄養出納表

令和○年3月第1週分

食品群名		可食部1人当たり使用量 第1日 1(月) (g)	第2日 2(火) (g)	第3日 3(水) (g)	第4日 4(木) (g)	第10日 10(水) (g)	合計 (g)	比較 食品構成量 (g)	1日当たり平均量 (g)	増減量 (g)	期間平均給与栄養量 エネルギー (kcal)	水分 (g)	たんぱく質 (g)	脂質 (g)	ビタミンC (mg)	食物繊維 (g)	食塩相当量 (g)
1. 穀類	米	80	0	80	80	80	750	72	75	3.0	267	11.6	4.6	0.7	0	0.4	0.0
	パン	0	120	0	0	0	120	20	12	−8.0	36	3.9	1.1	0.8	0	0.3	0.0
	めん	0	0	0	0	0	100	12	10	−2.0	14	6.7	0.4	0.1	0	0.0	0.0
	小麦粉・その他	10	10	0	0	5	35	5	4	−1.0	14	0.4	0.4	0.1	0	0.1	0.0
2. いも類	いも類	15	40	20	30	30	360	38	36	−2.0	29	28.2	0.5	0.0	9	0.6	0.0
	でん粉・その他の製品	5	0	2	0	3	20	5	2	−3.0	12	0.6	0.0	0.0	0	0.0	0.0
3. 砂糖類		5	10	5	8	5	100	10	10	−2.0	39	10.1	0.0	0.0	0	0.0	0.0
4. 豆類	大豆・大豆製品	50	0	0	40	50	250	20	25	5.0	42	17.6	3.3	2.8	0	0.5	0.0
	その他の豆・豆製品	0	15	0	0	10	50	5	5	0.0	6	1.5	0.3	0.0	0	0.0	0.0
5. 種実類		2	0	1	0	0	10	1	1	0.0	10	0	0.4	0.8	0	0.2	0.0
6. 野菜類	緑黄色野菜	50	40	60	50	70	500	40	50	10.0	14	45.5	0.7	0.2	14	1.2	0.0
	その他の野菜	50	60	85	60	50	750	80	75	−5.0	24	70.5	0.8	0.0	19	1.2	0.0
	野菜漬物	10	20	10	0	10	80	8	8	0.0	1	0.8	0.0	0.0	0	0.0	0.0
7. 果実類		20	20	0	0	30	200	8	20	12.0	9	17.6	0.2	0.0	9	0.6	0.2
8. きのこ類		20	0	10	20	10	90	8	9	1.0	5	0.7	0.6	0.1	0	0.1	0.0
9. 藻　類		1	1	0	0	1	8	2	1	−1.0	1	0.2	0.1	0.0	0	0.3	0.1
10. 魚介類	魚介・生物	50	40	0	30	30	200	18	20	2.0	29	14.2	3.7	1.2	0	0.0	0.0
	魚介・干物と加工品	0	0	0	0	0	30	3	3	0.0	5	1.2	0.1	0.3	0	0.0	0.0
	水産練製品	0	0	0	0	20	20	2	2	0.0	0	0.0	0.2	0.0	0	0.0	0.1
11. 肉　類	肉・生物	0	20	40	40	0	180	20	18	−2.0	33	22.7	3.6	3.3	0	0.1	0.0
	肉加工品	0	2	0	0	2	20	2	2	0.0	8	1.8	0.3	0.6	1	0.0	0.0
12. 卵　類		50	0	50	0	0	200	11	20	8.0	10	5.3	2.3	0.7	0	0.0	0.0
13. 牛乳・乳製品		0	40	0	0	40	120	4	12	8.0	14	9.7	0.9	0.5	0	0.0	0.0
14. 油脂類		5	5	5	5	10	60	10	6	−4.0	47	0.2	0.0	5.1	0	0.0	0.0
15. 調味・香辛料		20	15	20	18	15	120	10	12	2.0	54	14.4	1.5	2.6	0	0.5	1.9
期間平均給与栄養量の合計											723	285.4	26.0	19.9	52	6.1	2.3

栄養比率　給与栄養目標量
エネルギー　750 kcal
たんぱく質　26.0 g
脂質　20.0 g

目標栄養比率（実給与栄養量／給与栄養目標量）
目標エネルギー比　96.4%（100 ± 10%）
目標たんぱく質比　100.0%（100 ± 10%）
目標脂質比　99.5%（100 ± 10%）
（少数点以下第1位まで）

基礎栄養比率
穀物エネルギー比　45.8%（50 ± 5%）
動物性たんぱく質比　46.4%（40~50%）
（少数点以下第1位まで）

PFC エネルギー比
たんぱく質　14.6%（13~20%）
脂質　23.5%（20~30%）
炭水化物　61.9%（50~65%）
（少数点以下第1位まで）

図3-4　栄養出納表（例）

b．残菜調査　摂取量を把握する場合，集団を対象としたものと個人を対象にしたものがある。集団の摂取量把握は，味や提供量についての評価ができる。そのために残菜の重量を計測する。これにより，料理の量，質などの品質が評価できる。料理ごとに残菜量を計測することによりそれぞれの料理の評価はできるが，大変手間がかかる場合が多い。残菜量が多いほど，必要栄養摂取量の充足率は下がる。

病院，高齢者施設においては個人の摂取量把握が求められる。毎食主食と副菜に分け，個々の摂取量を記録する方法が一般的である。個々の摂取状況を一人ひとり重量で把握することは労力的に厳しいため，主食と副菜に分けて全量摂取，3/4摂取，1/2摂取，1/4摂取，数口，未摂取など大まかに記録する施設が多い。毎食の，調査が望ましいが，毎食が難しい場合でも，定期的に把握することが重要である。

残食，残菜ともに，なぜ残ったのか原因を分析することが課題となる。

c．嗜好・満足度調査　嗜好調査において，対象者の嗜好を把握することで，その結果を以後の献立に反映し，次の献立計画に活かすことが大事である。フィードバックを行うことで，満足率をアップすることが可能である。また，食後にアンケート調査（図3-1）を取ることにより，味，見た目などの食事内容のほか，食事サービス提供方法，食堂の環境，栄養情報内容において，改善すべき点を知ることができる。調査には，味，見た目，量などの食事内容のほか，食事サービス提供方法，食堂の環境，各媒体を通した栄養情報内容なども含まれる。

●栄養状態の評価●

体重をはじめ，血中コレステロール値，糖尿病患者のヘモグロビンA1cや栄養不良の利用者の血清アルブミン値，尿酸値など，対象者の栄養状態によって，給食のエネルギー・栄養素量，提供量が適切であったか評価することができる。ただし，1日1食しか利用していない，提供した給食以外の食物を食べている可能性がある，給食摂取量が少ないなどに該当するときは，その点を考慮して評価しなければならない。

演習課題

❶ 食品群別荷重平均食品成分値の算出法手順について説明しなさい。

❷ 献立作成上の留意点について述べなさい。

❸ 産業給食において栄養教育を行う方法を簡単に述べなさい。

❹ 給食の評価方法について具体的に説明しなさい。

❺ 残食調査と残菜調査の違いについて説明しなさい。

第4章 給食の品質

給食経営を良好に維持するためには，利用者を満足させる食事やサービスを継続して提供する必要があり，これらの質を確保するためには「品質管理」が重要となる。ここでは，品質管理を取り入れた安心・安全な給食提供を目指して，献立の標準化，調理工程・調理作業の標準化および品質評価と改善の方法を理解する。

1. 給食の品質の標準化

品質（quality）とは生産された製品やサービスの特性であり，消費者が満足する製品やサービスを効率的にタイミングよく提供するために行う管理活動を**品質管理**（QC：quality control）という。品質管理を行うことで，品質の安定や稼働率の向上，省エネルギー，コストダウンなどにつながる。給食の品質は，食事量やエネルギー・栄養素量，味，温度，サービスなどであり，給食の品質管理を行うためには，献立や調理工程等の標準化が重要である。

（1）栄養・食事管理と総合品質

給食施設の栄養・食事管理は，利用者の健康の保持・増進，疾病予防と治癒，心身の健全な発育・発達を促すことを目的に，対象者の性，年齢，身体活動レベル，身体状況と健康状態，食習慣，嗜好，生活環境などの実態をすべて把握したうえで，栄養・食事計画，献立計画に基づいて献立を作成し，給食を提供することである。この時，目標として計画された品質を**設計品質**といい，食事量やエネルギー・栄養素量，味，色，形状，温度，安全・衛生，原価（価格）など，予定献立に表現される。一方で，計画された品質の給食が実際に提供されているかどうかも重要であり，実際に提供した食事が設計品質と適合しているかを評価したものを**適合品質**（製造品質）という。適合品質は，実際に調理された食事そのものであり，出来上がり量や盛り付け量，検食などにより評価する。

利用者にとって適正な栄養・食事計画が立案されていない場合や実際に調理した食事が予定献立と異なる場合には，いくら計画・調理して給食を提供しても利用者の満足にはつながらない。すなわち，設計品質と適合品質の両者を管理することが，給食の**総合品質**（利用者の満足度）を向上させることにつながる。総合品質は，アンケート調査や残菜量などで評価する。

◘総合品質
総合品質は，設計品質と適合品質で構成される。

（2）献立の標準化

高品質な給食を提供するためには，まず，設計品質としての予定献立の**標準化**が必要である。献立には，料理の組み合わせやエネルギー・栄養素量のほか，調理するたびに味や量が変わらないように料理ごとの食品重量，調味料重量（調味パーセント），盛り付け重量などを示す。味付けや外観，提供温度などは利用者の満足度に大きな影響を与えることから，これらの品質を標準化することは，利用者が望む給食を継続して提供することにつながる。

（3）調理工程と調理作業の標準化

いつ誰が作っても同じ品質の給食を提供するためには，予定献立を実際の食事として表現するための調理工程，調理作業の標準化も重要である。調理工程は，食材の切り方や加熱方法，調味など食品を料理に変換するプロセスを示すものであり，これに調理者の作業を組み合わせたものが調理作業である。各施設の設備や作業人員，作業時間等を考慮して，時間軸に沿って調理作業を示す（作業工程）と，調理者は作業の予測を立てて取り組むことができ，衛生的で安全な給食提供にもつながる。

調理工程・調理作業を標準化すると，調理者ごとの品質差がなくなるだけでなく，ムリ・ムダ・ムラも排除でき，高品質な給食が提供できる。献立や調理工程，調理作業に不具合があれば改善し，これを繰り返しながら標準化を進め，より良い給食提供を目指すことが重要である。標準化されたカレーライスの調理作業（例）と作業工程（例）を図4－1と4－2に示す。

（4）品質保証システム

国際的に通用する規格や標準を制定することを目的とした機関に**国際標準化機構**（ISO）がある。ISO規格の中で給食の品質に関連のあるものとしては，**ISO9001**（**品質マネジメントシステム規格**）と**ISO22000**（**食品安全マネジメントシステム規格**）があげられる。ISO9001は，提供する製品やサービスの品質により顧客満足度を向上させるためのマネジメントシステム規格であり，ISO22000は，ISO9001と**HACCPシステム**を組み合わせたもので，安心・安全な食品を消費者に届けるためのマネジメントシステム規格である。近年，給食施設においてもこれらのISO認証を取得する例がみられる。

また，わが国では，**PL法**（**製造物責任法**）により製造物の欠陥により人の生命，身体または財産に係る被害が生じた場合，その製造業者等が損害賠償の責任を負わなければならないことが定められている。給食も製造物であるため，万が一，食中毒が起こった場合には，この法律が適用され賠償責任が生じることになる。食材購入から配膳まで品質管理を徹底し，安心・安全な給食を提供することが求められる。

◘国際標準化機構（ISO：International Organization for Standardization）
ISOは物資およびサービスの国際交流を容易にし，知的，科学的，技術的および経済的活動分野の協力を助長させるために，世界的な標準化およびその関連活動の発展・開発を図ることを目的に設立された組織である。ISOの規格に法的強制力はないが，事実上の統一規格となってきている。

◘HACCPシステム
HACCPは，危害分析重要管理点（Hazard analysis and critical control point）の略であり「ハサップ」と読む。食品の安全・衛生に関する危害の発生を事前に防ぐことを目的とした衛生管理システムのことである。詳細は第6章を参照。

◘PL法（製造物責任法）
1994（平成6年）に消費者の保護を目的として制定された。「製造物に何らかの欠陥があり，使用者の生命，身体または財産に被害を与えた場合，その製造業者などが，損害賠償の責任を負わなければならない」と定められている。

料理名：カレーライス

食品名	1人分 純使用量（g）	100人分 純使用量（kg）	100人分 廃棄率（%）	100人分 総使用量（kg）	調味（%）	調理方法
米	90	9.0		9.0		①米を洗う。水を加えて30分浸漬し，炊飯する。 ②鶏肉はすじを切り，3cm角に切る。 塩，こしょうで下味をつける。 ③じゃがいもはピーラーで皮をむき，芽を取り除く。 流水で3回洗浄し，2cm角に切る。 ④たまねぎは皮をむき，流水で3回洗浄し，幅1.5cmのくし切りにする。 ⑤にんじんは皮をむき，流水で3回洗浄し，厚さ0.5cmの半月切りにする。 ⑥鍋に油をひいて，中火で鶏肉を炒め，色が変わったら，野菜を加えて炒める。全体に油が回ったら水を加え，中火～弱火で，あくをとりながら野菜がやわらかくなるまで煮る（15分）。 ⑦火を止めてカレールウを加えて溶かし，再度弱火にかけ煮込む（10分）。 ⑧器に白飯とカレーを盛る。
水	126	12.6		12.6		
鶏肉	40	4.0		4.0		
塩	0.12	0.012		0.012	鶏肉の0.3	
こしょう	0.01	0.001		0.001		
じゃがいも	30	3.0	10	3.4		
たまねぎ	50	5.0	6	5.3		
にんじん	20	2.0	10	2.3		
油	2	0.2		0.2		
水	130	13.0		13.0		
カレールウ	18	1.8		1.8		

＊使用食器　：カレー皿
＊盛り付け方：左端に寄せて白飯（200g）を盛り，その右横にカレー（270g）を盛る。
＊衛生管理　：野菜の洗浄方法の順守。使用器具の分別，洗浄・殺菌方法の順守。調理従事者の手洗い・消毒等の衛生的行動の徹底。
加熱食品の中心温度の確認・記録の徹底。保温温度・開始時刻の記録，喫食時間（2時間以内の喫食）の順守。

図4-1　カレーライスの調理作業（例）

2. 給食における品質評価と改善

（1）品質管理とPDCAサイクル

給食における品質管理は，限られた時間内で栄養に配慮した食事を多種類の食材を利用して調理し，身体的・精神的に満足感を得てもらうことが目的である。

品質管理を確実に行っていくためには，献立作成や調理作業，盛り付け，配膳といった調理作業工程を中心に，衛生管理，生産管理に関わるすべての過程を確実に管理することが重要となる。

給食の品質を評価・改善するために，PDCAサイクルを用い，繰り返し実践することで，継続的な改善が推進され，より良い品質の給食提供が可能となる。

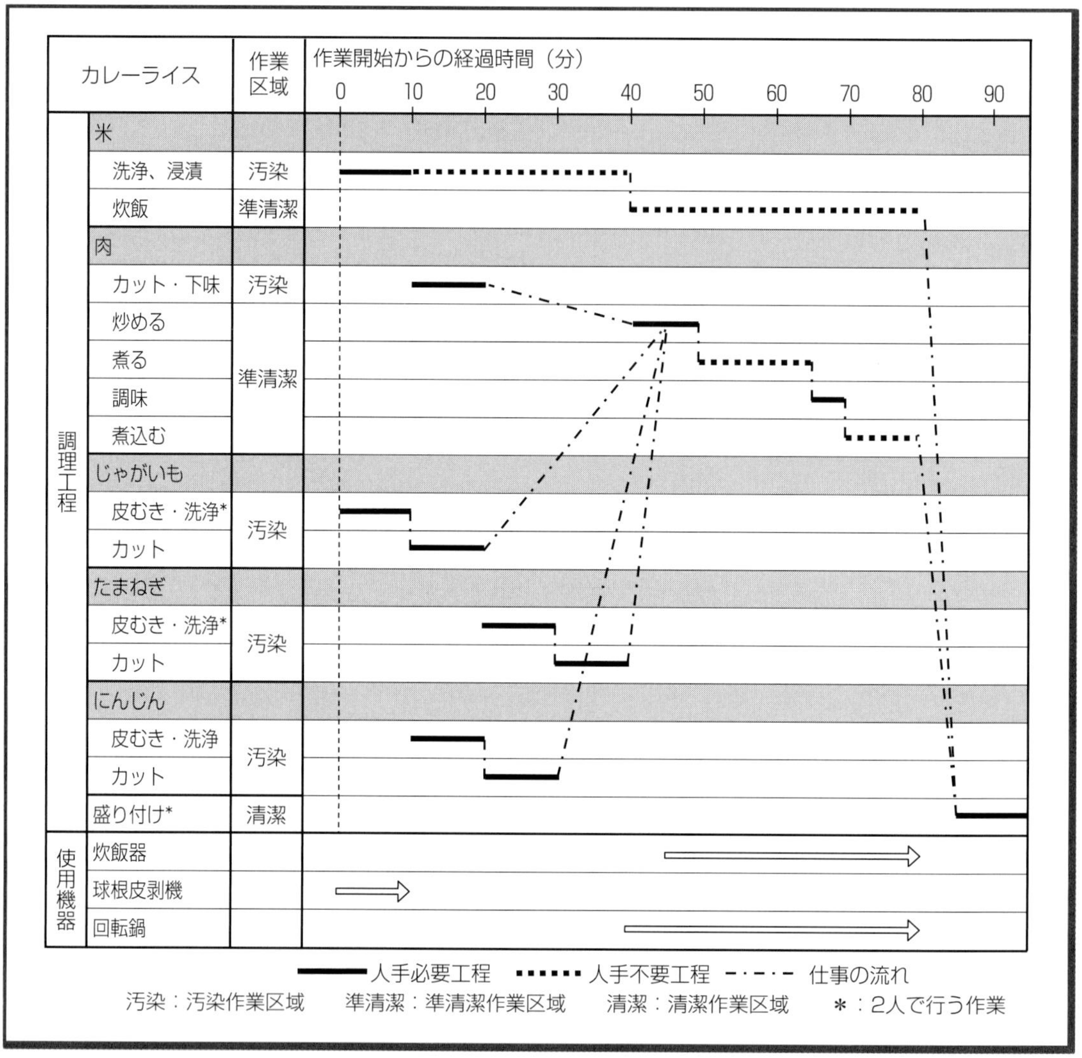

図4-2　カレーライスの作業工程（例）

品質評価は，それぞれの施設の条件や一定の品質水準，喫食者のニーズをもとに設定されるものであり，日常業務の中に組み込む必要がある。評価は毎日行うもの，定期的に行うもの，不定期に行うものを整理し，目的に応じて効率的に実施する。品質管理における評価内容と方法を表4-1に示す。

1）提供する側の評価

a．栄養管理の評価　提供した食事が予定通りの分量および栄養価で提供できたかを評価するために，実使用量に基づき，実施給与栄養量を算出し予定給与栄養量とエネルギー比率（PFC比率）の差を確認する（表4-2）。ここでは実際に使用した食材から栄養価を算出し，予定との比較評価を行うため，次の献立作成や調理工程，食材管理の改善に役立つ資料となる。

この時，給与栄養目標量，予定献立の栄養量に対する実施給与栄養量の達成度

表4-1　品質管理における評価の内容と方法

指標	内容		方法
味	設計品質：予定の味の濃度	・喫食者に好まれる味の設定であったか	満足度調査
	適合品質：実際の味の濃度	・予定の味の濃度に再現できたか	検食
外観	設計品質：予定の色，形状，大きさ	・喫食者に好まれる色や形状の設定であったか	満足度調査
	適合品質：実際の色，形状，大きさ	・予定の色や形状に仕上がったか	検食
温度	設計品質：予定の提供温度・喫食温度	・喫食者に好まれる温度の設定であったか	満足度調査
	適合品質：実際の提供温度・喫食温度	・予定の提供温度に仕上がったか，予定の喫食温度で配食できたか	検食，提供温度調査
量	設計品質：予定の量	・残食・不足のない量の設定であったか	満足度調査，残食調査，残菜調査，検食，盛り付け量調査
	適合品質：実際の量	・予定の量に盛り付けられたか	
栄養	設計品質：予定給与栄養量	・喫食者の健康の維持・増進あるいは改善に適切な栄養量の設定であったか	栄養状態の調査（健康診断の結果）
	適合品質：実施給与栄養量	・予定給与栄養量を提供できたか	栄養出納表

資料）韓順子，大中佳子著：サクセス管理栄養士・栄養士養成講座 給食経営管理　第7版，第一出版，p.128，2019

表4-2　予定および実施給与栄養量の比較（例）

		盛り付け量（g）	エネルギー（kcal）	たんぱく質（g）	脂質（g）	炭水化物（g）	食物繊維（g）	食塩相当量（g）	カルシウム（mg）	鉄（mg）	ビタミンA（μgRAE）	ビタミンB₁（mg）	ビタミンB₂（mg）	ビタミンC（mg）
料理名	給与栄養目標量		750（660～810）	24.0～37.0	16.0～25.0	92.0～120.0	7.0以上	2.8未満	230～875（315）	3.2～14.0（3.7）	230～945（315）	0.40（0.50）以上	0.50（0.60）以上	30（35）以上
ご飯	予定	198	322	5.5	0.8	69.8	0.5	0.0	5	0.7	0	0.07	0.02	0
	実施	181	322	5.5	0.8	69.8	0.5	0.0	5	0.7	0	0.07	0.02	0
肉じゃが	予定	240	246	12.8	10.2	22.9	2.4	1.8	38	0.9	150	0.54	0.17	25
	実施	240	241	12.8	10.2	21.9	2.4	1.8	40	1.1	176	0.54	0.17	22
きゅうりの酢の物	予定	65	51	3.2	0.7	8.3	1.1	0.3	33	0.4	17	0.03	0.03	7
	実施	65	51	3.2	0.7	8.3	1.1	0.3	33	0.4	17	0.03	0.03	7
豆腐のみそ汁	予定	160	36	3.4	1.4	3.7	1.3	1.1	52	0.8	31	0.05	0.06	7
	実施	160	36	3.4	1.4	3.7	1.3	1.1	52	0.8	31	0.05	0.06	7
ミルクゼリー	予定	90	119	2.2	5.4	15.7	0.6	0.0	51	0.1	18	0.04	0.08	12
	実施	90	119	2.2	5.4	15.7	0.6	0.0	51	0.1	18	0.04	0.08	12
合計	予定	753	775	27.1	18.6	120.8	5.8	3.2	180	2.9	216	0.72	0.36	52
	実施	736	771	27.1	18.6	119.8	5.8	3.2	182	3.1	241	0.72	0.39	49

		たんぱく質（P）	脂質（F）	炭水化物（C）
エネルギー比較（%）	目標	13～20	20～30	50～65
	予定	14.0	21.6	62.3
	実施	14.1	21.7	62.2

資料）日本栄養改善学会監修，冨田教代・神田知子・朝見祐也編：第10巻 給食経営管理論実習―給食の運営の実際と給食経営管理の総合理解―，医歯薬出版，p.65，2016

（目標度）を評価項目として設定しておくと，改善点が見出しやすい。

b．提供量と摂取量の評価　給食提供においては，給与栄養目標量に基づき献立作成，調理した食事を，喫食者が全量摂取することが重要となる。しかし，調理作業工程で生じる食材の廃棄量や調理過程での重量の変化や栄養素の損失，盛り付け量の差などの影響により，予定した分量通りに提供できない場合がある。また，喫食者の体調や気分などさまざまな理由により，食べ残しという**残菜**が生じる場合

表4-3　摂食量調査の方法

調査法	方　法
観察法	下膳時にどのような利用者が「主食」「主菜」「副菜」「汁物」「デザート」「その他」などについて何割程度喫食しているかを把握する。
質問紙法	利用者に調査票を配布し，「献立別」「材料別」に回答して喫食量を把握する。なお，精度を高めるには５点法以上が望ましい。
秤量法	献立別または料理別に容器（ポリバケツなど）を準備し，下膳時に個別に残食を計量する。

資料）藤原政嘉・田中俊治・赤尾正編：給食経営管理論実習ワークブック〔第２版〕，みらい，p.71，2013

◘残菜（調査）
食事の食べ残しである残菜について，料理や献立別に，その量である「残菜量」やその内容を調査すること。残菜の同義語として「残食」を用いることもある。供食重量に対する食べ残した量の割合を算出した残菜率〔残菜量／供食重量×100＝残菜率(%)〕は，栄養管理，品質管理，原価管理などの評価項目の1つとなる。
「残食」とは，調理（仕込み）した食数に対して，供食（提供）し，残った食事を指し，盛り残しではない。喫食者の中で食べ残した人の割合を残食者率という。

もある。このように，食事としての提供量と喫食者の摂取量，すなわち喫食量には差があるため，食材の廃棄量や盛り付け量の測定，**残菜調査**を行い評価指標とする。喫食量を調査する方法には，観察法，質問紙法，秤量法がある（表４-３）。この指標を基に，廃棄量や盛り付け誤差が生じる要因を見出し，作業の見直しや調理従事者の技術訓練を行うなど，標準化を図る。他に，何をどのくらい食べたか，なぜ残したかを知ることができる喫食量調査もある（図４-３）。

c．食事提供の評価　主な評価は検食である。検食は食事の適合品質を評価する。評価指標は，衛生面・安全面・おいしさ（調味濃度，温度，テクスチャー）・量・外観（彩り，盛り付け，食器）など，評価者にとってわかりやすい基準を設定する（図３-１，p.33参照）。総合評価（所見）は次回の献立や作業計画に反映する。

検食は食事を提供する前に，施設責任者などが毎日実施し検食簿（図４-４）に記入する義務がある。この時，個人の感覚（その日の気分や体調，健康状態，天候など）に左右されるため個人間でのバラツキが生じやすいことを考慮しておく必要がある。

年　　月　　日（　　）　＿＿＿＿＿　＿＿＿＿＿　＿＿＿＿＿＿＿＿＿＿

献立区分	献立名	ほとんど全部食べた	2／3食べた	1／2食べた	1／3食べた	ほとんど食べていない	備考
主食	ごはん		○				
主菜	から揚げ	○					
副菜１	せん切りキャベツ・トマト				○		
副菜２	サラダ		○				
汁	—	—	—	—	—	—	—
デザート	梨	○					
その他	経腸栄養剤(食品)	○					

図４-３　喫食量調査表（質問紙法の例）

資料）藤原政嘉・田中俊治・赤尾正編：給食経営管理論実習ワークブック〔第２版〕，みらい，p.69，2013

令和　年　月　日　曜日 天候：　晴　曇　雨　気温（　℃）		検食者名： 検食時間：　時　分				
献立						
評価（○をつけてください）	分　量	多い （−1）	やや多い （0）	ちょうど良い （+1）	やや少ない （0）	少ない （−1）
	主食の炊き方	硬い （−1）	やや硬い （0）	良い （+1）	やや軟らかい （0）	軟らかい （−1）
	味 付 け	おいしい （+2）	ややおいしい （+1）	普通 （0）	ややまずい （−1）	まずい （−2）
	色　彩	良い （+2）	やや良い （+1）	普通 （0）	やや悪い （−1）	悪い （−2）
	盛り付け	良い （+2）	やや良い （+1）	普通 （0）	やや悪い （−1）	悪い （−2）
	温　度 （適　温）	良い （+2）	やや良い （+1）	普通 （0）	やや悪い （−1）	悪い （−2）
	衛 生 面 （衛生的配慮）	良い （+2）	やや良い （+1）	普通 （0）	やや悪い （−1）	悪い （−2）
	＊判　定	総　得　点（　　）点　　A ・ B ・ C				
所見						

＊判定基準：　A；5〜12点（良い）　B；4〜−4点（普通）　C；−5〜−12点（悪い）

図4-4　検食簿（例）

2）喫食する側の評価

代表的な方法として，満足度調査がある。これは，アンケートや聞き取り，インタビューにより設計品質を評価する方法である。設計品質の評価は，味や温度が設定通りに仕上がっているか，提供された分量（盛り付け量）が予定通りであるか，など適合品質に対する管理が適切に行われた上で成り立つものである。

喫食者の生活環境，食習慣，年齢，性別により嗜好は異なるため，**質問紙**による満足度調査を行うことで，提供した食事全体の評価とその食事を構成する食品に対する嗜好の適否を把握することができる。評価項目は量，温度，見栄え，味付け，嗜好性を指標にするとよい。食堂の雰囲気や提供時のサービスや対応なども評価項目に加えると，食事への付加価値も把握することができる。

その他に，**嗜好調査**として調査用紙に具体的な食品や料理名をあげて点数化する方法や好みの程度を示す尺度（点数化）を用いる方法などがある。喫食者の料理や食品，調理方法などの嗜好を正確に把握し，献立作成や調理作業の検討に活用するために，嗜好調査は定期的に実施することが望ましい。

このように，満足度調査や嗜好調査は設計品質の評価であるとともに，総合品質の評価でもある。

また，汁物などは塩分濃度計を用いて定期的に塩分濃度を測定し，設計した通りで食事提供ができているかを評価することができる。測定したデータは継続的に記録することで，適正化を図る指標となる。併せて，喫食者に汁物の味付けに関するアンケート調査を定期的に実施すると，喫食者のニーズに合わせた改善方法を見出すことが可能となる（図4-5）。

◻質問紙調査

調査目的に沿った質問内容，回答方法，質問の順序を決めた一定の様式の調査票を用いて調査を行う方法。調査方法には，①対象者が自分で記入する「自記式記入法（＝自計式）」，②調査員が対象者と面接した内容を記録する「面接聞き取り式（＝他計式）」がある。また，回答の取り方は，対象者が自分の言葉で記入をする「自由回答法」と選択肢による「プリコード式」がある。選択肢を用いる場合は，2つから1つを選ぶ「二項式」と，3つ以上の選択肢を置く「多項式」に大別される。

◻嗜好調査

好き，嫌いといった好み（嗜好）を調べるなど，個人や集団を対象に多様な物事に対する好みを調査すること。給食では，提供した料理や献立の好き嫌いや適応度，料理の組み合わせなどの満足度，献立の適否，サービスや食事環境などの満足度，食事に対する要求なども調査項目となる。

本日の食事についてご意見をお聞かせ願います。

男・女　（　20　）歳

（1）該当する番号に○をつけてください。今後の食事提供の参考としますので，すべての項目にお答え願います。

料理名	分量	料理の見栄え（外観）	味付け	温度	嗜好
主食 （　ご飯　）	①多い ②ちょうどいい ③少ない	①よい ②普通 ③悪い	①濃い ②ちょうどいい ③薄い	①熱い ②ちょうどいい ③冷たい	①好き ②どちらともいえない ③嫌い
主菜 （　肉じゃが　）	①多い ②ちょうどいい ③少ない	①よい ②普通 ③悪い	①濃い ②ちょうどいい ③薄い	①熱い ②ちょうどいい ③冷たい	①好き ②どちらともいえない ③嫌い
副菜 （　きゅうりの酢の物　）	①多い ②ちょうどいい ③少ない	①よい ②普通 ③悪い	①濃い ②ちょうどいい ③薄い	①熱い ②ちょうどいい ③冷たい	①好き ②どちらともいえない ③嫌い
汁物 （　豆腐のみそ汁　）	①多い ②ちょうどいい ③少ない	①よい ②普通 ③悪い	①濃い ②ちょうどいい ③薄い	①熱い ②ちょうどいい ③冷たい	①好き ②どちらともいえない ③嫌い
デザート （　ミルクゼリー　）	①多い ②ちょうどいい ③少ない	①よい ②普通 ③悪い	①濃い ②ちょうどいい ③薄い	①熱い ②ちょうどいい ③冷たい	①好き ②どちらともいえない ③嫌い

（2）食事全体を振り返って，どの程度ご満足いただけましたか？

①大変満足した　②やや満足した　③どちらともいえない　④やや不満足　⑤不満足

（3）本日の食事サービス時の対応がいかがでしたか（誘導・態度・言葉遣いなど）。

配膳カウンター担当者がマスクを着けずに話しながら配膳をしていた。不衛生だと思う。
給水器の水がなかった。

（4）栄養や健康に関する卓上メモについてお聞きします。

◆提示された内容は，あなたにとって参考になりましたか？　また，どのような点が参考になりましたか。

栄養価が示してあり参考になった。提示物の字が小さくて見えにくかった。

◆今後，提供を希望する栄養・健康情報はありますか？　ご自由にお書きください。

夏に適した飲み物を知りたい。

（5）その他，ご意見等がございましたらご自由にお書きください。今後の参考とさせていただきます。

冷たい麺類が食べたい。

ご協力ありがとうございました。

図4-5　満足度調査アンケート表（例）

資料）日本栄養改善学会監修，冨田教代・神田知子・朝見祐也編：第10巻 給食経営管理論実習―給食の運営の実際と給食経営管理の総合的理解，医歯薬出版，p.72，2016

演習課題

❶ 品質管理の目的と活動について説明しなさい。

❷ 給食の品質の内容と，設計品質，適合品質，総合品質について説明しなさい。

❸ 給食の調理工程・調理作業の標準化について説明しなさい。

❹ 給食の評価について説明しなさい。

❺ 給食の品質改善について説明しなさい。

第5章 給食の生産（調理）

給食を生産するために必要な費用について学び，原価の概念を理解する。給食における費用の中で食材費は約半分を占める。大量の食材を適切に購入・保管し，評価やコストダウンを図るための費用の分析について理解する。

また，給食のオペレーションについて学び，大量調理の特性を把握し，安全で効率のよい生産（調理）システムと適温提供について理解する。

1. 原価管理

(1) 給食の原価管理

原価とは，製品の生産・販売・サービスの提供などの経済行為によって消費されたすべての費用を金額に換算したものである。一般的に原価は，**材料費・労務費・経費**に大別される。さらに直接商品の製造や販売にかかる**直接費**と間接的にかかる**間接費**に分けられる（表5－1）。原価の構成は図5－1に示す。

特定給食施設においても，予算管理，食事価格の決定，財務状況の把握のために原価を把握することが重要である。

表5－1　原価の内訳

材料費	直接材料費	食材
	間接材料費	割り箸，アルミカップ，竹串など
労務費	直接労務費	直接給食業務を担当する人の給与など*
	間接労務費	配送などの間接的な業務を担当する人の給与など*
経　費	直接経費	光熱水費，洗剤，減価償却費
	間接経費	検便，健康診断，クリーニング代，事務用品

注）＊ 給与など：給料，賞与，退職金引当金，諸手当，福利厚生費（社会保険料）など

材料費
製品の製造に必要な材料（素材・部品など）にかかる費用。

労務費
製品の製造に関わる人にかかる費用。

経　費
製品を製造するためにかかる費用のうち，材料費でも労務費でもない費用。

直接費
個別の製品のためだけに発生した費用。

間接費
複数の製品にまたがって使われる費用。

(2) 給食における収入と原価・売上

1) 収　　入

収入と支出のバランスをとることが原価管理の基本である。給食における収入を把握し，収入に応じた食事計画となるよう配慮する。

給食の主な収入は給食費である。給食費は給食の利用者が支払う食事代金であ

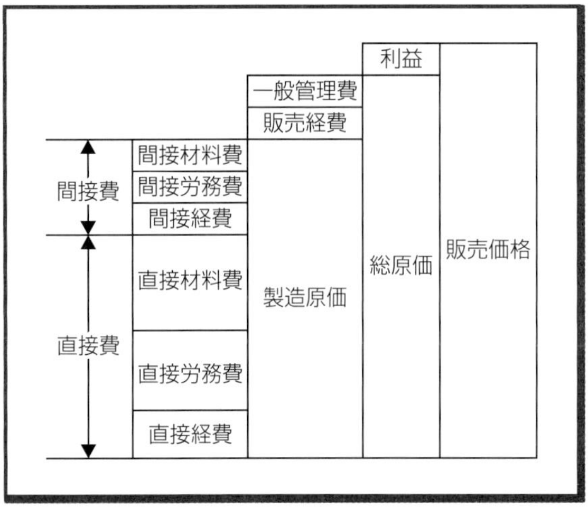

図5-1　原価の構成

出典）日本給食経営管理学会監修：給食経営管理用語辞典，第一出版，2020，p.38を一部改変

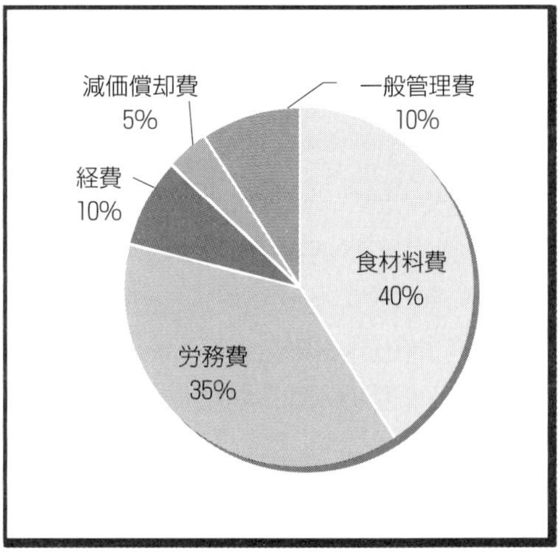

図5-2　原価構成比率例

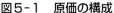

一般管理費
給食施設の業務において管理部門に必要となる費用のこと。給料，通信費，交際費等がある。

り，特定給食施設では各々の根拠法に基づき，その一部または全部が利用者の自己負担となる。近年は自己負担の割合が高くなってきており，同時に利用者の給食に対する要求も高くなる傾向にある。

2）支　　出

一般飲食店とは違い給食では大きな利益率を求められることは少ない半面，予算に基づいて損失を出さない経営計画が重要である。給食経営管理の原価構成比率は概ね図5-2の通りである。食材料費，労務費の比率が高いことが特徴である。

（3）財務諸表

会計とは，金銭や物品の出納を，貨幣を単位として，記録，計算，管理などすることを指し，最小単位の家計から企業会計・官庁会計など，さまざまな種類がある。企業会計は株主や債権者といった企業外部の関係者に経営成績を報告するための財務会計と，経営者や管理者が経営状態の把握や各種意思決定の情報としての管理会計に大きく分けられる。

1）財務諸表

財務諸表とは，一定期間の企業の財政状態および経営成績を債権者や投資家といった企業外部の利害関係者に報告するために作成される報告書の総称であり，**決算書**とよばれることが多い。代表的なものに**損益計算書**・**貸借対照表**・**キャッシュフロー計算書**（財務三表といわれる）などがある。

2）損益計算書（P/L：profit and loss statement）

損益計算書とは一定期間の売上高の合計額からその売上高に対応する原価と経費を差し引き，利益または損失を示すものである。企業活動と費用・収益の関連は図5-3の通りである。すべての収益とこれに対応するすべての費用を記載し，企業

●減価償却●

建物・機械・器具・備品などの有形固定資産は，１年以上にわたって事業に使われ，使用や時間の経過により価値が減少する。この価値の減少分を減価といい10万円以上の設備投資を行った場合，総費用をその耐用年数に応じて一定の比率で毎年費用化する。減価償却の計算方法は主に定額法と定率法があり，耐用年数や償却率は財務省「減価償却資産の耐用年数等に関する省令」によって定められているが，厨房機器類の耐用年数は概ね５～６年である。

例えば，耐用年数５年の機器を300万円で設置した場合，定額法では下記のとおりとなる。

減価償却のイメージ

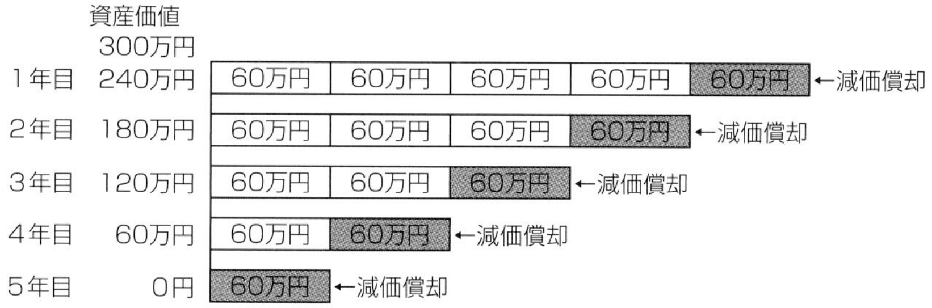

の経営成績である①売上総利益（粗利），②営業利益，③経常利益，④税引き前当期純利益，⑤当期純利益，の５つの利益を示すものである（図５-４）。

３）貸借対照表（バランスシート，B/S : balance sheet）

企業の決算日現在の財政状態を示すもので，企業がどのように資金を調達し，どのような形で保有しているのかを左側に資産，右側に負債と資本に分けて記載する。左右の合計が必ず一致することから，**バランスシート**ともよぶ（図５-５）。資産と負債はそれぞれ１年以内に現金化できる流動資産，１年以内に返済するべき流動負債と長期にわたる固定資産・固定負債に分けられる。

流動比率は企業の短期的な現金支払い能力をみる指標であり次式で求める。

流動比率＝流動資産÷流動負債×100

流動資産は流動負債より多くなければ，資金繰りが苦しくなる。流動比率は200％以上が理想とされているが，日本における上場企業全業種の平均は120～150％であり，150％あればよいとされる。また，業種により安全域に差はあるものの100％未満は資金繰りに不安があるといえる。

４）キャッシュフロー計算書（C/F : cash flow statement）

キャッシュフローとは，ある会計期間においてどれだけの資金が流入し，一方でどれだけの資金が流出していったのかという資金の流れのことを指す。キャッシュフロー計算書とは，企業の営業活動により会計上の利益と現金・預金の増加とのズ

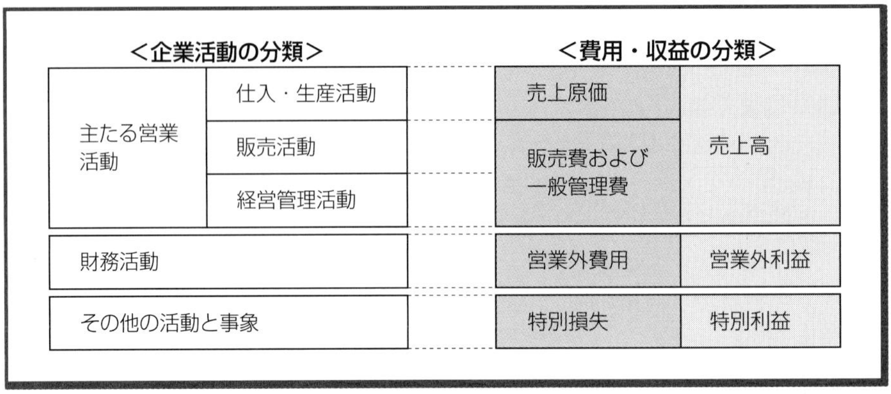

図５-３　企業活動と費用との関連

損益計算書

株式会社○○
××××年××月××日〜××××年××月××日

		（単位：千円）
売上高		××××
売上原価	××××	
売上総利益		××××
販売費および一般管理費	××××	
営業利益		××××
営業外収益		××××
営業外費用	××××	
経常利益		××××
特別利益		××××
特別損失	××××	
税引き前当期純利益		××××
法人税，住民税，事業税	××××	
当期純利益		××××

図５-４　損益計算書の構成図

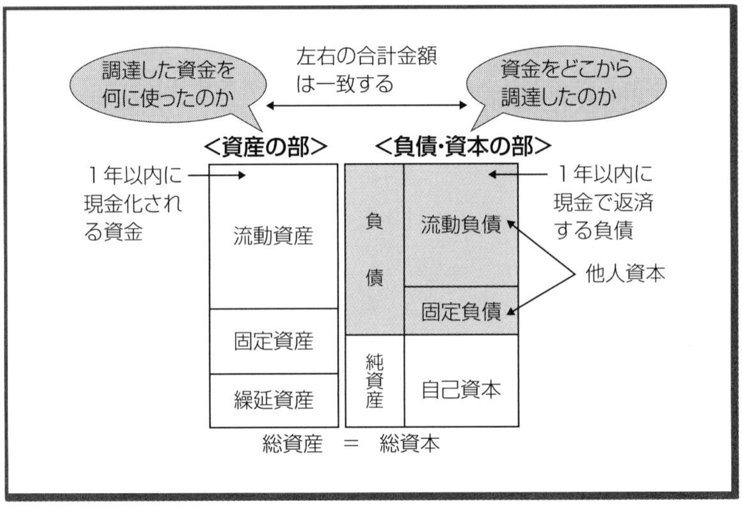

図５-５　貸借対照表（バランスシート）の構成

レの原因を説明するため，現金および現金同等物に特化し，営業活動，投資活動，財務活動による資金の流れを明らかにしたもので，そこから企業が自由に処分できる資金がどれだけあるかを読み取ることができる。

（4）売上と原価構成の把握・分析

1）ABC分析

重点分析ともよばれ，多種の商品やサービスを取り扱う場合，重要度や優先度を明らかにする分析手法である。一定期間の商品の売上高や原材料の購入金額を上位から並べ，累積構成比を求め，ABCランクに分ける。一般的には以下の比率となる。

Aグループ：0～75%　　Bグループ：75～95%　　Cグループ：95～100%

メニューの売上管理に用いる場合は，アイテム数の多い割に売り上げの少ないCグループのメニューについて，内容を検討して問題点や改善点を見出し，Aグループ入りを目録に工夫する，もしくは新しいメニューとの入れ替えを検討する。

食材管理に用いる場合は少ないアイテム数で購入金額が多いAグループの食材を重点的に管理し，Aグループの食材の購入単価を見直すことでコストダウンを図る（図5-6）。

2）損益分岐点分析

企業にとって現在の経営状態を把握し，事業の収益性を予想することは重要であり，損益分岐点分析という手法が用いられる。

損益分岐点とは，売上と総原価が等しく，利益も損失もない状態のことである。原価は生産量や販売量などに関係なく発生する固定費と，生産量や販売量に応じて増減する変動費に分けられる。損益分岐点は計算で求めることができる（図5-7）。

（5）原価管理の基準と評価

直営給食の場合，特に収益の確保が目的でないとしても，少なくとも損失を計上しない経営を行わなければならない。委託給食の場合は，給食業務を行うことで収益を確保することが必要となる。給食は特定多数人を対象とし，安定した集客が見込めるが，一般飲食店と比べると客単価が低い。さらに中食との競争も激しさを増している。したがって，喫食者のニー

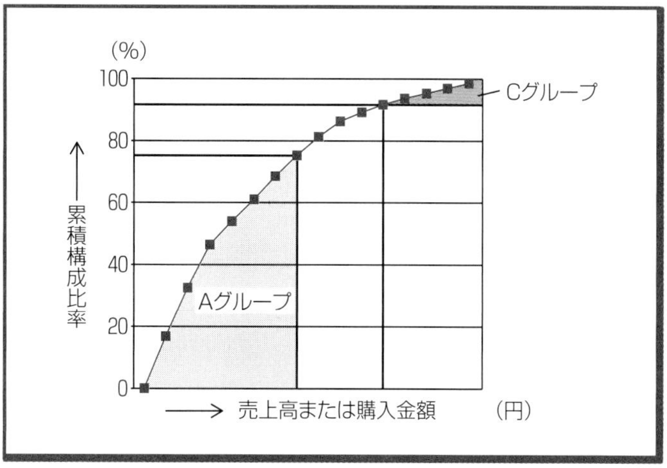

図5-6　ABC分析

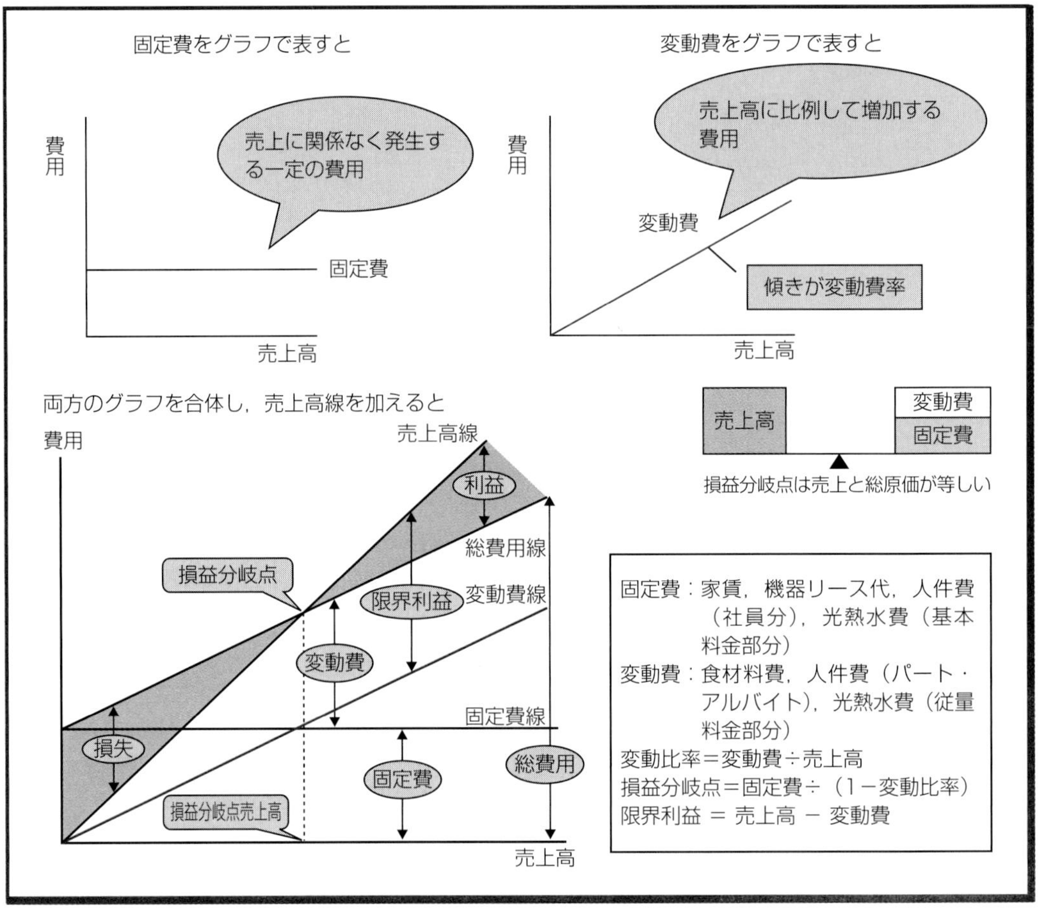

図5-7　損益分岐点分析

ズの把握に努め，売上増加のための努力を重ねると同時に，適正なコストの維持またはコストダウンを図ることが重要である。

2. 食材管理

（1）給食と食材

1）食材管理の目標・目的

食材管理とは，献立計画に沿って食材の購入計画を立て，発注，検収，保管，食材の原価管理までの一連の業務が適切に行われるように管理することである。給食では食費に制約があり，給食経費の約半分を占めるといわれている食材料費の管理が，給食経営上最も重要になっている。素材の品質は食事の栄養価やおいしさの評価に直結するため，限られた予算を有効に活用して，良質の食品を適正な価格で，必要量確保する購入技術が必要となる。近年の食材は多種多様化し，使用頻度の低いものまで含めると300～500品目に及ぶともいわれている。その中から施設の使用条件に合った食材を選び出す能力は，ますます重要視される。

食材管理の概要を，図5－8に示した。食材の購入計画，発注，納品，保管，支払い方法および食材料費の有効な活用まで，ムリ・ムラ・ムダのない円滑な管理をすることである。

食材管理の業務は次のような内容になる。

① 予定献立に基づいた食材の選定と購入量の算出。
② 業者の選定および購入契約と発注。
③ 適正な納品・検収と帳票処理事務。
④ 適切な保管と入出庫事務。
⑤ 食材料費の適正な予算設定と原価管理。

2）食材の分類

a．食品群別による分類　食品群とは食品に含まれる主な栄養素成分の種類や特徴によって食品を分類したもので，季節などの各状況に対応できるので対象者に合わせて取り入れる（食品群の分類については，p.40を参照）。

b．食品の保管条件による分類　食品の品質はそれぞれの食品に適した温度，湿度条件で保管された場合に劣化が最小となる。食品は一般に低温のほうが賞味期限・消費期限が長くなるが，食品ごとに賞味期限・消費期限は異なることを配慮する。時間-温度・品質保持許容限度（T-T・T：Time-Temperature Tolerance）を考え，表5－2を参考に食材調達をする。

① **生鮮食品**：生鮮の魚介類，肉類，野菜類（主として葉菜類），果実類，乳類など，品質の劣化が早く，鮮度を保持しにくい食品。鮮度が落ちると食中毒などの原因になることもあるので，原則1回で使い切る量を調理当日に仕入れるようにする。また，魚介類，野菜類，果実類は季節，天候などの影響を受けやすく，品質・価格の変動が大きいので，市場の動向には注意が必要である。

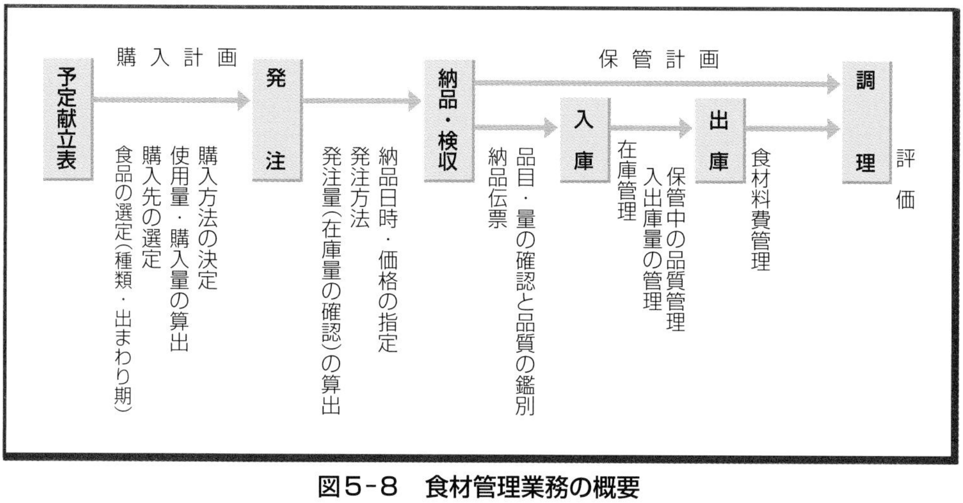

図5-8　食材管理業務の概要

表5-2　食品の保管条件別分類と期間

使用分類（保管期間）	保管条件	食品群
生鮮食品（1～3日間）	室温・保冷・冷蔵	1　穀類（パン類，ゆで麺，生麺など） 2　大豆製品類（豆腐，油揚げ，生揚げ，卯の花など） 3　畜産物：肉類および加工品（ハム，ソーセージ，その他） 4　水産物：魚介類および加工品（かまぼこ，ちくわ，はんぺんなど） 5　青果物 { 野菜類（主として葉菜類），きのこ類 　　　　　 果実類（いちご，もも，さくらんぼなど） 6　卵類（鶏卵，うずら卵など） 7　乳類（牛乳，ヨーグルト，生クリーム，チーズなど） 8　その他長期間の貯蔵に耐えられないもの
貯蔵食品・備蓄食品・常備品（1週間～1年間）	室温・冷蔵	1　穀類とその加工品（米，麦，小麦粉，干麺，パスタ類，麸，コンスターチ，ビーフンなど） 2　根菜類・いも類とその加工品（片栗粉，はるさめ） 3　乾燥豆類（大豆，あずき，うずら豆など） 4　乾物類（削り節，煮干，こんぶ，わかめ，ひじき，干ししいたけ，きくらげ，ごま，かんぴょうなど） 5　油脂類（サラダ油，大豆油，バター，マーガリンなど） 6　調味料（塩，しょうゆ，みそ，酢，砂糖，ソース，ケチャップ，マヨネーズ，こしょう，カレー粉，唐がらし，からし粉，わさび粉など） 7　缶・びん詰類 8　漬物・佃煮類 9　嗜好品類（アルコール飲料，茶，コーヒー，紅茶など） 10　その他貯蔵できる食品（粉乳，粉チーズなど）

② **貯蔵食品**：乾物，缶詰，びん詰，調味料類など，室温で一定期間保存できる食品を長期貯蔵食品，バター，チーズ，根菜類など，冷蔵庫で短期間貯蔵できる食品を短期貯蔵食品という。これらの食品は一般に使用頻度が高いため，その都度の購入よりもまとめ買いが適している。1回の購入量は保管設備の状態や，購入資金，購入時の単価などを考慮して決める。

③ **冷凍食品**：冷凍食品とは，日本冷凍食品協会の冷凍食品自主的取扱基準で「前処理を施し，品温が－18℃以下になるように急速凍結し，通常そのまま消費者に販売されることを目的として包装されたもの」と定められている。廃棄部分がなく，前処理が終わっているため，下処理に要する時間や人件費などが軽減される。また，価格変動がなく，年間を通じて一定の品質で安定供給が可能である。冷凍食品の衛生に関する規格・基準は食品衛生法で，品質に関する規格は日本農林規格（JAS）で定められている。

c．加工度別の分類　近年の食材は，素材そのままのものから，加工されて調理済みのものまで多種多様に出回っている。加工度もさまざまであり，その中から給食施設の条件に適切な加工状態のものを選択することが可能になっている。加工度別に分類すると，① 第一次加工品（下処理により調理の第一段階の加工をしたも

表5-3　食品の加工度別分類

加工度	食品類	品目
第一次加工品	野菜類	カット野菜（冷蔵），冷凍野菜：グリンピース・ミックスベジタブルなど，漬物（室温・冷蔵）
	魚肉類	肉切り身・ひき肉（冷蔵），魚切り身（冷蔵），干物（室温・冷蔵）
	調味料	砂糖・酒類・みそ・しょうゆ・塩・油（室温），ソース類（室温）
第二次加工品	野菜類	冷凍野菜（ゆで処理野菜），ネクター・ジャム（室温）
	魚肉類	・ハム・ソーセージ・ベーコン（冷蔵） ・冷凍品：ハンバーグ・ギョウザ・シュウマイ・コロッケ・フライ類・むきえびなど ・水産練製品（冷蔵）
	調味料	スープの素（室温）・マーガリン・マヨネーズ（冷蔵） ソース類：ホワイトルー・カレールー（冷蔵・冷凍） 缶詰（室温）
第三次加工品（完全調理品）	—	・調理済みチルド食品 ・惣菜製品 ・製菓・カップ麺（室温・冷凍）

の），② 第二次加工品（半調理済み食品，前半の調理段階が終了した状態，後半の調理によって料理として使用できるもの），③ 第三次加工品（完全調理品，そのままか，調理による加熱，冷却を短時間行うことによって料理として使用できるもの）に分けられる（表5-3）。近年，利用度が増加している食品には次のものがある。

① **カット野菜**：下処理作業の軽減と下処理時の汚染の防止を目的として，専門業者に依頼して調理サイズにカットしてもらった状態で購入する野菜のこと。単品の場合，生鮮食品品質表示基準に従い原産地表示が義務づけられている。注文に合わせてカットされた野菜・果物は，HACCPの手法（第6章参照）に基づき，異物のチェック・殺菌・脱水後，計量，袋詰め，脱気して，温度管理された状態で配送される。近年では給食施設だけではなく，スーパーやコンビニエンスストアでも売上を伸ばしており，手軽でロスがないことから高齢者や単身世帯，忙しい共働き世帯などに利用が広がっている。

② **チルド食品**：品温を５～－５℃の温度帯で流通させる食品。よりフレッシュさを追求しながら品質保持に低温を利用し，凍結しない程度の最低温で保存・流通させることを原則とする食品の総称である。生鮮の食肉・魚肉・農産品，加工された畜産・水産・農産品および調理惣菜食品，デザートや菓子など，第一次加工品から第三次加工品まで多くのチルド食品が出回っている。

３）食品の表示と規格

食品表示は，消費者が食品を正しく理解し，自主的かつ合理的に食品を選択できる機会の確保と，実際にその食品を摂取する際の安全性を確保するうえで重要な情報源である。2013（平成25）年６月に「食品表示法」が成立，公布され，2015（平

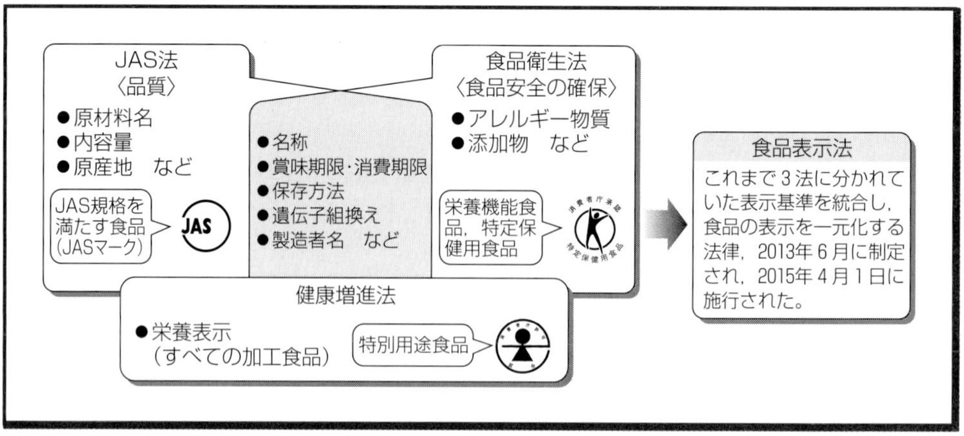

図5-9　食品表示法と3法の関係

成27）年4月1日に施行された。この法律は，「食品衛生法」，「日本農林規格等に関する法律（JAS法）」，「健康増進法」の食品の表示に関する規定を統合した食品の表示に関する包括的かつ一元的な制度（消費者庁）である。

a．食品表示法　食品表示法は3法に分かれていた異なる法律に定められた複雑な状況の解消を目指し，食品の表示を消費者にわかりやすく一元化する目的で創設された（図5-9）。主な変更点を以下に示す。

① 加工食品と生鮮食品の区分の統一
② 製造所固有記号制度の改善〔施行日：2016（平成28）年4月1日〕
③ アレルギー表示の義務化
④ 栄養成分の表示の義務化
⑤ 栄養強調表示に係るルールの改善
⑥ 原材料名表示等に係るルールの変更
⑦ 販売の用に供する添加物の表示に係るルールの改善
⑧ 通知等に規定されている表示ルールの一部を基準に規定
⑨ 表示レイアウトの改善
⑩ 新たな機能性表示制度の創設

b．コーデックス規格（Codex standard）　貿易上重要な食品の国際基準について，消費者の健康を保護し，公正な食品の貿易を推進させることなどを目的に策定している規格基準をコーデックス規格という。国連食糧農業機関（FAO）／世界保健機関（WHO）が合同で設立した合同食品規格委員会（コーデックス委員会）がFAO/WHO合同食品規格計画に沿って作成している国際食品規格である。

コーデックス委員会は，国際的な政府間組織であり，日本は1996（平成8）年より加盟している。食品貿易で何らかの紛争が起こったとき，世界貿易機関（WTO）が裁定の判断基準とするのがコーデックス規格であるので直接の強制力はないが，国内法規にも影響を与える重要な国際規格である。

各種　JASマーク：日本農林規格に合格したものにつけられる

【品位・成分・性能その他の品質についての規格】

【特色のある規格】

<特色JASマーク>

高付加価値やこだわりのある規格（特色のある規格）

<有機JASマーク>

有機農産物
有機農産物加工食品

【機能性成分の定量試験法についての規格】

<試験方法JASマーク>

試験方法JASを使用した農産物の機能性成分の試験の結果

さまざまなマーク

<SQマーク>
菓子・食品新素材技術センターが定める「SQマーク管理規定」により，品質，表示などの基準に合格した菓子類につけられる。

<特産品認証マーク（Eマーク）>
「○○県地域特産品認証制度」により，素材・製法ともに地域にこだわって製造され，品質，表示などの基準に合格したものにつけられる。

<冷凍食品の認定証>
日本冷凍食品協会が定めた冷凍食品検査基準に合格したものにつけられる。保存温度は－18℃以下。

<日本地理的表示（GIマーク）>
登録された産品の地理的表示と併せて付すもので，産品の確立した特性と地域との結び付きが見られる真正な地理的表示産品につけられる。

<飲用乳の公正マーク>
このマークは全国飲用牛乳公正取引協議会の公正競争規約に基いた適正な表示がなされている飲用乳につけられる。

<JHFA認定マーク>
日本健康食品協会が厚生労働省の指導のもと設定した規格基準に適合した健康食品につけられる。

図5-10　食品の規格と表示

c．トレーサビリティ（traceability）　「履歴情報遡及可能性」「追跡可能性」などの意。食品の生産から加工・流通・販売までを記録に残すことによって，情報を遡及して検索できる。

2001（平成13）年に国内でBSE（牛海綿状脳症）の感染牛が確認されて以来，トレーサビリティの確立が急がれてきた。2003（平成15）年5月に**牛肉トレーサビリティ法**が成立し，牛1頭ごとに耳標をつけ，生年月日，移動履歴その他の情報を記録・管理するための体制の整備が義務づけられた。牛肉では牛肉トレーサビリティ

◘牛肉トレーサビリティ法
正式名称は「牛の個体識別のための情報の管理及び伝達に関する特別措置法」という。

法に基づき，2004（平成16）年12月より販売業者などに個体識別番号の表示が義務づけられ，牛の生産情報が公表されることになった。さらに2008（平成20）年9月には工業用として売却した農薬のメタミドホスとアセタミプリド，アフラトキシンB_1を含んだ事故米穀（中国産もち米，ベトナム産うるち米）を非食用であることを隠して転売していた事件が発覚した。再発防止を目的に**米トレーサビリティ法**が整備され，2010（平成22）年10月から米・米加工品の業者間の取引記録，2011（平成23）年7月より産地情報の表示が義務づけられた。

米トレーサビリティ法
正式名称は「米穀等の取引等に係る情報の記録及び産地情報の伝達に関する法律」という。

その他の主な食品規格と表示について図5-10に示した。

●ISO（International Organization for Standardization：国際標準化機構）●

製品，サービスなどについて国際的な基準，単位の統一を目的に規格作りを進めている非政府間組織（民間組織）である。本部はスイスのジュネーブにある。ISOの規格に法的強制力はないが，事実上の統一規格となってきている。ISOへの加盟は各国の代表的な標準化機関1つに限られ，日本は，1952（昭和27）年より日本産業標準調査会が加入している。給食に関する主なものに品質マネジメントのISO9000シリーズ，環境マネジメントのISO14000シリーズ，食品安全マネジメントISO22000シリーズ，ITサービスマネジメントISO20000シリーズなどがある。

（2）食材の開発・流通

1）遺伝子組換え食品

耐病性，また特定の除草剤や害虫に対する抵抗性など，本来備わっていなかった性質を遺伝子組換え技術を用いて組み込んだ農作物とこれを原料とする加工品を遺伝子組換え食品という。その安全性は食品安全委員会で科学的に評価され，公表される。安全性が確認された農産物8作物とその加工食品33食品群〔2021（令和3）年2月現在〕について，食品表示基準に基づき，表示ルールが定められている。

2）有機食品（オーガニック食品）

有機食品とは，化学肥料や農薬を使わずに栽培された農産物，成長ホルモンや抗生物質などを使わずに飼育した畜産物をいう。またそれら農産物・畜産物を原料（95%以上）として使用し，食品添加物の使用を最小限にとどめた加工食品を指す。

アレルギーなどの化学物質の健康への影響を懸念して消費者の関心が高まっている中，有機食品の表示についての公的基準がないまま出回っていた。そのため，1992（平成4）年表示ガイドラインが制定され，表示の適正化が図られたが，強制力がなかったため混乱が続いた。1999（平成11）年，改正されたJAS法に基づき，コーデックスガイドラインに準拠して定められた有機食品に関するJAS規格が制定され，2001（平成13）年4月よりJAS規格に適合しなければ表示することはできなくなった。

3）輸入食品

農産物の自由化や円高に加えて，輸送・貯蔵技術の進歩により，海外からの農産物輸入量は1985（昭和60）年以降急速に伸びている。輸入依存率〔輸入量÷（国内生産量＋輸入量－輸出量）〕から算出するとエネルギー自給率の60％以上を輸入に依存している。輸入食材の依存度は，外食産業，給食，スーパーマーケット，百貨店の４つの業種が最も高いといわれている。

素材，加工食品を問わず，国内産より低価格で購入できるため，今後も輸入食品の利用率は増加していくものと推測される。

4）スローフード

スローフード運動は，1989（平成元）年に北イタリア・ピエモンテ州ブラで設立されたスローフード協会の運動から始まった。運動はファストフードの広がりを懸念して「消えていくおそれのある伝統的な食材や料理，質の良い食品，ワイン（酒）を守る」「質のよい素材を提供する生産者を守る」「子どもたちを含め，消費者に味の教育をする」の３つの指針を活動の基盤に置いている。このスローフード協会の活動は，その後，共感をもった世界中のさまざまな人たちが運動を起こすことにより広まった。日本でも時を同じくして各地域で，郷土料理や地方の特色ある食材を見直そうという動きが起こり，スローフード運動が広がりを見せている。

5）地産地消（地域生産・地域消費）

地産地消とは，地域で生産された農産物をその地域で消費することにより，また農業者と消費者を結びつけることにより，食料の自給率を上げ，さらに，地域の環境を守ることにつなげる日本独自の取り組みである。消費者にとっては，生産と消費の場が近いので，鮮度がよく，流通経費も安価となる。また，生産者の「顔が見え，話ができる」ことで安心・安全な食材を入手できる。生産者にとっても消費者のニーズの把握がやりがいにつながり，ひいては地域の農水産業を支え，農水産業と関連産業の活性化を図ることにつながる。

（3）購買方針と検収手法

給食における食材の購入方法には産地直結購入，卸売業者からの購入，店頭購入などがある。産地直結購入では，新鮮な食材を安価に購入できるが，少量の購入は難しい。店頭購入では価格は高く，大量購入できない場合もあるが，品質を直接確認できる長所もある。

規模の大きな施設では，大量の食材を一括購入する。献立計画に基づき，大量の食材をまとめて一括購入することで，仕入れ価格の低減を図ることができる。施設によっては一括購入と併用して，一部の生鮮食品を近隣の小売店から購入することもある。そのほか，購入・保管・配送をまとめて行う流通センター（カミサリー）を大規模給食施設，あるいは中小の給食施設が共同で設置することもある。いずれの施設でも，長期的な購入計画に基づき，食材購入の合理化を図ることが大切である。

1）食材の選定

給食に用いられる食材の条件は次のとおりである。

① 献立に基づいた食品の種類や形態である。

② 料理の種類に適した品質と規格（品種，形，サイズ，鮮度）である。

③ 衛生的で安全である。

④ 適時に適量が確保できる。

⑤ 大量調理の条件に合致した保管や使用ができる。

⑥ 適正価格である。

2）食材の購入

a．購入業者の選定　購入業者には小売業者，仲卸業者，卸売業者，市場，生産者などがある。購入価格からみると，生産者に近く，流通経路が単純なほど諸経費が節約でき，低価格で入手できる。購入には給食施設の立地条件，給食数，保管設備の状態，支払い条件などの諸条件が関わるので，施設の条件に適合し，さらに，次の要件を考慮して購入業者を決定するのがよい。

① 業者の経営内容（営業実績，社会的信頼度）が健全であり，食材について関心が深い。

② 食材の種類が豊富で，献立に必要な食材が質・量ともに無理なく納品できる。

③ 業者の施設設備と従業員の衛生管理が徹底している。

④ 適正価格で良心的な納品ができる。

⑤ 配送能力が整っており，緊急時にも速やかに対応できる。

b．購入契約の方法　業者と購入契約を結ぶ方法には次の方法がある。これらの中から，施設の条件や各食材の特性に合った方法で契約する。

① **随意契約方式**：あらかじめ選定した複数の業者と随意に契約して購入する方式。価格変動の大きい生鮮食品の購入に向く。

② **相見積方式**：複数の業者に品目や購入予定数量を提示して見積書を提出させ，品質や規格・価格などを比較検討して決定する方式。

③ **指名競争入札方式**：信頼のおける複数の業者を指定して，納入条件を提示し，指定日時・場所で公開入札させ，最も条件の良い業者と契約する方式。公正だが，時間と手間がかかるため，価格変動の小さい備蓄食品や冷凍食品の大量購入時に適している。

④ **単価契約方式**：品目ごとに単価で契約する方式。上記の３方式と併用する。

これらの契約期間は１か月から数か月単位まであるが，価格変動の大きい食品は短期間になる場合が多い。

3）発　　注

発注とは，献立計画に基づいて食材を注文することである。食材の種類，使用頻度などから，適切な発注方法を検討して発注計画をする。

a．発注計画　発注は，通常，ある期間分を一括して業者に依頼する。生鮮食品のように毎日納品してもらうもの，また貯蔵食品や冷凍食品のようにまとめ買いできるものは，まとめられる数量と納品日時を計画し，使用時に不都合が生じないようにする。

b．発注量の算出　生鮮食品（即日消費食品）の発注量は以下で，算出する。

【廃棄量のない食品の算出】

発注量（総使用量）＝１人当たりの純使用量×食数

【廃棄部分がある食品の算出】

発注量（総使用量）＝１人当たりの純使用量／可食率×100×食数

＝１人当たりの純使用量×発注換算係数*×食数

＊：発注換算係数＝１／可食部率×100＝１／（100－廃棄率）×100

表5-4　廃棄率と発注換算係数（倉出し係数）

廃棄率（%）	5	10	15	20	25	30	35	40
発注換算係数	1.05	1.11	1.18	1.25	1.33	1.43	1.54	1.67

廃棄量は，同じ食品であっても食品の大きさ，切り方，使用機器，調理方法や調理技術などによって変動する。発注量は適正な廃棄量がわからないと純使用量に影響が出る。過去の廃棄量の記録等を活用し，実態に即した算出ができるようにする。また，日本食品標準成分表に示されている廃棄率に比べ，給食施設の廃棄率は高い傾向にある。できるだけ廃棄率を低く，日々の変動率を少なくするよう工夫をする。算出方法には可食部率を使った**発注換算係数**（倉出し係数）を利用するとよい（表5-4）。なお，算出された数値は，端数は切り上げるなどの調整をして，発注しやすい数値にする。個数での発注が便利なものは使用量を袋数や個数に換算する。

発注換算係数
発注量の計算を容易にするためあらかじめ可食部率の逆数を求めたもの。

貯蔵食品は，貯蔵後の品質変化が少ないことから，使用頻度や使用量を考慮したうえでまとめ買い（大量購入）する。保管可能な最大量（最大限度量）と１回分の使用量に不足する最小量（最小限度量）の間で在庫量を調整する。発注時期は入荷に要する日数と最小在庫量を考慮して，使用時に支障が出ないように発注する。ただし，過剰な在庫は避ける。また，使用前日には必ず在庫量の確認をする。

c．発注方法　発注には，食品名，数量，納入形態・規格，納入日時・場所のほか付帯事項などが記載できる発注伝票（図5-11）を用いる。発注内容は必ず再確認し，発注後の変更は速やかに対処して，納品に支障のないようにする。発注に用いる伝票は複写式（２～３枚）を用い，間違いが生じないように留意する。

① **発注伝票による方法**：発注に必要な事項を記載した伝票を作成し，業者に直接渡す方法である。納品時に手渡しする方法と郵送する方法がある。手渡しの場合はその場で不明な点をたがいに調整できるため正確に伝わる利点がある。

② **電話による方法**：伝票の作成が不要なため，簡便な方法であるが，記録が残

年　月　日　No

様

下記の通り注文いたします。　　納品日　年　月　日　時

品　名	数　量	備　考
1		
2		

図5-11　発注伝票（複写）

らないため，伝え間違い・聞き間違いによるトラブルが生じやすいので，必ず業者側からの復唱を求め確認する必要がある。急を要する発注に適している。

③　**店頭での発注**：店頭や市場に直接出向いて発注する方法である。食材を直接見ながら発注できるので，購入したい条件に適したものを発注することができ，鮮度や価格・規格等に細かい注文がしやすい。高価な食材の購入や行事食等の特別な食材の購入に向いている。しかし，店頭に出向くための人と時間が必要になる。

④　**FAX・電子メール（web）による発注**：FAXまたは電子メールで発注伝票を送付する方法である。時間に束縛されない簡便さと発注伝票による正確さとを兼ねた方法で，相手方が不在や多忙時でも発注が可能である。しかし相手方が，送信した発注書に気づかない場合もあるので，相手方から発注書が届いた旨の確認をとるとよい。

4）検　　収

納品とは，発注条件通りの食材と納品伝票（図5-12）を揃えて，納入することである。検収とは，発注の控えと納品伝票を照合したうえで，納品された食材が発注通りであるかを確認して受け取ることをいう。

a．検収項目　　検収項目としては，大量調理施設衛生管理マニュアルに準じ，品名，重量・数量，品質，鮮度，品温，賞味期限，価格，規格，生産地，包装状態，異物の混入の有無などがあげられる。

b．検収担当者　　検収が適切でないと，経済的な損失，喫食量の不足，栄養価の不足，おいしさの低下などに加えて，衛生上の事故につながる危険性も出てくる。検収は，品質の鑑別能力と責任を持った管理栄養士・栄養士または調理師が担当し，必ず検収結果を記録する。業者とのなれ合いを防ぐためにも，発注担当者と検収担当者は別の者にし，検収担当者を複数にすることが望ましい。

c．食品の鑑別法　　検収時に行う食品の鑑別においては，一般的には色，光

年　月　日　No

様　　納品者
住所　　検収印
下記の通り納品いたしました。　氏名

品　名	数　量	単　価	金　額	備　考
1				
2				

図5-12　納品伝票（複写）

沢，におい，音などの五感による鑑別と表示（日本農林規格，食品表示法，食品衛生法，健康増進法などによる）および包装や缶などの外形（破損，変形）から判定する。

鑑別方法と評価は，あらかじめ定めておく。鑑別方法は経験による能力が必要とされ，検収担当者のみならず，調理担当者全員が日常から訓練しておくことが望まれる。さらに納入業者から定期的に実施する微生物・理化学検査結果を提出させる。

d．検収時の留意点

① 検収項目の鑑別結果について記録を取る。
② 不適切な食材については，業者がいる場で，返品，交換，値引きなどの交渉をする。
③ 業者を検収室以外に立ち入らせない。

（4）食材の保管・在庫

食品の保管方法の適否は，おいしさや食中毒などの原因につながる。使用時まで最適な温度や湿度が保持され品質が劣化しないよう安全に保管することが重要である。

食品の保管期間は，生鮮食品は当日調理するものは１～２時間，まとめ買いする場合２～３日，冷凍食品は予定献立に応じて１週間程度，常温常備品は使用量と保管スペースに応じて，週・旬間・月単位となる。

１）保管設備と保管期間

各保管庫は，庫（室）内温度が，常時最適温度の範囲に保持されるように管理し，１日に数回，定時の温度を記録しておくようにする。

a．食品庫　食品庫は常温であるが，できれば15～20℃くらいが望ましい。直射日光が当たらない場所で，除湿，換気，防鼠（ぼうそ）・防虫などの設備が整っていなければならない。

食品庫で保管できる主な食品は，穀類，びん類・缶詰類，油・調味料類，乾物類，常温保管が可能な根菜類などである。

b．冷蔵庫・冷蔵室　冷蔵温度は一般には０～５℃である。冷蔵保存する食品の最適温度はそれぞれ少しずつ異なるので，できるだけ適温で保管することが望ましい。区分した保管が不可能な場合は保管時間を短くするなどの工夫をする。なお，野菜・果物の中には低温障害を起こすものがあるので，冷蔵できないものに注意する（表5-5）。

c．冷凍庫・冷凍室　冷凍温度は一般に，－18℃以下である。保管中は在庫品の種類や内容がわかるように表示しておき，保存期間に注意しながら賞味期限が短い食品から使う。

2）保管温度条件

食品の保管温度については室温（20℃前後），保冷（10±５℃），冷蔵（０～５℃），氷温（０±２℃），冷凍（－18℃以下）に区分し，食品の特性に適した温度帯で保管するのが望ましい。

3）保管上の留意点

保管中は次のことに注意する。

①　保管量が，品質管理上，適量である。
②　庫（室）内の食品の保管位置は，同一食品・類似食品は同じ場所にまとめ，使用頻度の高低，大きさ，重量などにより，出庫しやすい場所を決め，品名を明示しておく。
③　先に購入した食品から使用するようにし（先入れ先出し），常に在庫整理をしておく。
④　庫（室）内の清掃に留意し，常に清潔であるようにする。

表5-5　青果物の鮮度管理

呼吸熱（品温が10℃上がると発生量は2.5倍）	呼吸熱が高いもの：ほうれんそう，アスパラガス，さやいんげん，スイートコーン，グリンピース
低温障害（5～10℃程度で起きる）	冷蔵庫に入れない：さつまいも，じゃがいも，かぼちゃ，バナナ，たまねぎ，にんにく，しょうが，ごぼう 10℃以下にしない：アボカド，レモン，パイナップル，マンゴー，トマト，いんげん 7℃以下にしない：きゅうり，なす，ピーマン，オクラ，パパイヤ
凍結障害（－3～－5℃程度で起きる）	高感度：バナナ，もも，アボカド，レモン，レタス，なす，オクラ，きのこ，たけのこ，きゅうり 中感度：りんご，ほうれんそう，カリフラワー，たまねぎ，だいこん，ブロッコリー
エチレン（成熟促進ホルモン）を生成	トマト，ブロッコリー，果物（メロン，りんご，もも，かきなど）

食品名＿＿＿＿＿＿＿＿

月日		受け入れ	払い出し	残　　高	摘要（規格）	記入者

図5-13　食品受払簿

⑤　入庫，出庫は担当者を決め，品質管理が最良になるよう責任をもってあたる。

4）在 庫 管 理

食材の在庫管理は，伝票と帳簿を使って入・出庫量および在庫量を正確に記録し，帳簿と現物の在庫量に差異が生じないよう管理していくことである。

入庫・出庫管理もコンピュータ化が可能な分野である。

a．入　庫　検収した食材を保管することを指す。入庫伝票から食品受払簿（図5-13）に記録し，在庫量を明記する。

b．出　庫　保管している食材を出して使うことを指す。出庫の際は，出庫量を伝票に記載し，食品受払簿に転記し在庫量を明記する。

c．在庫量調査（棚卸し）　貯蔵食品は，まとめ買いをして使うため，定期的に在庫量と品質をチェックし，食品受払簿と現物の在庫量を照合する。記録違い，記載漏れ，量り込み，腐敗などによって帳簿と現物の在庫量に違いが生じる場合がある。大差があれば，原因を究明し，改善方法を検討して在庫量を訂正する。月1回程度の調査が在庫管理上，効果的である。

在庫量調査を能率的に行うには，日常から庫（室）内の食品の整理整頓を実施し，常備食品一覧表を作成しておくとよい。

5）食材管理の評価

a．評価の目的　食材の適否が食事の品質，価格に及ぼす影響は大きく，給食の経営を左右するともいえる。したがって，食材の購入から在庫管理に至るまで，常に経済性を重視した管理能力が求められる。食材の廃棄量をできるだけ少なくすることは，食材料費を最大限に活用することになる。

b．食材の購入価格の分析　食材料費（食材料原価）の算定は以下の式である（図5-14参照）。

食材料原価（期間内の食材料原価）＝期首在庫金額（前期からの繰越金額）＋期間支払金額（期間在庫金額＋期間内の消費購入金額）－期末在庫金額

期末在庫量は棚卸しを兼ねて，帳簿上と現物量に違いがないかチェックしてお

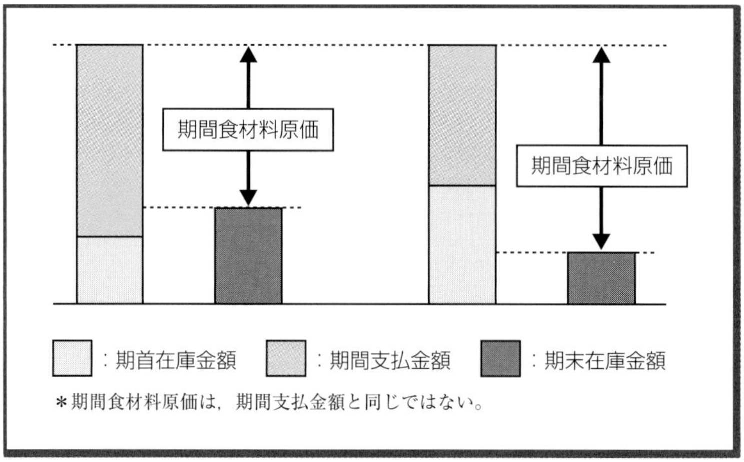

図5-14　期間食材料費

き，在庫一覧表を作成し，保管食品を金額上からも適正に管理する。

食材購入についての評価の項目例を以下にあげる。

① 予定献立と実施献立の価格の比較。
② 使用量，使用頻度の高い食品の期間中の価格変動および市場価格の調査。
③ 食品群別の月別または期間別価格の比較。
④ 予定単価と実際の納入単価の比較。
⑤ 発注，納品，検収，保管時の問題点と改善点の検討と対策。
⑥ 業者の検討。

また評価項目の検討結果をもとに，給食原価に占める食材料費の割合は最も大きいので引下げを効率的に行う。例えば，一定期間の食材料費の使用内容について使用金額の多いグループを重点的に管理するABC分析を用い分析する。

食材の中には，月別，季節別で価格変動が起こることがある。購入計画の時点では予想できなかった自然災害・天候不順・諸外国の事情などにより高騰が起きた場合には，途中で購入計画を修正することもある。常時，先を予測する物価情報を把握しておき，有利な変更をすることも必要である。物価の情報収集には新聞，ラジオ，テレビなどの情報を活用する。

需要の３要素
①製品の品質（quality）
②原価（cost）
③納期（delivery）

生産の４要素（４M）
①材料（material）
②機械・設備（machine）
③人（man）
④方法（method）

オペレーション
①機械などの運転や操作，②作業・活動・生産過程，③実施・効果，④事業・操業・取引など，狭義から広義まで幅広い意味をもつ。

3. 生産（調理）と提供

生産とは，**需要の３要素**を満足させるために，**生産の４要素**（４M）を効率的に運用することである。一方，提供は，生産されてできた製品（完成品）を喫食者のもとに届けることである。つまり，生産と提供は切り離して考えてはいけない。

（1）給食のオペレーション（生産とサービス）

給食の**オペレーション**（operation）は，調理操作や調理作業，作業工程といった厨房内で行われる個々の生産業務から，生産計画・経営計画に基づいた運営業務に至るまで，給食経営業務全体を指す。よって，給食のオペレーションシステムを運用するためには，施設の理念や提供目的といった施設のコンセプト，提供食数・従業員の雇用可能人数，厨房の規模・設備・立地などといった生産者側に関わる要因に加え，提供スタイル（表５-６）・顧客のニーズといった喫食者側の立場からみたサービス要因をも視野に入れ，給食全体に関わる要因を総合的に分析し，合理的・効率的な調理システム，生産システムの選択を行う必要がある。

１）調理システム

調理システムには下記のようなシステムがあり，クックサーブシステムを単独で運用する場合と，ａ～ｃを組み合わせて運用する場合があり，後者を**新調理システム**という。ａとｂの各システムの調理工程を図５-15に，保存方法・保存可能日数の比較を表５-７に示す。

ａ．クックサーブシステム　クックサーブシステムは，最も多くの施設で実施されている従来からの調理システムであり，食材の下処理から配食までを連続して行い，速やかに提供する方法である。

ｂ．クックチルシステム・クックフリーズシステム・真空調理システム　クックチルシステム・クックフリーズシステム・真空調理システムは，調理した料理を保存し，調理日と異なる日に提供するシステムであり，常に料理が保管され，必要に応じて配送し，配送後に料理を再加熱・盛り付けして提供する。これらは，調理後の保存方法によってクックチルシステム・クックフリーズシステム・真空調理システムと区別される。さらに近年では，クックチルシステムがさらに進化したニュークックチルシステムが開発され，従来再加熱してから行われていた盛り付けを再加熱前に行い，チルド保存も再加熱も専用の運搬カート内で行うことができるようになった。このシステムは，提供時間に合わせてチルド保存・再加熱・温冷機能がカート内で行えることから，提供前の盛り付けに要する作業時間・人員などが軽減でき，さらなる効率化が可能となる。

ｃ．アウトソーシングによる外部加工品活用　外部加工品活用とは，野菜などの洗浄，プレカットを外部の野菜加工業者などに業務委託する方法であり，作業に要する水道光熱費や人件費，作業時間，施設・設備費が削減できる。

◘新調理システム
厳格な食品衛生管理とメニュー計画のもと，調理素材の発注・在庫管理から料理作りの安全性，食味，経済性を追求し，それらをシステム化した調理の集中計画生産方式。
調理に関しては，クックサーブ・クックチル・クックフリーズ・真空調理，外部加工品活用（アウトソーシングによる）という４つの調理・保存方法，食品活用を単体で運用，あるいは複数組み合わせて運用する。

新調理システムの大きな特徴は，HACCP（第６章参照）に基づいた厳格な衛生管理を必要とするところにある。そのため，導入に伴う多額の設備投資（ハード面）とそれを運用するためのマニュアル（ソフト面）の充実が必要となる。例えば，新システム導入に向けた人員配置・教育訓練・品質管理，新調理システム用のメニュー，調理・作業工程のマニュアル作成などである。

マニュアルを作成することは作業の標準化につながり，新調理システム導入のメリットとなる。よって，質の高いオペレーションシステムを構築するためには，大

表5-6　給食の配食条件と提供スタイル

提供スタイル			内容	例
配食条件	1日の提供回数	1回食	主として昼食を提供する場合が多い。	小・中学校（学校給食），事務所，デイサービスなど。
		2回食	朝と夕食を提供するところ，あるいは朝と昼食，昼と夕食などの場合もある。	寄宿舎，寮，事務所など。
		3回食	朝・昼・夕食の3食を提供する施設。終日その施設で生活などを行っていることが多い。	病院，福祉施設，自衛隊など。
		その他	おやつを提供する場合や早朝食，深夜食などを提供する施設。	保育所，事業所，工場など。
	1回の提供時間	短時間	食事の提供時間が決まっており，その時間に合わせて一度に食事を提供できる施設。食堂の回転数が1回である施設。	保育所，小・中学校（学校給食），病院，高齢者施設，デイサービス，配食サービスなど。
		長時間	食堂のオープン時間が長く，喫食者が不定期に食事をする施設。	学生食堂など。
		その他	食事時間が時間差で交代制になっている施設など。	多人数の事業所，病院の職員食堂など。
	提供期間	1年中	1年365日，毎日提供する施設。	病院，福祉施設，寄宿舎，寮，自衛隊など。
		平日のみ	平日のみ提供する施設。	事業所など。
		その他	春・夏・冬休みといった長期の休みがある施設。	学校給食など。
提供スタイル	提供方式	単一献立	1種類の定食を提供する方式で，喫食者には選択権はない。	一般的に学校給食など。
		複数献立	2種類以上の定食，複数の単品料理を提供する方式で，喫食者はその中から選択して食す（その組み合わせも含む）。	学生食堂，事業所，選択メニューを提供している病院など。
		カフェテリア	複数の料理の中からカウンター越しに注文するか，棚から選んで好きな組み合わせで食する方式。	学生食堂や事業所など。
		バイキング	テーブルの上に複数の料理が並べられており，そこから自由に料理を選ぶ方式。料理の種類ばかりでなく，量も調節できる。すべての料理をバイキング方式にしているところもあれば，サラダバーなどのように一部をバイキングにしているところもある。	事業所など。
	配膳・配食方式	中央配膳方式	中央の厨房で作ったすべての料理を器に盛り付け，1人分ずつトレイメイクし，喫食者のもとに届ける方式。温冷配膳車などの適温・適食の設備が必要。	病院，高齢者施設など。
		パントリー配膳方式	中央の厨房で作った料理をサテライトキッチンやパントリー（配膳室）などに運び，そこで再加熱や配膳などを行う方式。学校給食はパントリーが教室であり，これを食缶配食方式という。	病院，高齢者施設，学校給食など。
		食堂配食方式	食堂に適温提供設備を設置し，そこから料理を提供する方式。	事業所など。
		弁当配食方式	弁当箱に入れて提供する方式。	事業所，配食サービスなど。
	サービス形態	セルフサービス方式	喫食者自身が配膳も下膳も行う方式。	事業所など。
		フルサービス方式	配膳も下膳も提供側が行う方式。車いすや寝たきりなどの方に行うことが多い。	特別養護老人ホーム，病院，保育所（乳幼児）など。
		ハーフセルフサービス方式	配膳から下膳までの一部を喫食者が行う方式。	病院など。

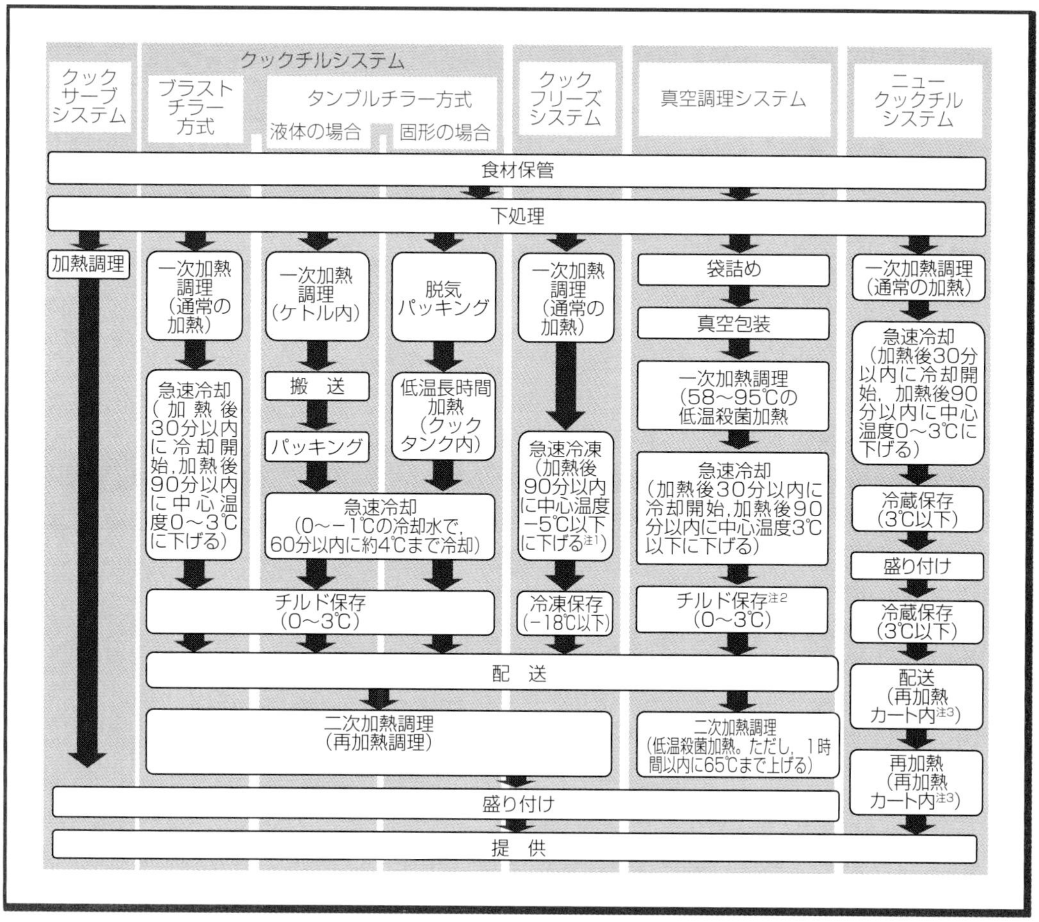

図5-15　各調理システムの基本工程例

注1）　英国保健省の基準を記載。
注2）　基本的な保存期間は調理後6日以内（保存期間が6日を超える場合は−22℃以下で保存。ただし，過酷な条件下で検査を行い，安全性を確認しておくことが前提条件）。
注3）　再加熱カートは，温冷配膳車にチルド保存機能，再加熱機能をも搭載したカート。ボタン1つでこれらの機能をスイッチできる。温度移行はタイマー機能で管理できるものもある。

量調理の調理特性をよく理解し，施設における設備能力や生産性を考慮したうえで，適切な生産方法を選択し，ムリ・ムダ・ムラのない生産計画を立て，各サブシステムを合理的・効果的に連動させる必要がある。

2）生産システム

生産システムは，表5-8に示したように4種類あり，どの調理システムをどのような構成バランスで組み合わせることが望ましいかを考えて生産システムを選択する。最適な生産システムの導入は，食材料費・水道光熱費・人件費ロスなどの軽減，施設への信頼性の向上，喫食者のニーズや料理品質（おいしさ）の向上にもつながる。

表5-7　調理システムの種類と特徴

調理システム	生産方法	保存温度	保存可能期間	導入のメリット	導入のデメリット
クックサーブシステム	調理後，すぐに配膳する。			○新鮮な食材を新鮮なうちに提供できる。 ○新調理システムに比べ多額の設備機器が少ない。 ○小さな施設でも運営しやすい。	○食材料費が割高で，廃棄量が多くなりやすい。 ○提供時間に合わせて作業工程表を作成するので，時間ロスが生じやすく，余分な人件費が必要となる。
クックチルシステム	加熱終了後，30分以内に急速冷却を開始し，90分以内に中心温度を0～3℃に下げる。	3℃以下（チルド保存）	5日間[注1]（96時間以内）	○業務マニュアルを作成して作業を標準化（一定化）できるので，熟練者でなくても調理が可能となり，品質が安定する。 ○提供時間に関係なく調理作業ができるため，時間ロスを削減し，人員を集約できる。 ○別メニューの材料を集約して一括購入できるため，食材料費を削減できる。 ○計画生産によりエネルギーコスト，ランニングコスト，フードコストをコントロールしやすい。 ○多品目の料理を保存できるため，選択メニュー，入退院の食数変動，病態変化による食事変更などに対応しやすい。 ○災害時への対応にもなる。	○急速冷却・保存・再加熱のための多額の設備投資が必要となる。 ○作りたての料理を提供できない。 ○料理の種類・食材の種類が限られる。
クックフリーズシステム	加熱終了後，30分以内に急速冷却を開始し，90分以内に中心温度を－5℃以下，120分以内に－18℃以下に下げる。	－18℃以下（冷凍保存）	8週間以内[注2]（脂肪分の多い食品）		
真空調理システム	食材を生のまま，あるいは加熱処理した後に調味料・調味液とともに袋詰めし，低温殺菌加熱（58～95℃）後，30分以内に急速冷却を開始，90分以内に中心温度を0～3℃に下げる。	3℃以下（チルド保存）または－18℃以下（冷凍保存）	6日間以内		

注1）　調理日・冷却日を含む。
注2）　食品のタイプによって異なる。

（2）生産計画（調理工程，作業工程）

生産計画とは生産管理を行うために生産活動のあり方や基準を決めることであり，生産計画は生産統制を行うことによってはじめて完成する。なお，生産計画は**調理工程**と**作業工程**からなる。

1）生産計画

生産計画は図5-16に示したように，需要予測に基づいて計画される。最も核となるのが日程計画，材料計画，工数設計である。

① **日程計画**：日程計画とは生産量（食種や食数など）や作業開始日（時間）と完了日（時間）を決定する計画のことである。調理システムの種類によって，開始日（時間）や完了日（時間）が異なる。下記の3種に分けて計画する。

・大日程計画：長期の生産計画（月別など）

・中日程計画：部門別の生産計画

・小日程計画：日々の生産計画

② **材料計画**：材料計画とは日程計画に基づいて必要となる材料（食材・消耗品

◘調理工程
食材が人や設備機器類を介して料理に変換される生産活動の過程。原材料の下処理から料理のでき上がりまでの過程をいい，下処理，主調理に区分され，時間経過に伴う内容が示される。下処理では，洗浄，消毒，切さいに分かれ，主調理では加熱調理，調味などを含む。

表5-8 生産システムの種類

生産システム	概 要
コンベンショナルシステム	調理終了後，速やかに提供する生産システム。 ★調理システムは，クックサーブシステムである。 メリット・デメリット：表5-7のクックサーブシステムの項を参照。
セントラルキッチンシステム	分散する施設をもつ給食施設が，食材の調達から調理までを一か所で集中して行い，調理後離れた施設に配送する生産システム。学校給食センターや病院の院外調理などで活用されている。 メリット ○品質の標準化，均一化が図れる。 ○人件費を削減できる。 ○設備投資が一か所に集約できる。 ○カミサリーシステム（材料を一括購入するシステム）が導入可能となるため，材料費を削減できる。 デメリット ○搬送時間を考慮して調理作業を行うため，仕上がり時間を早い時間に設定しなければならない。 ○食数が多く，料理のでき上がり時間から喫食時間までの時間が長いため，衛生管理に注意を要する。 ○温度管理ができる配送用トラック購入のための多額の設備投資が必要となる。 ○情報伝達に注意を要する（例：アレルギーの代替食など）。
レディフードシステム	調理した料理を新調理システムで保存し，調理した日と異なる日に提供し，提供する際には料理を再加熱する。 ★調理システムは新調理システム（クックチルシステム，クックフリーズシステム，真空調理システムのいずれか）である。 メリット・デメリット 表5-7のクックチル・クックフリーズ・真空調理の項を参照。
アッセンブリーシステム	調理済み食品，加工食品を購入し，提供前に再加熱するシステム。コンビニエンスシステムともいう。搬送先の調理室で再加熱後に盛り付け，配膳する。 メリット ○再加熱以外の設備投資が不要で，厨房スペースも抑えられる。 ○専門的な調理人が不要。 ○選択メニューが容易。 デメリット ○生産段階に制限がある。 ○作りたての料理を提供できないので，料理の種類が限られる。

など）の種類や数などを計算し，在庫確認の後，発注計画を立てることである。

③ **工数計画**：工数計画とは一定期間に必要な人員，施設・設備機器を算定し，それらに対して現在使用可能な人員および施設設備を調整し，最適な生産計画を立てることである。

2）生産統制

各施設の生産システムに見合った生産を実施するためには，生産したものが計画どおりに提供されたかを評価し，必要に応じて改善し，統制を行う必要がある。これを生産統制という。進捗状況を管理し，必要食数と発注量，人員や設備機器の過不足がないかを調査し，適切な指示・統制を行うことにより，いつも一定のおいしさとともに，安定した生産を行うことができる。

このように，すべての生産活動を合理的・効率的・計画的に遂行し，ムリ・ムダ・ムラのない調理工程・作業工程を作成することが大切である。最適な生産計画のも

作業工程
作業のプロセス，順序・段階，進捗状況のこと。給食における生産管理の対象となる作業工程は，調理従事者に視点をあて，食品を料理に仕上げ，食事として提供するための調理工程に合わせて作業を組み立てることである。食器の回収，洗浄，清掃，厨芥処理までが含まれる。

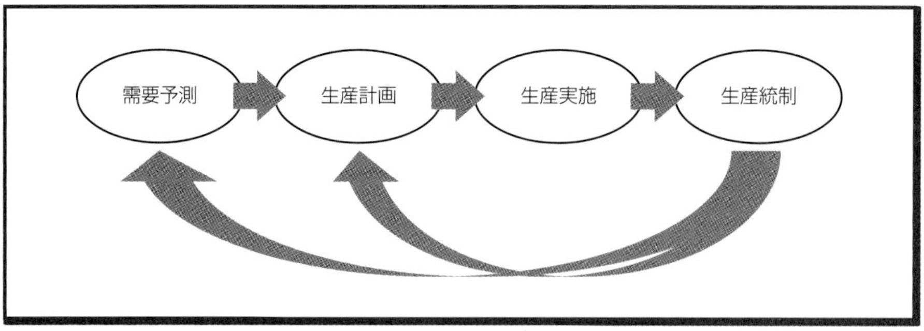

図5-16　生産管理の流れ

とで給食を運営することにより作業が標準化され，品質の向上とともに信頼される給食を提供することができる。標準化を行うためのマニュアル例として，**標準作業手順書**（SOP）を図5-17に，**標準衛生作業手順書**（SSOP）を図5-18に，クックサーブの**調理工程表**を図5-19に示す。これらは，誰が見てもわかるように，誰が行っても同じ品質の料理ができるように記載する。

◇標準作業手順書（SOP：standard operation procedures）
望ましい品質の料理，食品を確実に調理するための手順を示す。使用食材の種類，量だけでなく，作業施設，作業工程，調理における温度，時間を数値で詳細に記したもの。

◇標準衛生作業手順書（SSOP：sanitation standard operation procedures）
衛生に関する標準作業手順。衛生管理事項についての作業担当者，作業内容，基準，点検および記録の方法を記したもの。

（3）大量調理の調理特性

大量調理とは，適切な生産システムの下で大量調理専用の器具・機械（p.142参照）を用い，複数人が協働して行う調理のことであり，時間的制約や，特別な衛生管理などを必要とする。よって，安全かつおいしい料理を提供するためには，大量調理の調理特性や対処法（表5-9参照）を理解しておかなければならない。また，1回300食または1日750食以上の食事を提供する施設の衛生管理は厳格で，大量調理施設衛生管理マニュアルに準じることとされている。しかし，それ以下の食数を提供する施設であっても，本マニュアルに準じているところが多い。さらに，新調理システムを導入している施設ではマニュアル化が必須で，マニュアルの良否が給食の品質を左右する。

さらに，先に述べたように，大量調理は複数人が協働で行う作業であることから，報告・連絡・相談（頭文字をとって「ほうれんそう」という）を怠ってはならない。また，標準化されたマニュアルやメニューを運営するためには，給食の資源である5M（人・設備・金・情報・手段）を十分に活用することが大切である。

●ミネストローネの標準作業手順書 -クックチル- ●

食材

食品名	純使用量（1人分）	総使用量（400人分）	食品名	純使用量（1人分）	総使用量（400人分）
たまねぎ	15g	6.4kg	バジル	0.1g	4g
にんじん	20g	8.9kg	オリーブ油	1g	400g
セロリ	10g	6.2kg	コンソメ	2g	800g
しめじ	15g	6.7kg	赤ワイン	5g	2kg
にんにく	0.5g	200g	こしょう	0.024g	10g
トマト缶	63g	25.2kg	ローリエ	少々	15枚
トマト	12g	5kg	水	150g	65kg
パスタ	10g	4kg			

作業工程

作業区域		作業工程	調理手順
汚染区域	下処理場	下処理	野菜は洗浄*後，適切な大きさにカットする。処理を完了した食材はすべて消毒済みの清潔な容器に入れ，蓋またはラップをしてからパススルー冷蔵庫に入れる（各食材の手順は下記①～⑦参照）。 ＊3層シンクに清潔な水（残留塩素濃度0.1mg/L 以上）をはり，水を流しながら一層ずつ計3回，十分に洗浄する。 ①　にんにくは皮をむいてから洗浄し，みじん切りにしてパススルー冷蔵庫に入れる。 ②　たまねぎはヘタと皮をとって洗浄し，1cm角に切った後パススルー冷蔵庫に入れる。 ③　にんじんは洗浄してから皮をむいてヘタを取り，1cm角に切り，パススルー冷蔵庫に入れる。 ④　セロリは洗浄してから筋を取り，1cm角に切ってパススルー冷蔵庫に入れる。 ⑤　しめじは根元を取って洗浄し，1cmの長さに切ってパススルー冷蔵庫に入れる。 ⑥　トマトは洗浄した後，酸性水に浸けて消毒し，その後流水で十分に洗い流した後，パススルー冷蔵庫に入れる。 ⑦　アルコール消毒しておいたトマト缶の蓋を開け，ミキサーにかけてピューレ状にし，清潔な容器に移してパススルー冷蔵庫に入れる。
非汚染区域	調理場	加熱調理 急速冷却 チルド保存 再加熱	①　回転鍋にオリーブ油をひき，にんにくを加えて油となじませてから弱火で炒める。 ②　①にたまねぎ，にんじん，セロリ，しめじを加えて炒める。 ③　②に水とコンソメを加え，トマト，ローリエを入れて煮る。 ④　③に赤ワインとバジルを加え，弱火で煮込む。 ⑤　野菜が煮えたらパスタを入れ，10～15分煮込む。 ⑥　ローリエを取り出し，こしょうで味を調え，芯温75℃以上1分以上を確認，記録する。 ⑦　⑥を清潔な専用バットに入れ，ブラストチラーで急速冷却する。90分以内に芯温3℃以下にする。 ⑨　チルド庫に入れ，連続3℃以下，最高96時間の保存とする。 ⑩　再加熱する。 再加熱の温度設定 ●スチームコンベクションオーブンの設定 モード：加湿オーブン（90%） 温　度：120℃ 芯　温：80℃以上 目安時間：20分
非汚染区域	盛付場	盛り付け	①　再加熱した料理を器に盛り付ける。
汚染区域	食　堂	提供	①　提供する。再加熱後は，芯温65℃以上，2時間以内に喫食する。 注意点：再加熱後の料理は再度チルド保存しない。余った場合は破棄。

図5-17　標準作業手順書（SOP）の一例

●酢豚の標準衛生作業手順 -クックチル- ●

作業区域		調理作業工程	危害分析重要管理点と確認事項
汚染作業区域	検収室 原材料の保管場	●検　収	●臭い，外観・形状，包装，異物などの異常確認および記録 ●初期菌数のチェック
		●原材料の保管	●流通保管時の温度確認および記録 ●にんじん，パプリカ，たまねぎ，ピーマンは10℃以下保管，干ししいたけは室温，豚もも肉は10℃以下で保管 ●検食の採取（各食材50g ずつ密閉容器に入れる） ●手洗いの励行，靴裏の消毒
	下処理場	●野菜（にんじん，パプリカ，たまねぎ，ピーマン，しいたけ）の洗浄	●専用シンクの使用
		●野菜の切断	●専用まな板・包丁などの使用
		●豚肉の切断	●専用まな板・包丁の使用，エプロン・手袋の着用 ●手洗いの励行，靴裏の消毒
準清潔区域	調理場	●豚もも肉を揚げる	●油温の確認および記録，揚げ調理開始時刻，揚げ終わり時刻の記録，揚げ終わり時点で芯温75℃以上（3点すべて）の確認およびその記録。その後さらに1分以上の加熱。加熱後，消毒済みの容器に移す
		●野菜を加えて炒める	●炒め開始時刻を記録，炒めた後，最も火が通りにくい食材（にんじん）の芯温を3点測定，すべての芯温75℃以上を確認，その温度および炒め終わった時刻を記録。その後さらに1分以上の加熱を行った後，消毒済みの容器に移し，移し替えた時刻を記録
		●急速冷却	●冷却開始時刻の記録，冷却終了時刻の記録 （90分以内に芯温3℃以下に冷却）
		●チルド保存	●保冷設備への搬入時刻および温度の記録 （チルド庫内温度は連続3℃以下，最高96時間の保存） ●保冷設備からの搬出時刻記録
		●再加熱	●再加熱開始時刻を記録，再加熱後，最も火が通りにくい食材（にんじん）の芯温を3点測定，すべて芯温75℃以上を確認，その温度および炒め終わった時刻を記録。その後さらに1分以上の加熱 ●手洗いの励行，靴裏の消毒
清潔区域	盛付場	●盛り付け	●使用器具の衛生確認 ●マスク手袋の着用 ●清潔な食器に盛り付ける
		●ホールディング（保温）	●65℃以上，2時間以内の喫食
		●保存食採取	●完成品を50g 採取，密閉容器に入れる ●手洗いの励行，靴裏の消毒
汚染作業区域	検収室	●検食（保存食）保存	●検食・保存食を採取後ただちに専用保管冷凍庫に入れ，－20℃以下で2週間保存 ●手洗いの励行，靴裏の消毒

図5-18　標準衛生作業手順書（SSOP）の一例

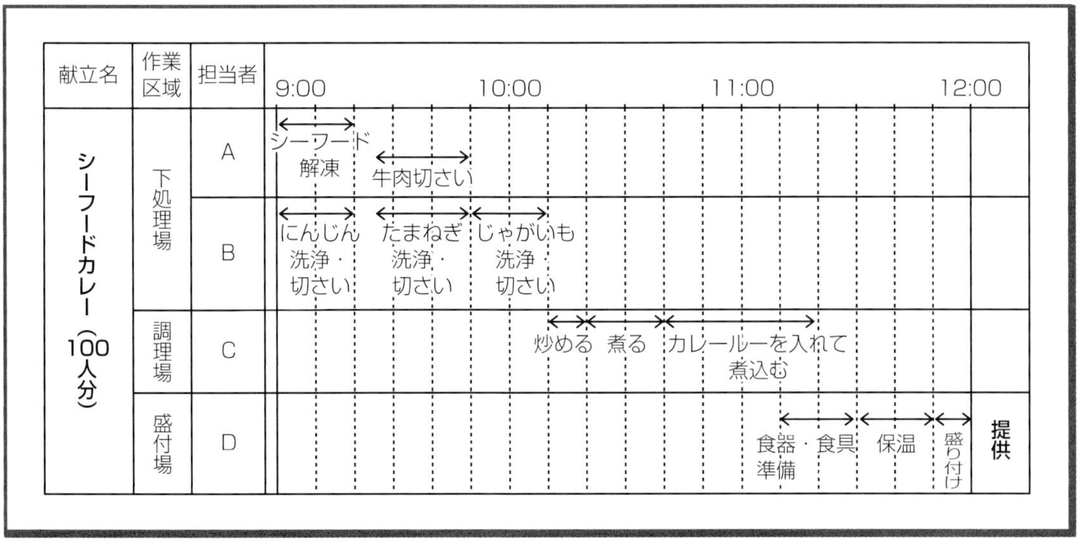

図5-19　調理工程表（シーフードカレー）

（4）施設・設備能力と生産性

生産性とは，生産現場における投入量によって作り出された生産効率のことをいう。投入量とは単に食材の量ばかりでなく労働力や資本，設備なども含む。一方，生産量は食数や盛り付け量ばかりでなく，投入した資金や付加価値なども含む。より少ない投入量でよりたくさんの生産量を算出するためには，作業の標準化，単純化，専門化を行い，ムラ・ムダに加えてムリな生産計画による作業効率の低下（**疲労**など）や危険を防ぐ必要がある。そこで，最適な生産性を生み出す方法と現状把握およびその分析・改善方法について次に述べる。

疲　労
疲労は作業効率のみならず，判断能力や注意力も奪うため，食中毒や事故につながりやすい。疲労調査を行うなど，調理作業者の健康維持と作業の改善を行うことが大切である。

1）作業の分類

給食における作業には，主たる作業ばかりでなく，それに付随する作業もあり，双方とも重要である。そこで，効率的な作業を行うためには作業分類を行い，作業の全体像を把握する必要がある。また，そこには毎日繰り返す作業と毎日変化する作業があり，慣れによる利点・欠点が存在することから注意を要する。表5-10に作業の種類を示す。

2）作 業 研 究

どういった生産を行うべきかを考えるのが作業研究である。図5-20に作業研究の手順を，表5-11にその種類と方法を示す。

3）作 業 評 価

作業評価を行うためには**投入量**と**生産量**の比率を調べる方法がよく用いられる。これを労働生産性といい，**産出量**を生産に投入された労働力で割った比率，つまりアウトプット（算出）量÷インプット（投入）量で算出する。表5-12のようにさまざまな種類の値で置き換えることにより，多様な切り口で生産性を分析することが

表5-9　大量調理の調理特性と対処法

調理操作	注意点	少量調理と大量調理の比較		大量調理の特性と対処法
		少量調理	大量調理	
洗浄	吸水量	少ない	多い	野菜の洗浄を行う場合，シンクでため洗いを行うため，洗浄中は常に水に浸かっている。さらに，大量の野菜を洗う行為自体が長時間を要するので，吸水量が多くなる。よって，野菜の洗浄はできるだけ少量ずつ洗うか，もしくは吸水していることを考慮して調理・調味を行う必要がある。
	付着水量	少ない	多い	大量の野菜を水切りするのは難しいので，少量調理よりも付着水が取り除きにくい。よって，少量調理よりも念入りに水切りを行う必要がある。大量調理用の水切機を使用するのもよい。
切さい	切断面	均一（手切り）	不均一（機械切り）	野菜の機械切りは，繊維の方向が一定になりにくく，切断面も削ったような切り口になりやすい。そこで，空気に触れる時間が長くなると脱水・乾燥しやすくなる。料理の種類によって，手切りか機械切りかを吟味したり，切り方・大きさ等を工夫するとよい。
炊飯	蒸発率	高い	低い	大量用の炊飯釜は少量用に比べ，全体米量に対する水面の面積比が小さくなることから，蒸発率が低くなる。よって，炊飯釜にもよるが，加水量は米重量の1.2～1.4倍を目安にするとよい。
ゆでる	温度上昇	速い	遅い	鍋の材質や形状・火力にもよるが，大量調理は少量に比べて温度上昇に時間を要する。また，付着水が多いので，沸騰水中に野菜を投入すると温度が下がり，温度回復に時間を要する。よって，沸騰してから何分ゆでるのかを考えて調理するとよい。
煮る	蒸発率	多い	少ない	少量より蒸発率が少ないので，煮汁を少なめにするとよい。
	煮くずれ	少ない	多い	少量より自重が多く，余熱で火が通りやすいことから，煮くずれしやすい。そこで，食材の切り方・大きさを工夫し，食材の重なりを極力減らして煮る。鍋の形・材質を考えて対流が少ない方法で煮るか，あるいは早めに火を止めるなどの工夫をするとよい。
	余熱	少ない	多い	
	熱対流	良い	悪い	大量調理は材料が多いことから，熱対流が起こりにくいので火の通りも悪く，味ムラが出やすい。適切な機器・火力を選択し，落とし蓋の使用などを行うとよい。
	味ムラ	少ない	多い	
炒める	温度上昇	速い	遅い	大量食材を炒める場合，温度上昇に時間を要するため，長時間炒めることにつながり，蒸し煮状態になりやすい。そこで，材料の切り方の工夫・熱伝導のよい機器の選択・高温加熱・下ゆでや油通し，もしくは一度で炒めようとせず，何度かに分けて炒めるといった工夫をするとよい。
	放水量	少ない	多い	
	蒸発率	高い	低い	
サラダ	放水量	少ない	多い	調味後の時間経過に伴って放水量は増加するので，可能な限り調味のタイミングを遅くするか，盛り付け時間を短縮する。しかし，一方で放水量を考慮して，調味％の数量化を行っておく必要がある。
汁物	塩分%の調整	容易	難しい	大量調理は調理後から喫食までの時間が長く，配食にも時間を要するので，蒸発量が増えるばかりでなく，具材（汁の実）からの水分放出も起こり，汁物の塩分濃度や味が変化しやすい。そこで，配食中は鍋蓋をこまめに閉めたり，調味基準を設定しておくとよい。

表5-10　作業の種類

主体作業	・仕事の目的に対して直接的に関与する作業。 ・主作業と付随作業からなる。
主作業	・主体作業のうち，その仕事の直接目的である材料の変化そのものに直接的に関与している作業。 ・調理作業である下処理作業の剥皮・切さい・成形，加熱調理作業の鍋のかき混ぜ・オーブンの出し入れ，盛り付け作業，計量などほとんどがこれに分類される。
付随作業	・主体作業に付随して規則的に発生するが，仕事の目的に対して間接的に役立っている要素であり，標準化された作業。 ・調理操作のための食材料・器具の準備・移動，主作業のための移動などが当てはまる。
付帯作業	・本来の作業のための準備，段取り，後始末，運搬などの作業。 ・作業場所の整備，機械の清掃，作業指示書の通読などが含まれる。 ・主作業の前後に規則的に発生する付随作業に対して，付帯作業は規則的に発生する作業であるが，ともに本来の作業に必要な作業であり，両者の違いが不明確であるともいわれている。
余　裕	・直接生産に関与しない状態。 ・機械の点検，材料の補充，移動など，作業に付随して起こる「作業余裕」，手持ちや打ち合わせ，器具準備など管理上発生する「職場余裕」，生理的欲求に基づく「人的余裕」，作業の疲れを回復するための「疲労余裕」などがある。 ・各余裕の内容と原因について妥当性を評価し，短縮することで，生産性を高める。
非作業	・作業者の個人的理由，怠惰により発生するもの。遅刻や雑談などが該当する。
単位作業	・時間研究などで作業を分割して調査する場合の単位で，１つの作業目的を遂行する最小の作業区分。 ・工程と要素作業の中間の単位。 ・調理作業を例にすると，下処理工程に，洗浄，切さいなどの単位作業があり，切さいの中に，カッターのスイッチを押す・野菜を投入する・野菜を切る・カッターのスイッチを切るなどの要素作業が含まれる。
要素作業	・単位作業を構成する要素。 ・作業測定や作業の方法改善のため，作業者の動作を細かく分けて分析するための単位。

出典）日本給食経営管理学会監修：給食経営管理用語辞典，第一出版，2020，表４d，p.74

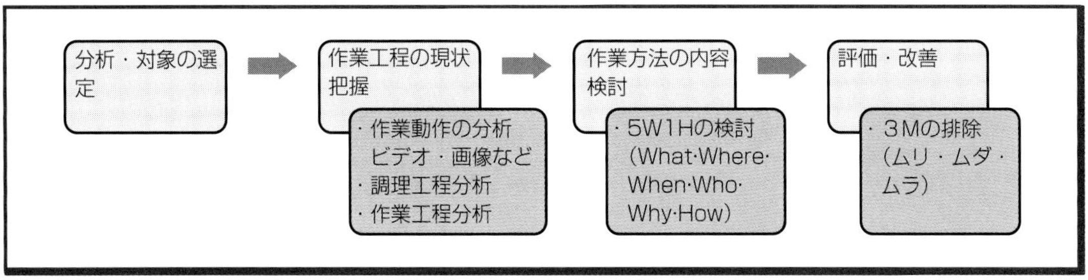

図5-20　作業研究の手順

出典）石田裕美，冨田教代編著：給食経営管理論，医歯薬出版，2013，図５-４，p.51を一部改変

できる。また，計数管理を行うことにより労働生産性の効率化を図ることができる。
労働生産性は，施設の種類，規模，機器の導入状況，献立形態，供食方法などによっ

表5-11 作業研究の種類

作業研究	方法研究	工程分析	調理現場での各作業工程の統合・廃止・順序を分析し，適正人員，調理・作業時間の短縮，標準化の資料を作る。
		動作研究	作業者が行うすべての動作を作業の種類ごとに調査・分析し，最適な作業方法を求めるための手法。手や目などの動きを分析し，ムリ・ムダ・ムラのある動作の排除を行ったり，動作の順番や組み合わせ方を変えたりして改善を図る。
	作業測定	稼働分析	作業を主体作業と付帯作業と余裕に分類し，その時間構成率を測定する。同じ作業でも，作業者を主体とする場合と設備を主体とする場合で時間構成率も異なる。 ① 連続観測法 ② 瞬間観測法（ワークサンプリング法）
		時間研究	作業を要素作業または単位作業に分割し，その分割した作業に要する時間を測定する手法である。測定された時間は，標準時間の設定や作業の効率化などに利用する。

連続観測法
作業者や機械の動きをストップウォッチや機器自体に付属しているタイマーなどを用いて連続的に観察・記録する方法。

瞬間観測法
あらかじめ観測時刻を設定したリスト表を作成し，その時刻に対象者または機械がしている動きを記録する方法。

表5-12 労働生産性[1]の算出例

労働生産性	単位	計算式
従事者（1人）当たりの売上高	円／人	売上高／従事者数[2]
従事者（1人）当たりの労働時間数	時間／人	労働時間数／従事者数[2]
1時間当たりの売上高	円／時間	売上高／労働時間数
1時間当たりの提供食数	食／時間	提供食数／労働時間数
1食提供当たりの労働時間数	時間／食	労働時間数／提供食数
1食提供当たりの従事者数	人／食	従事者数[2]／提供食数

注1）労働生産性が高いほど，効率よく生産活動が行われる。
注2）従事者数＝フルタイム労働者数＋換算フルタイム労働者数
換算フルタイム労働者数＝〔(フルタイム労働者の早出・残業時間数＋パートタイム労働者の就業総時間数)／フルタイム労働者の基準労働時間〕
出典）石田裕美，冨田教代編著：給食経営管理論，医歯薬出版，2013，表5－1，p.52

て異なるが，概ね調理従事者1人当たり30〜100食程度が許容範囲とされている。大量調理では，作業の標準化，単純化，専門化，機械化によって合理化を行い，ランニングコストも含めてより少ない投入量でより多くの生産量を確保できるようにする。つまり，勘や経験に頼らないことで品質の確保を促す。また，作業評価は直接的な効率だけでなく，職場の雰囲気や人間関係の他，教育・訓練や人事考課などにもつなげていくとよい。

（5）廃棄物処理

毎日の給食業務におけるごみ処理の注意点については，大量調理施設衛生管理マニュアルの中に記載があり，「隔壁等により，汚水溜，動物飼育場，廃棄物集積場

図5-21　持続可能な開発目標（SDGs）

出典）国際連合広報局，日本の国際連合広報センターによる日本語版．

等不潔な場所から完全に区別すること」（資料p.226参照）や，「廃棄物（調理施設内で生じた廃棄物及び返却された残渣をいう）の管理方法」（資料p.228参照）についても記されている。一方，経済産業省は循環型社会を形成するために**３Ｒ政策**を推奨している。その施策として廃棄物処理法（正式名：廃棄物の処理及び清掃に関する法律）が定められている。また，農林水産省は環境負荷の少ない循環型社会を構築するために食品リサイクル法（正式名：食品循環資源の再利用等の促進に関する法律）を定めており，食品関連事業者（可食部分の廃棄処分が多く，発生抑制の重要性が高い業種）は，毎年度，食品廃棄物等の発生量および食品循環資源の再生利用等の状況を報告しなければならない。また，2015（平成27）年９月の国連サミットで全会一致で採択されたSDGs（Sustainable Development Goals：持続可能な開発目標）では，17の国際目標（図５-21）が掲げられ，2030年までに達成すべくさまざまな取り組みが行われている。食品ロスを含め責任ある生産が求められる。

３Ｒ（スリーアール）政策
リデュース（Reduse：廃棄物の発生抑制），リユース（Reuse：再使用），リサイクル（Recycle：再資源化）の頭文字をとった言葉で，環境と経済が両立した循環型社会を形成していくためのキーワード。

（６）配膳・配食の精度

配膳・配食は調理作業の最終段階であり，その精度は料理の評価に大きく影響する。提供スタイルによって注意点は異なるが，いずれにしても五感を満足させる食事が望ましい。

配　膳
でき上がった料理を盛り付ける作業。

配　食
盛り付けた料理を喫食者に手渡す作業。宅配サービス（喫食者の自宅に食事を届けるサービス）などもこれにあたる。

１）味　　覚

大量調理は，調理終了から喫食までの配膳・配食に要する時間が長いことから，食材から水分が蒸発・放水したり，吸水するなどして味に変化が生じたり，長時間温冷配膳車で保温あるいは保冷することで味に変化が生じる場合がある。逆に，適

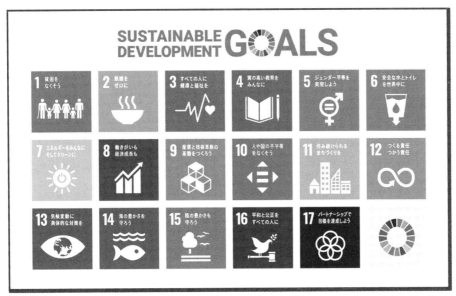

切な温度帯を保持できずに味覚を損ねることもある。料理の種類によって配膳・配食のタイミングの検討，ウォーマーや冷蔵庫の追加，配食条件・提供スタイル（表5-6）の見直し，配膳方法の検討（例：コンベアの設置）など，作業の効率化を図る工夫が必要である。

2）視　　覚

美しい盛り付けの料理をみると食欲が喚起される。料理の彩り・切り方・立体感・ボリューム感，季節感，丁寧さ，器の配置・選択，食べやすい盛り付けなどに配慮する必要がある。まず彩りは5色〔赤・黄・緑・黒（紫）・白〕を基本食として彩り良く盛り付ける。加えて，料理以外の背景にも配慮し，食器・トレイ・テーブル・インテリア・照明などとのバランス（色・形・スタイルなど）にも気を配る。日頃から美しい盛り付けができるように訓練し，標準化しておきたい。

3）触　　覚

一般に，おいしい料理の温度帯は人の体温±25～30℃であるといわれ，冷たい料理は10℃前後，温かい料理は65℃前後となる。よって，保温保冷を行い，**適温**で提供できるようにする。また，大量調理は，長時間調理や保存により触感を損いやすいことから，切り方や調理法，調味タイミングなどを工夫する必要がある。

◘適　温
料理を喫食する時においしいと感じる温度，または温度帯のこと。料理によっておいしいと感じる温度は異なる。
喫食時の最適温度
・ご飯：65～70℃
・おかゆ：37～42℃
・味噌汁・清汁：60～80℃
・煮魚・焼魚：45～55℃
・酢の物：10～15℃
・お浸し：20～25℃
・サラダ：8～12℃
・プリン：5～10℃
・ジュース：5～8℃

4）嗅　　覚

調理終了から喫食までの時間が長くなると，香りがとんでしまったり，あるいは変化したりする。特に温冷配膳車に長時間入れた後は，嫌な臭いが立ち上ることもある。薬味（大根おろしやレモンなど）などの扱いにも配慮し，添え物であっても小皿に入れて冷温管理するなどの工夫が必要である。料理には蓋をして互いの香りが混ざらないように工夫することも大切である。蓋は，料理の乾燥を防ぐなどの効果もある。

5）聴　　覚

厨房の作業音は，ゆったりした食事の妨げになる。壁や床に消音効果のある建材を用いたり，心地良い音楽を流したりと，顧客管理にも気を配りたい。

演習課題

❶ 損益分岐点を下げるためにはどうすればよいか，説明しなさい。

❷ 購入業者を選定する条件をあげなさい。

❸ 購入契約の方法を説明しなさい。

❹ 検収項目をあげなさい。

❺ T-T・Tについて説明しなさい。

❻ 新調理システムとはどのようなシステムであるか説明しなさい。

❼ 大量調理における煮る調理の調理特性について，考えられる注意点を列記しなさい。

第6章 給食の安全・衛生

給食運営上の安全・衛生，安心の概要を理解し関連法規および運用マニュアルや食品生産の場としてのHACCP（ハサップ）システムを理解する。対象人員などの異なる施設別の安全・衛生管理の徹底を図り，食品衛生上の事故を防止することが重要である。さらに食品の安全性，調理従事者，調理施設・設備，調理システムなど，環境の安全性についての配慮ならびに衛生管理体制を理解する。

1. 安全・衛生管理の概要

給食施設における安全・衛生管理は食事をおいしく安心して供給するために，想定されるあらゆる食品衛生上の配慮が最も重要な業務である。

給食施設で起こりうる食品衛生上の事故は食中毒，食による感染症，薬物汚染，異物混入などが考えられ，日常の厳しい衛生管理業務の中で未然に防ぐ施策が重要である。給食は一度に大量調理することから，機器管理や作業環境を安全・衛生を視野に整備し，調理従業員が安全な作業が行えるよう日常的な配慮が必要である。

2003（平成15）年には**食品安全基本法**が策定され，内閣府に**食品安全委員会**が設立された。厚生労働省も「食の安全推進アクションプラン」を策定するなど各省が連携して，食品衛生対策の一層の推進と消費者への啓発に努めている（図6-1）。

安全な食事を提供するために，食品の安全に対する国の体制が整備強化されたことに加え，専門職である管理栄養士・栄養士が，種々の関連法規を理解し，食品の安全性および調理過程における調理従業員，調理施設・設備，調理システムなどの環境衛生の安全性を徹底することが求められる。

食の安全・安心が確保されるようすべての給食関係者が衛生管理の重要性を認識し実践することが重要である。図6-2に総合衛生管理の概念を示す。

（1）安全・衛生管理の意義と目的

安全・衛生管理の目的は食品衛生上の危害（食中毒など）を防止し，衛生的に安全な給食を提供することである。

給食を通して健康の維持・増進を図るためには給食への信頼性や評価へ直接結びつくことを意識し，衛生的に「安全で安心して栄養的に完全で楽しく食す」ための食事作りには，食品およびそれを扱う人および施設・設備を対象とする衛生管理を

食品安全基本法
（平成15年法律第48号）
食品の安全性の保障に関する基本理念を定め，施策の策定に係る基本的な方針を定めることにより，食品の安全性確保を総合的に推進することを目的とする法律。

食品安全委員会
2003(平成15)年7月，食品安全基本法に基づき内閣府に設置された委員会。
国民の健康保護の重要性を主目的とし食品の化学物質など健康に悪影響を及ぼす要因について「食品健康栄養評価」を行うことを目的としている。

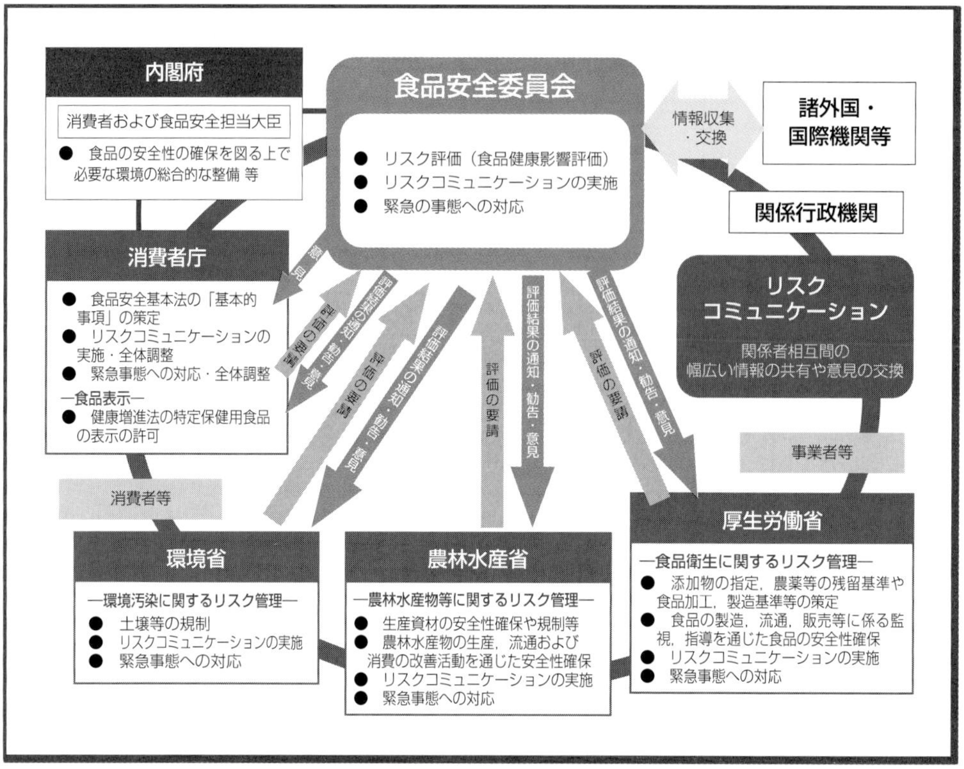

図6-1　食品安全委員会と各省との連携

出典）https://www.fsc.go.jp/iinkai/mission.html

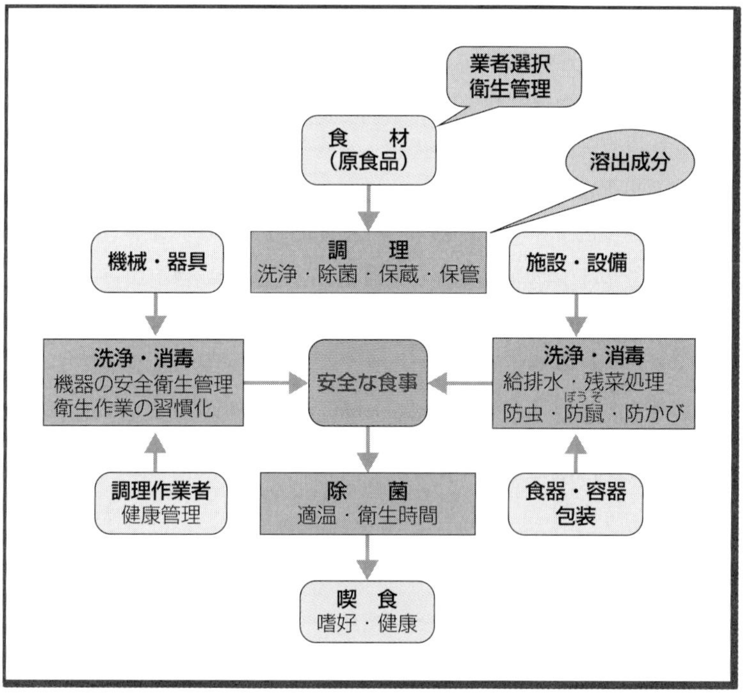

図6-2　安全な食事のための総合衛生管理

構築することが重要である。

調理従業員が安全・衛生の意識を持ち作業を行うために，従業員の健康管理の義務づけなど（労働安全衛生法第23条），食品衛生法，その他の関係法規を遵守した衛生管理に加え作業管理の標準化を徹底させ，調理作業環境の体制整備が必要である。

具体的な施策としては「HACCPシステムの概要」「大量調理施設衛生管理マニュアル」を遵守した業務の構築をすることが衛生管理のうえで重要である。

食品，施設・設備およびそれを扱う人を対象に衛生管理思想を高め，個人の意識として衛生管理の重要性を認識し，衛生教育と実践を繰り返し行い，自己管理能力を喚起することが重要である。

以下に給食に関わる安全・衛生管理の主な法規などをまとめた。

① **食　品**：食品衛生法および同法施行規則，食品安全基本法，JAS法など。

② **環　境**：労働安全衛生規則，製造物責任法，水道法など。

③ **生産（調理）**：大量調理施設衛生管理マニュアル，学校給食衛生管理基準，医療法など。

事故の要因は施設設備・機器，作業環境，人的要因に分類される。主な確認事項は次のとおりである。

1）施設設備・調理機器

天井・床・壁などの建築物破損は鼠族（そぞく）・昆虫の侵入につながる。特に床面は転倒の原因にもなり，従業員のけがにつながるので，早急な対応ができるよう管理体制を整える。各種調理機器の扱いを熟知し，定期的点検により事故防止に努める。

2）作 業 環 境

作業環境を整えることにより作業効率を高め事故防止につなげる。整理整頓された環境，室温・湿度，換気，照明の状況を確認する。

3）人 的 要 因

職場の長は常に職務経験・年齢，性別などの個人情報収集と注意力，従業員の疲労度などの把握に心がける。疲労・過労からの事故防止のため，適材適所の配置，労働時間の管理，適切な休養時間の配慮などのマネジメントを行う。

（2）給食と食中毒・感染症

1）食中毒について

食中毒とは，飲食物および食の場で人，食器・器具，包装容器などを介して体内に侵入した中毒菌や有毒・有害な物質などが原因で起こる胃腸炎などの健康障害である。発熱を伴うことも多く，健康障害の現れ方は原因物質の種類・量，対象者の年齢や身体状況により異なる。

2）食中毒の分類

食中毒は，原因物質から微生物性食中毒（細菌性・ウイルス性），化学性物質および自然毒に大別される。さらに細菌性食中毒は細菌の増殖状況から感染型，毒素型，

表6-1　主な食中毒菌の種類と予防留意点

分類・区分		病原菌	主な発生源	食中毒予防など・留意点
細菌性	感染型	サルモネラ	卵・食肉および加工品	加熱（60℃30分以上で殺菌） 低温保存（10℃以下で増殖防止）
		腸炎ビブリオ	近海産魚介類（海水中に分布） （あじ・いか・たこなど）	3～5％塩水・8～10分で2倍に増殖 淡水で洗浄，加熱・低温保存
		カンピロバクター	食肉特に鶏肉	酸・乾燥で弱化・加熱調理で殺菌
		腸管出血性大腸菌 O-157・O-111	牛肉生食 井戸水	少量の菌で発症 食品中心部75℃1分以上加熱
	毒素型	黄色ぶどう球菌	人の化膿巣・鼻腔に存在	耐塩性（15％まで増殖），加熱調理では殺菌されない 化膿巣のある者は調理に携わらない
		ボツリヌス菌	動物の糞便中（肥料とする農産物） 缶詰・はちみつ（乳児ボツリヌス症）	加工食品など，摂食前の加熱（80℃20分以上で殺菌）
	中間型	ウェルシュ菌	人・動物の腸管内に分布 食肉・魚介などたんぱく質性加熱食品	加熱調理品の温度保存に注意 加熱後急速冷却など（10℃以下）
		セレウス菌	土壌・空気・水中など自然界に分布し野菜や穀物を汚染（炒飯・焼きそば）	耐熱性が高いので調理後の保管・喫食時間と温度管理に注意
		毒素原性大腸菌	河口魚介類	生食を避け保存温度に注意
ウイルス性		ノロウイルス	二枚貝のウイルス 保菌者の糞便・嘔吐物の二次感染	加熱調理中心温度85～90℃90秒以上 手洗いの励行
寄生虫性	獣肉類	鉤条虫類	豚・猪	60℃以上の加熱・－10℃で4日
		旋毛虫（トリヒナ）	豚・クマ・猪	十分な加熱
		トキソプラズマ	豚・ヤギ・羊	十分な加熱・－12℃の凍結有効
		サルコシスティス	馬・羊・牛・豚	十分な加熱
	魚介類	アニサキス	さば・あじ・いわし・さんま	60℃以上の加熱 －20℃以下で24時間以上の凍結
		クドア属	ひらめ	75℃5分以上の加熱 －20℃4時間以上の凍結
		旋尾線虫	ほたるいか	中心温度60℃以上の加熱 －30℃で4日間以上
	その他	野菜（肝蛭）	クレソン・せり	洗浄を十分に・水汚染に注意
化学物質性		有害添加物	酸敗油脂，農薬，有機重金属，化学物質など	食品検収時・使用前の成分チェック 食材の安全性の確認
		製造工程溶出物	有機溶媒・重金属などの混入	調理前のチェック 調理加工中にも異物混入に注意
自然毒性		植物性	毒きのこ，アルカロイド含有植物（じゃがいもの芽）	調理による除去 喫食しない
		動物性	ふぐ，毒かますなどの有毒物質	毒部分の除去 調理に注意し喫食しない

中間型に分類される。また自然毒には動物性と植物性がある。表６－１に主な食中毒の概要を示した。

従来の飲食物が原因となる胃腸炎などの健康障害の中でも，ヒトからヒトへ感染するコレラ，赤痢，腸チフス・パラチフスなどの消化器感染，ウイルス感染症，寄生虫，アレルギーなどは感染症とし，食中毒から除外されてきた。しかし近年のウイルスによる食中毒の多発を受け，厚生省（現，厚生労働省）は食品衛生法を1997（平成９）年に改正し，ウイルスを食中毒の原因物質と認定した。さらに消化器感染症が食物を介して発生したことが明らかな場合は行政的食中毒として対応することを定め，厚生労働省から年次報告（食中毒発生状況）される。

３）食中毒発生状況

厚生労働省の統計によると食中毒患者数は増加傾向にあり，1996（平成８）年のＯ-157（腸管出血性大腸菌）による集団食中毒が各地で発生したことをきっかけに事件数，患者数ともに大きく増加した。また最近はノロウイルスによる集団食中毒の発生が著しく，患者数は細菌性食中毒を上回り，増加傾向にある。

表６－２に2019（令和元）年の病因物質別食中毒発生状況を示す。事件数では細菌に起因するものは全体の36.3％と高いが，近年はウイルス性に起因するものが増加している。細菌の種類別には細菌を100％とした場合カンピロバクターが74.3％を占め，サルモネラ属菌，ぶどう球菌，腸管出血性大腸菌，ウェルシュ菌などが続く。ウイルス性に起因するものはほとんどがノロウイルス（97.2％）である。

患者数では，細菌に起因するもの36.4％に比して，ノロウイルスに起因するものが52.9％と多い。これは近年の特徴であり，調理の際の加熱殺菌管理の必要性を強く感じる結果である。

従来食中毒の発生時期は７～９月の夏期に多かった。しかし2003（平成15）年頃から12～２月の冬期にも患者が増加し，ノロウイルスが原因菌の被害が多くなっていることなどから，年間を通して食中毒発生の危機感をもつことが望まれる。2013（平成25）年10月にはノロウィルス汚染のおそれがある食品の加熱について大量調理施設衛生管理マニュアルの改正が行われ，その後も随時改正が行われている。

施設別食中毒発生状況を表６－３に示した。原因施設別では不特定多数対象の飲食店が7,288人と最も多く，次いで旅館1,719人，製造所871人となっている。

給食施設別では事業所が865人，学校228人，病院211人の発生となっており，食中毒の危機管理を徹底させる努力が求められる。食の安全性は生命に関わるので十分な衛生管理が求められる。事件数1,061件に対する給食施設の発生率は事業所3.1％，学校0.8％，病院0.4％と低いが１件当たりの患者数は事業所約26人，学校約29人，病院約53人となっており，給食対象人員に対する危機管理が重要である。

４）食中毒防止の原則

食中毒防止の原則は原因菌を「持ち込まない」「汚染させない」「増殖させない」「殺菌により生存させない」であり，細菌増殖因子の徹底的排除が必要である。増

表6-2　病因物質別食中毒件数および患者数（2019年）

原因物質		総数 件数	総数 患者数
総　数		1,061	13,018
細菌	細菌総数	385	4,739
	サルモネラ属菌	21	476
	ぶどう球菌	23	393
	ボツリヌス菌	−	−
	腸炎ビブリオ	−	−
	腸管出血性大腸菌（VT産生）	20	165
	その他の病原大腸菌	7	373
	ウェルシュ菌	22	1,166
	セレウス菌	6	229
	エルシニア・エンテロコリチカ	−	−
	カンピロバクター・ジェジュニ／コリ	286	1,937
	ナグビブリオ	−	−
	コレラ菌	−	−
	赤痢菌	−	−
	チフス菌	−	−
	パラチフスA菌	−	−
	その他の細菌	−	−
ウイルス	ウイルス総数	218	7,031
	ノロウイルス	212	6,889
	その他のウイルス	6	142
寄生虫	寄生虫総数	347	534
	クドア	17	188
	サルコシスティス	−	−
	アニサキス	328	336
	その他の寄生虫	2	10
化学物質		9	229
自然毒	自然毒総数	81	172
	植物性自然毒	53	134
	動物性自然毒	28	38
その他		4	37
不　明		17	276

出典）厚生労働省：令和元年食中毒発生状況，2019

表6-3　原因施設別食中毒件数および患者数（2019年）

全体				事件数	構成割合	原因施設が判明したものの構成割合（%）	患者数	構成割合（%）
総　数				1,061	100.0	−	13,018	100.0
原因施設判明				899	84.7	100.0	12,626	97.0
家　庭				151	14.2	16.8	314	2.4
事業所	総　数			33	3.1	3.7	865	6.6
	給食施設	事業所等		10	0.9	1.1	286	2.2
		保育所		7	0.7	0.8	179	1.4
		老人ホーム		10	0.9	1.1	307	2.4
	寄宿舎			3	0.3	0.3	47	0.4
	その他			3	0.3	0.3	46	0.4
学　校	総　数			8	0.8	0.9	228	1.8
	給食施設	単独調理場	幼稚園	−	−	−	−	−
			小学校	−	−	−	−	−
			中学校	−	−	−	−	−
			その他	1	0.1	0.1	76	0.6
		共同調理場		1	0.1	0.1	67	0.5
		その他		−	−	−	−	−
	寄宿舎			−	−	−	−	−
	その他			6	0.6	0.7	85	0.7
病　院	総数			4	0.4	0.4	211	1.6
	給食施設			4	0.4	0.4	211	1.6
	寄宿舎			−	−	−	−	−
	その他			−	−	−	−	−
旅　館				29	2.7	3.2	1,719	13.2
飲食店				580	54.7	64.5	7,288	56.0
販売店				50	4.7	5.6	61	0.5
製造所				13	1.2	1.4	871	6.7
仕出屋				19	1.8	2.1	868	6.7
採取場所				1	0.1	0.1	2	0.01
その他				11	1.0	1.2	199	1.5
不　明				162	15.3	−	392	3.0

出典）厚生労働省：令和元年食中毒発生状況，2019

●ノロウイルス食中毒の防止策●

加熱時の中心温度85〜90℃以上90秒間以上を確認しよう。

二枚貝など汚染の可能性が高い食品は生食しない。

施設内の消毒には次亜塩素酸ナトリウムが有効。

嘔吐物については次亜塩素酸ナトリウムを用い迅速かつ的確に処理する。

ノロウイルスの感染特性　＜ほとんどが経口感染＞

① 患者のノロウイルスが含まれる糞便・嘔吐物から人の手などを介した二次感染。

② 人同士の接触機会が多い家庭や共同生活施設での飛沫感染などの直接感染。

③ 食品取扱者が感染源となりその感染者を介して汚染した食品の摂取による感染。

④ ノロウイルスに汚染された井戸水や簡易水道水を消毒不十分で摂取したことによる感染。

殖因子は食品の栄養素・水分・温度が関与している。

食品の購入，保存・保管，調理，盛り付け，配食時の衛生マニュアル作成は重要であり，従業員の検便・体調管理，健康管理を十分に行う。喫食者への対策として衛生管理・健康管理意識を高める教育活動も防止策として効果的である。

5）感染症について

感染症は，伝染性の細菌および感染患者に関し必要な措置を定めることにより発症を予防し，さらにその蔓延を防止して公衆衛生の向上および増進を図ることが求められる。明治時代公布された「伝染病予防法」は，近年の感染症を取り巻く状況の変化をかんがみ廃止され，1999（平成11）年に「感染症の予防及び感染症の患者に対する医療に関する法律」が公布され，医療に関して必要な措置を定めている。

感染症類型には１類感染症から５類感染症の５種の他，新型インフルエンザ等感染症，指定感染症および新感染症が含まれる。感染症のうち，食べ物から感染するものが「食中毒」となる。２類感染症に分類されるコレラ，赤痢，腸チフスについては行政的食中毒として取り扱われることがある。予防には関係者の検便による保菌者発見や感染経路の遮断が重要である。感染症の類型を表６-４に示した。

（3）施設・設備の保守

1）給食におけるHACCPシステムの運用

給食の安全・衛生管理は**HACCP**（hazard analysis and critical control point）**システム**を運用することが有効である（本章の２節（p.109〜）に詳しく述べる）。

HACCPシステムに基づく衛生管理を効率的かつ効果的に実施するための導入方法について，**12の手順**が示されている（p.112）。このうち後半の７つは特に運用上の重要ポイントとされる。また給食経営の給食施設における７原則として，この概念を取り入れた作業管理の運用により安全・衛生管理の確保に有効である。

12の手順
1993（平成５）年７月国際合同食品規格委員会（コーデックス委員会）がHACCPの７原則の前に５つの手順を加えた１２の手順をHACCP方式の適用に関するガイドラインとして公表。

表6-4　感染症の類型および定義・対応

感染症類型	定　　義	主 な 対 応
1類感染症	感染力，罹患した場合の重篤性などに基づく総合的な観点から見た危険性が極めて高い感染症。 〔エボラ出血熱，クリミア・コンゴ出血熱，痘そう，南米出血熱，ペスト，マールブルグ病，ラッサ熱の7感染症〕	患者，疑似症患者および無症状病原体保有者について入院などの措置を講ずる。
2類感染症	感染力，罹患した場合の重篤性などに基づく総合的な観点から見た危険性が高い感染症。 〔急性灰白髄炎，結核，ジフテリア，重症急性呼吸器症候群（病原体がSARSコロナウイルスであるものに限る），中東呼吸器症候群（病原体がMERSコロナウイルスであるものに限る），鳥インフルエンザ（H5N1，H7N9）の6感染症〕	患者および一部の疑似症患者について入院などの措置を講ずる。
3類感染症	感染力，罹患した場合の重篤性などに基づく総合的な観点から見た危険性は高くないが，特定の職業への就業によって感染症の集団発生を起こしうる感染症。 〔コレラ，細菌性赤痢，腸管出血性大腸菌感染症，腸チフス，パラチフスの5感染症〕	患者および無症状病原体保有者について就業制限などの措置を講ずる。
4類感染症	動物，飲食物などの物件を介して人に感染し，国民の健康に影響を与えるおそれのある感染症（ヒトからヒトへの感染はない）。 〔ウエストナイル熱，狂犬病，鳥インフルエンザ（H5N1，H7N9を除く），日本脳炎，マラリア，レジオネラ症などの感染症〕	媒介動物の輸入規制，消毒，物件の廃棄などの物的措置。
5類感染症	国が感染症の発生動向の調査を行い，その結果などに基づいて必要な情報を国民一般や医療関係者に情報提供・公開していくことによって，発生・まん延を防止すべき感染症。 〔ウイルス性肝炎（E型およびA型を除く），後天性免疫不全症候群（エイズ），インフルエンザ，麻しんなどの感染症〕	発生動向の収集把握と情報の提供。
新型インフルエンザ等感染症	新型インフルエンザ，再興型インフルエンザ	外出自粛などの協力要請，健康状態の報告など。
指定感染症	既知の感染症のうち1類～3類，新型インフルエンザ等感染症に分類されていない感染症であって，1類～3類に準じた対応の必要性が生じた感染症。	1類～3類感染症に準じた対応（適用する措置は政令で指定する）
新感染症	ヒトからヒトに感染すると認められる疾病であって，既知の感染症と症状などが明らかに異なり，当該疾病に罹患した場合の病状の程度が重篤であり，かつ，当該疾病のまん延により国民の生命および健康に重大な影響を与えるおそれがあると認められる感染症。	都道府県知事が厚生労働大臣の技術的指導・助言を得て個別に応急対応し，政令により症状などの要件を指定した後は1類感染症に準じた対応を行う。

2）大量調理施設衛生管理マニュアル

厚生労働省は食中毒発生防止を目的にHACCPの概念を取り入れ，1997（平成9）年に「大量調理施設衛生管理マニュアル」を作成した。このマニュアルは1996（平成8）年，O-157による集団食中毒の発生により，給食施設などの食中毒を防止する目的で策定された。近年発生が増加しているノロウイルスに対応する目的で2013

(平成25) 年に改正され，その後も必要に応じ随時改正されている。さらに2013年食品添加物などの規格基準の一部が改正された。HACCPの概念に基づく調理過程の重要管理事項は２節の表６－５に掲載した。

（4）衛生教育の必要性

衛生教育は細菌，病原菌を「持ち込まない・つけない」ために，作業環境の整備を含めた従業員の衛生教育・管理が必要である。

給食業務において衛生管理は最重要項目であり，人・食材・施設等の各項目における衛生項目を十分理解し，安全で安心できる給食を提供することが大切である。特に衛生に関しては給食従事者の衛生意識が非常に大切で衛生意識の高揚が大切である。**クリーンネス**より**クレンリネス**の精神で調理に従事する。また誤った衛生知識は大きな事故につながりかねないため，しっかりとした衛生管理能力を身につけ，お互いに注意し合うことが必要である（具体的な安全・衛生の対応については次頁以降を参照）。

クリーンネス
清掃する（きれいにするための作業，行為）。

クレンリネス
清潔な状態を維持する（清潔で安全で快適な状態）。

（5）危機管理対策

危機管理（リスクマネジメント）とは，給食の安全・衛生の確保のために，起こりうる危機を予測・分析し，危機の回避策・危機発生時の的確な対応などを構築することである（具体的な事故・災害対策については第７章（p.126～）で述べる）。

日常業務の中でありがちな事故・出来事に対して，給食業務の環境に配慮した設置・管理を，施設長を責任者として危機管理体制を整備し具体的な対応訓練を行うことが重要である。

衛生管理業務に関わるリスク（危険性）を対象とするアクシデント（事故）に至る前のインシデント（出来事）管理が必要である。厚生労働省によるリスクマネジメントマニュアル作成指針に従って，危機管理対策委員を中心に「インシデントマニュアル（ヒヤリ・ハット）」の体験報告および危機の体験・報告と事故などの対応を構築した「アクシデントマニュアル」により予防の啓発，報告，提言を図ることが求められる。事故や災害の未然防止には「ヒヤリ・ハット」の段階での対処が重要である。

2. 安全・衛生の実際

（1）給食におけるHACCPシステムの運用

1）HACCPの歴史（簡略）と給食衛生管理

HACCPシステムは，米国で宇宙食の安全性を確保するために失敗モード解析法の概念を取り入れ開発された衛生管理方式である。また国連のFAOおよびWHOの合同機関である食品規格委員会（コーデックス委員会）から発表され，国際的に認められたシステムである。

日本では，1995（平成7）年PL法の施行，O-157による集団食中毒など，安心できる衛生管理システムの構築が急務となったことや，海外企業との商品取引において他国と同じ衛生基準が必要となることから，HACCPシステムの導入が始まった。また，大手百貨店への入荷においてもHACCPシステムを取り入れることで，安心・安全な商品として保証できることや，**HACCP支援法**の適用などもシステムを広範囲に浸透させる要因となった。

◇HACCP支援法（食品の製造過程の管理の高度化に関する臨時措置法）
食品の安全確保と品質管理の高度化に資するHACCPの導入を推進するため，必要となる施設整備に対する長期低利融資などの措置を講ずる法律。

2018（平成30）年には食品衛生法が一部改正され，すべての食品事業者を対象として，HACCPを制度化した〔2021（令和3）年5月完全義務化〕。中小規模の食品企業（豆腐製造業，和洋菓子店など）や飲食店，スーパーマーケットなどではHACCPを導入するために，弾力性のある衛生管理システム（HACCP手引書など）とすることができる。

2）HACCPシステムと従来の管理システムとの違い

従来の衛生管理方法は，製造する環境を清潔にし，きれいにすれば安全な食品が製造できるであろうとの考えのもと，製造環境の整備や衛生の確保に重点が置かれてきた。そして，最終製品の抜き取り検査（細菌検査など）によって製品の安全性を判定し，問題点があれば前工程にフィードバックすることによって管理するファイナルチェック方式である。HACCPシステムは，これらの考え方や方法に加え，原材料の受け入れから製品の消費にいたる工程において，発生する可能性のあるすべての危害を予測し，その危害を防止（予防，消滅，許容レベルまでの減少）するための重要管理点（CCP）を特定し，それらを管理・制御すべき工程および手法を決め，危害要因を排除・減少させる管理手順を作成し，その通りに実施できているか監視・記録（モニタリング）するプロセス・チェック方式である。

HACCPシステムによる管理は，従来の手法に比べ，工程上でリアルタイムに安全性を確保できる仕組みであることから，不良製品の出荷を未然に防ぐことができ，信頼性が高く安全が担保される。

HACCPシステムによる衛生管理の特徴を以下にあげる。

① 危害が発生するあらゆる可能性を予測する（菌の混入増殖ポイント）。
② 危害発生の危険がある個所を重要管理点（CCP）として特定する。
③ 重要管理点（CCP）を厳重に管理する。
　官能的指標：色調，光沢，臭気など。
　物理的検査：温度，時間などを記録する。

3）給食施設における衛生管理のHACCPの必要性

従来の集団給食施設の衛生ポイントは以下であった。

① 調理作業員…検便，服装，手指の洗浄，体調。
② 原材料………鮮度，納入業者，納入時間。

③　調理施設……器具および器機の洗浄，器機の破損，防虫・防鼠。

①～③について，別々の衛生管理では安全な食事と断定できない。HACCP式衛生管理においては，「調理食材の納入から，喫食者に配膳するまで」の過程を総合的にとらえた衛生管理体制（HACCPシステム）が可能である。

4）集団給食施設におけるHACCP概念に基づいた重要管理事項

重要管理事項および点検表について表6-5に示した。

5）一般的衛生管理プログラム

一般的衛生管理プログラム（prerequiste programs）とは，衛生的作業環境を維持することにより，HACCPシステムの導入を一層容易なものにして，その効果を高めるために整備しておくべき衛生管理の基礎として不可欠な要件である。

HACCPシステム実施の前提となる，一般的衛生管理プログラムを積極的に推進し，ムダやムラのないように，「いつ，どこで，だれが，何を，どのようにするか：5W1H」の役割を決めておくための標準作業手順（SOP）を文書化したマニュアルの作成が必要である。また，標準作業手順の内，洗浄・殺菌などの汚染防止や混入防止などのサニテーションに関する手順を**衛生標準作業手順（SSOP）**という。

標準作業手順や衛生標準作業手順の作成に当たっては，作業の手順や注意点を文書で箇条書きし，必要に応じて図面，写真を入れることにより，できるだけ簡単に理解しやすいものにする。一般衛生管理プログラムとして次の事項が提示されている。

①　施設・設備の衛生管理，②　施設・設備，機械・器具の保守管理，③　ネズミ，昆虫の駆除，④　使用水の衛生管理，⑤　排水および廃棄物の衛生管理，⑥　従業員の衛生管理，⑦　従業員の衛生教育，⑧　原材料の受け入れ，食品などの衛生的な取り扱い，⑨　製品の回収プログラム，⑩　製品の試験・検査に用いる機器，設備などの保守管理。

6）HACCPシステムの原則および手順

HACCPシステム導入には表6-6の12手順を満たすことが求められている。

表中の後半の7項目（原則1～7）は，衛生管理の原則とされている。内容は次の通りである。

表6-5　大量調理施設衛生の重点管理事項

重要管理事項	項目別点検表等
原材料の収受・下処理調理の管理を徹底する。	①　原材料の取扱い点検表 ②　検収の記録簿
加熱調理食品について中心部まで十分加熱し食中毒菌を死滅させる。	③　調理・加工の点検表 ④　食品の加熱・加工の記録簿
加熱調理後の食品および非加熱食品の二次汚染防止の徹底を図る。	⑤　食品保管時の記録簿
食中毒菌が付着した場合，菌の増殖を防ぐため，原材料および調理後の食物の温度管理を徹底する。	⑥　配送先記録，食品保管時の記録簿

原則1：危害分析（hazard analysis：HA）：すべての調理工程において，発生するおそれのある危害（細菌性微生物，農薬など化学危害，その他異物混入など）を特定し，危険度を分析するとともに危害の発生要因および防止措置を明確にする。

原則2：重要管理点（critical control point : CCP）の設定：特定された危害要因の発生を防止するため，また発生のおそれを低下させるための場所・方法・作業段階などの重要管理点（CCP）を決定する。

原則3：管理基準（critical limit : CL）の設定：すべての重要管理点（CCP）に対する管理基準（温度，時間，湿度，重量，色，臭い，pH，調理操作，調理機器類など）を設定する。

原則4：モニタリング方法の設定（monitoring）：重要管理点（CCP）が管理基準（CL）に適合しているか，許容範囲に収まっているか，監視するとともにモニタリングの方法（担当者，頻度，記録方法など）を設定する。

原則5：改善措置の設定（corrective action）：設定した管理基準（CL）を外れた場合の処置方法（回収，廃棄など）および必要に応じて取るべき改善措置や手順を決めておく。

原則6：検証方法の設定（verification）：HACCPによる管理体制が有効に機能しているか，また確認・検証する方法およびシステム全体の見直しが必要かなどの判断方法を設定する。

原則7：記録の維持管理方法の設定（record keeping）：システム全体の手順ならびに記録に関する文書規定を作成し，管理・保管方法を設定する。

給食施設の調理過程における**HACCPの重要管理事項**を，作業区分別に図6－3に示した。

7）HACCPシステム導入のメリット

① 食品・料理の安全性の向上，② 商品イメージの向上と信頼度のアップ，③ 事故とクレームの減少，④ 従業員の衛生管理意識の向上。

8）集団給食施設にHACCPシステムを導入するうえでの問題点と対策

① 専門知識者の不在，② 毎日異なる献立によるCCPの決定，③ 調理方法により異なる使用機器，④ 厨房内の温度管理，⑤ 調理従事者の衛生知識および意識，⑥ 厨房の設備改築費用。

（2）大量調理施設衛生管理マニュアル

厚生労働省は食中毒発生防止を目的に，HACCPの概念を導入して「大量調理施設衛生管理マニュアル」（資料p.224参照）を1997（平成9）年に作成した。食材購入から盛り付けまでの重点管理事項を示し，それらの点検・記録を行うことにより，日常の衛生・安全管理に役立て，改善の必要性に応じて適切な措置を講ずることが重要であると述べられている。

表6-6　HACCP方式ガイドライン

手順1：HACCP専門家チームの編成：経営・施設・調理・食材購入・品質管理・衛生・設備などの責任者でチームを構成する。
手順2：製品（料理）についての記載：給食のようにメニューの種類が多種ある場合は代表的な調理メニューについて名称，組成，特性，原材料，調味料，食品添加物などの記述およびでき上がり状態についても記述。
手順3：製品（料理）の使用方法・対象者の確認：すぐ喫食するのか，保管後喫食するのか，朝食・昼食・夕食または治療食・普通食・幼児食など，喫食用途および喫食対象者を確認する。
手順4：**フローダイアグラム**・施設内見取り図・標準作業手順書の作成。
手順5：フローダイアグラム・施設内見取り図・標準作業手順書の現場確認：実際にフローダイアグラムどおりに機能しているか，施設内見取り図は現場と相違ないか，作業手順書通りに進められているか確認。
手順6：危害分析（原則1）
手順7：CCPの設定（原則2）
手順8：CLの設定（原則3）
手順9：モニタリング方法の設定（原則4）
手順10：改善措置の設定（原則5）
手順11：検証方法の設定（原則6）
手順12：記録の維持管理（原則7）

フローダイアグラム（調理製造工程一覧図）
特定の製品を作る際の使用原材料の受け入れから調理，加工，製造を経て最終製品に至り，さらに保管，出荷，配送を経て最終製品を顧客に届けるまでの流れの順序および相互関係を，図式的にまた体系的に記述したもの。

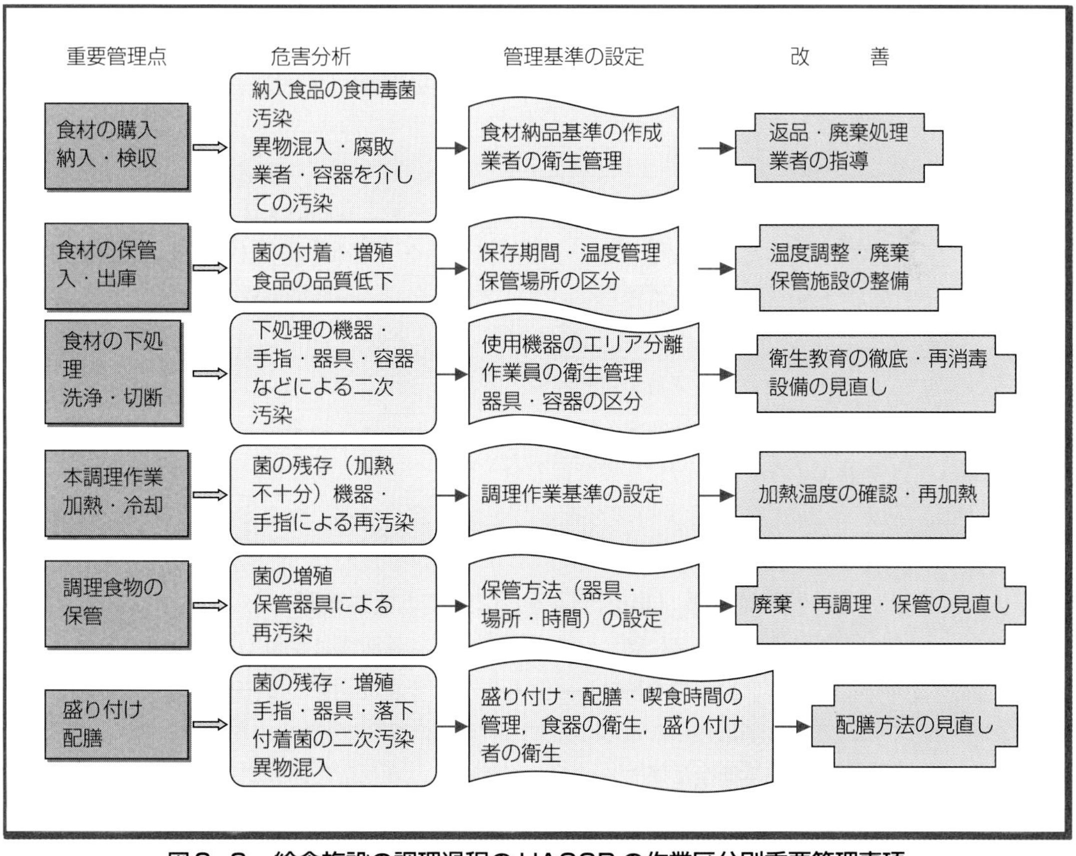

図6-3　給食施設の調理過程のHACCPの作業区分別重要管理事項

表6-7　項目別点検表および点検内容

項目別点検表	点検内容
調理施設の点検表	施設の不備や換気・手洗い施設などについて毎日確認する項目と1か月・3か月ごとに確認する項目がある。
従事者などの衛生管理点検表	従事者の体調・化膿創・服装・履き物・爪・手洗いなど確認する。
原材料の取扱いなど点検表	原材料の受け入れおよび下処理段階における管理および検食の保存について確認する。
検収の記録簿	納入食品の数量・鮮度・品温・異物などを確認する。
調理器具等および使用水の点検表	使用する調理器具，容器類の用途および洗浄・殺菌状態を点検・確認するとともに，使用する水も確認する。
調理などにおける点検表	下処理・調理中・調理後の食品の取扱いにおける注意事項の厳守や廃棄物の取扱いについて確認する。
食品保管時の記録簿	食品の保管（原材料・調理後）における温度や時刻などを確認する。
食品の加熱加工の記録簿	食品（揚げ物，焼き物，蒸し物，煮物，炒め物など）の加熱温度や時間などを確認・記録する。
配送先記録簿	配送先や配送時刻，保冷温度などを記録することで安全な配送を保証する。

調理過程における重要管理事項は，HACCP概念に基づいた一般衛生管理プログラム（p.111～）を徹底させる。その際，調理施設の点検および原材料の受け入れから配送まで項目別に点検表を作成する（表6-7）。

（3）衛 生 教 育

給食の安全・衛生を徹底するには給食従業者，食品納入業者，喫食者に対する衛生教育の実施が必要である。より確実に安全・衛生を確保するためにHACCPシステムを十分機能させる前段階のプログラムとして一般衛生管理プログラムが提示されている（p.111）。細菌，病原菌を「持ち込まない・つけない」ためには作業環境の整備を含めた従業員の衛生教育・管理が必要である。

これらの項目に関連する事項は大量調理施設衛生管理マニュアルに具体的に述べられているが，各給食施設では安全・衛生の確保に向けて，独自のマニュアルを構築し徹底した運営・管理を行うことが必要である。教育はOJT（職場内教育）とOFF-JT（職場外教育）などがある（p.27参照）。

1）調理従業員（食品取扱者）に対する衛生教育

食品に直接・間接に関わりのある者は，食品衛生について適切な研修を受けるなど，常に教育・訓練を続けるとともに，次の点に注意して，その効果を定期的に評価することが求められる。

a．食品衛生に関する意識と責任感　食品衛生の教育・訓練はきわめて重要である。あらゆる人々が「汚染や劣化から食品を守る」ことに，自分の責務と役割を意識するようにする。食品取扱者は，衛生的に食品を取り扱うことができるように，必要な知識と技術を持たなければならない。強力な洗浄剤やその他のリスクの高い化学物質を取り扱う者は，安全な取扱技術の研修を受けなければならない。

b．教育・訓練プログラム　必要な教育・訓練レベルを評価するために考慮するプログラム内容には，食品の性状，特に病原微生物や腐敗微生物の発育を促進する原因の理解，汚染の可能性を含めて食品が取り扱われ包装される方法，最終消費（喫食）前の加工またはそれ以上の調理の程度および方法，食品が保管される条件，消費前の予想される時間が含まれる。

c．研修と管理　教育・訓練および研修プログラムの効果について定期的な評価がなされ，手順が効果的に行われていることを保証するための日常的監督およびチェックが必要である。

食品製造工程の管理・監督者は潜在的な危険性を判断し，不良を修正するために必要な行動をとることのできる食品衛生の原則および知識を持つ必要がある。

d．教育・訓練の見直し　教育・訓練プログラムは日常的に検討し，必要に応じて更新する。システムは，食品取扱者が食品の安全性を維持するために必要なすべての手順を熟知していることを保証するように設定されなければならない。

年間・月間・週間における重点教育事項を設定して定期的なミーティング研修会の開催，ポスターなどで注意喚起などを行う。

2）食品納入業者への衛生教育

衛生意識の高い業者を選定するとともに配送中の温度管理，梱包の衛生管理などの徹底を教育・指示し，不備があれば改善指導を行う。

3）喫食者への衛生教育

手洗いの励行や喫食室での着衣の衛生，日頃の体調管理や衛生・栄養などの教育が必要である。ポスター掲示，卓上メモ・リーフレットの活用も有効である。

（4）対象別衛生管理

給食経営管理に関わる対象は多岐にわたるので対象別の衛生管理ポイントを周知する必要がある。

1）人に関する衛生管理

人に関する衛生管理は労働安全衛生規則（昭和47年労働省令）第47条および第630条に規定されている事項を基本として，各施設において独自の管理体制が工夫されている。

給食に携わる従業員・食品取扱業者，さらに利用者とそれぞれの立場で留意する事項について述べる。

【労働安全衛生規則】（要約）

第47条

事業所に付属する食堂または炊事場における業務に従事する労働者については，雇い入れの際に検便による健康診断を行わなければならない。

第630条

＊炊事従業員には，炊事に不適当な伝染性の疾患にかかっている者を従事させないこと。
＊炊事従業員には，炊事専用の清潔な作業衣を着用させること。
＊炊事場には，炊事場専用の履物を備え，土足のまま立ち入らせないこと。
＊調理従業員以外の者をみだりに炊事場へ出入りさせないこと。

a．給食従業員の衛生管理　給食従業員は自らの健康管理に努めるとともに，給食の意義，食品衛生の知識をもって自己管理し，日々の給食業務に取り組むことが大切である。

① 健康診断
・年１回以上の一般健康診断を受ける。
・月１～２回の検便を受ける（５～10月の事故が発生しやすい時期は２回行うほうが望ましい）。
・必要に応じて冬季の10～３月の期間はノロウイルスの検査を行うことが望ましい。

② 日常の健康管理：腹痛・発熱・下痢および手指の化膿性疾患など，健康障害の有無をチェックし，軽い症状でも上司に報告し，健康上問題があると判断された場合は調理作業を中止し治療を優先する。健康に問題が生じないように自己管理が必要である。

③ 従業員の衛生教育
・基礎的衛生知識と献立ごとの衛生上の注意点などを献立作成者が指導する。
・外部の衛生講習会等へ交代で参加させ，その内容を全員に伝達報告させる。
・ポスターなどの媒体の作成や衛生部署別の責任者分担をすることで責任感を養成する。

④ 日常の調理作業開始時の自己点検
・調理室内専用の着衣・履物を着用する。
・各自の身辺の衛生管理に心がける（毛髪，手指，装飾品など）。
・正しい手洗い・消毒法の習得と実行（図６-４）。

調理作業開始時はもちろん，調理作業の流れや施設の移動（人と物の流れ）に伴い，施設の作業エリアごとに手洗い施設が設置されていることが望ましい。

b．食品納入業者に対する衛生管理　食品納入時点で細菌に汚染された食品の持ち込みを防止することが大切であるが，外観からは判断しにくいので食品衛生上信用できる業者を選び，店内の衛生管理状態や日常の配送状態などにも注意が必

①　水で手をよくぬらし，石けんで指の間や爪の部分をブラシで洗う（腕の関節近くまで）。

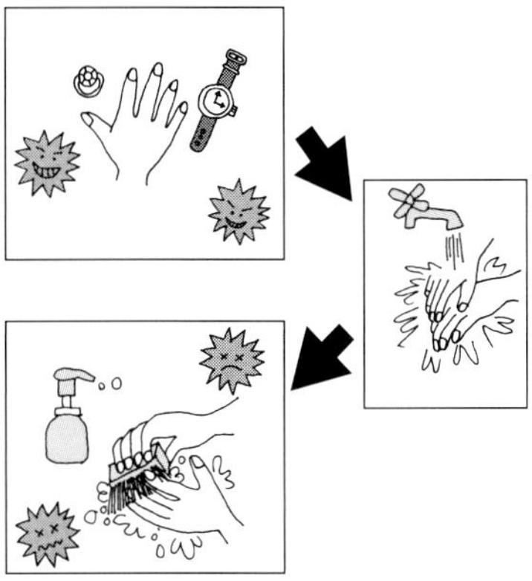

こんなことに気をつけよう！

＊爪は短く切ってマニキュア禁止。
＊指輪・時計は，はずそう。
＊頭髪やフケが食物に混入しないように作業帽や三角巾でガード。
＊手洗いは石けんで，消毒は消毒用アルコールで。
＊手や器具類で髪・鼻・口などに触れないように。
＊調理場で更衣・喫煙・放唾など，不潔な行為をしない。
＊用便は専用トイレを使用する。

②　石けん分をよく洗い流し，消毒用アルコールを手指によくすりこむ。

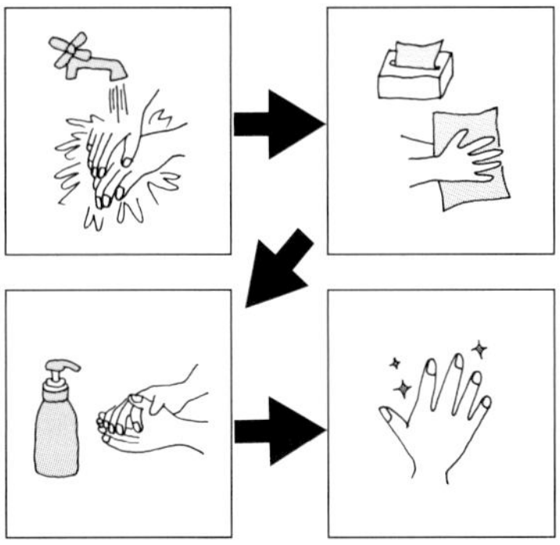

手洗いマニュアル（付録 p.230参照）

1．水で手をぬらし石けんをつける。
2．指，腕を洗う。特に，指の間，指先をよく洗う。（30秒程度）。
3．石けんをよく洗い流す（20秒程度）。
4．使い捨てペーパータオル等でふく（タオル等の共用はしないこと）。
5．消毒用のアルコールをかけて手指によくすりこむ。（1から3までの手順を2回実施する）。

図6-4　正しい手洗いと消毒方法

参考）厚生労働省：大量調理施設衛生管理マニュアル，2017年改正

要である。特に毎日の食品納入時には，次のような点に注意する。

①　食品納入時の容器：納入時の容器は清潔なものの使用を指導する（食品は検収後，調理室内専用の容器に移し替える）。

②　着衣，入室

・服装や履物は清潔なものを着用する。

・検収場所以外は入室させない。

③　検　便：業者は毎月1回以上検便を受け，その証明書を提示させることが望ましい（有害菌が認められたときは納入を直ちに停止させる）。

c．利用者に対する衛生管理　利用者には衛生観念を高め，身につけるように指導する。給食以外の原因物質を利用者が持ち込まないように次の点に注意する。

①　着衣，履物：食堂には汚れのひどい作業着や土足のままで入室しない（食堂入口に履物の殺菌装置がある場合はよい）。

② 手洗い（殺菌）：手洗いは必ず実行する習慣をつけ，消毒施設も設置する。

③ その他：給食以外の食べ物は持ち込まない。食べ残しは持ち帰らない。

2）食品に関する衛生

食品の衛生管理の対象は食品に付着し持ち込まれる食中毒菌の生き残りを防止するため，食品を扱う人の衛生，下処理・加熱後の盛り付けに用いられる設備・機器の衛生，さらに喫食までの放置時間など，調理過程で食中毒菌の増殖防止や殺菌の十分な工夫が必要である。

a．食品の衛生的処理　食品洗浄の基本は，衛生上安全な水が十分に得られることが必須条件である。さらに，食品調理に使用する洗浄槽，まな板・包丁なども野菜用，肉・魚介用に区別するなどの配慮が必要である。

b．洗　浄

① 野菜類・果実類：流水でごみなどの夾雑物を除き，害虫・農薬などの有害物は中性洗剤で振り洗いし，完全に洗剤分を洗い流す。

② 魚介類：食中毒菌（特に腸炎ビブリオ）の付着の可能性が高いので真水で洗浄する。

③ 調理機器類については種類別・使用用途によって洗浄方法を構築する。消毒方法とともに表6－8に示した。

c．消　毒

① 野菜類・果実類：生食調理の場合は水洗いの他，**薬液消毒**が有効である。食品を原形のままで次亜塩素酸ナトリウム液200 mg/Lの溶液に5分間（100 mg/Lの溶液は10分間）浸して，流水でよく洗い流す（消毒液が残留しないように消毒液の濃度基準や浸漬時間を厳守）。切断後は再汚染しないよう，消毒した専用容器類で盛り付け，供食まで保管する（効果的な消毒方法は表6－8を参照）。

② 魚介類・肉類・卵類：基本的には生食調理は消毒が不可能であり，適さない。加熱による殺菌が効果的であるが，食品内部の温度も細菌やウイルス等の殺菌温度に達していることをチェックする必要がある。

③ 殺菌灯の設置：室内や調理台の表面の殺菌に効果的であるが，食品に直接あたると色彩・栄養面の問題が残るので設置の配慮が必要である。

d．加熱・保温・保冷温度

① 加熱調理：細菌の多くは100℃，1分間以上の加熱により死滅するが，耐熱性の**芽胞**（芽胞菌：ウェルシュ菌・セレウス菌・ボツリヌス菌など）や黄色ぶどう球菌の産生する毒素（**エンテロトキシン**）などは殺菌および不活性化できないので十分な注意が必要である。

② 調理後の保温・冷却：調理後直ちに提供される食品以外の食品は10℃以下または65℃以上で管理する。

e．盛り付け，供食

① 盛り付け：専用箸や杓子類を使用し，手を使う場合は手指をアルコール消毒

薬液消毒
次亜塩素酸ナトリウム溶液又はこれと同等の効果を有する亜塩素酸水（きのこ類を除く），亜塩素酸ナトリウム溶液（生食用野菜に限る），過酢酸製剤，次亜塩素酸水並びに食品添加物として使用できる有機酸（酢酸，乳酸，クエン酸，フマル酸など）溶液。

芽　胞
菌胎内に形成される休眠細胞。不利な生活環境（高温，低温，乾燥，薬剤，放射線など）に対して抵抗性が高い。死滅させるためには高温高圧殺菌が必要。

エンテロトキシン
ぶどう球菌が増殖に伴って産生する毒素。腸管に作用して生体に異常反応を引き起こす毒素で耐熱性がある。

表6-8 調理機器類等の洗浄・殺菌マニュアル

機器の種類	効果的な洗浄・殺菌方法
調理機械	① 機械本体・部品を分解する。なお，分解した部品は床にじか置きしない。 ② 食品製造用水（40℃程度の微温水が望ましい）で３回水洗いする。 ③ スポンジタワシに中性洗剤または弱アルカリ性洗剤をつけてよく洗浄する。 ④ 食品製造用水（40℃程度の微温水が望ましい）でよく洗剤を洗い流す。 ⑤ 部品は80℃で５分間以上またはこれと同等の効果を有する方法で殺菌を行う。 ⑥ よく乾燥させる。 ⑦ 機械本体・部品を組み立てる。 ⑧ 作業開始前に70％アルコール噴霧またはこれと同等の効果を有する方法で殺菌を行う。
調理台	① 調理台周辺の後片付けを行う。調理機械の②～④までと同じ。 ② よく乾燥させる。 ③ 70％アルコール噴霧またはこれと同等の効果を有する方法で殺菌を行う。 ④ 作業開始前に③と同様の方法で殺菌を行う。
まな板 包丁 へらなど	① 調理機械の②～④までと同じ ② 80℃で５分間以上またはこれと同等の効果を有する方法で殺菌を行う。 ③ よく乾燥させる。 ④ 清潔な保管庫にて保管する。
ふきん タオルなど	① 食品製造用水（40℃程度の微温水が望ましい）で３回水洗いする。 ② 中性洗剤または弱アルカリ性洗剤をつけてよく洗浄する。 ③ 食品製造用水（40℃程度の微温水が望ましい）でよく洗剤を洗い流す。 ④ 100℃で５分間以上煮沸殺菌を行う。 ⑤ 清潔な場所で乾燥，保管する。

し，使い捨て手袋（塩化ビニール製は禁止）を使用する。さらに，マスクの使用により調理殺菌後の再汚染をさける。

② 供食：でき上がった料理はできるだけ早く喫食し，調理終了後から２時間以内に喫食することが望ましい。

f．その他 病院給食の院外調理で持ち込まれる食物の再加熱，盛り付けの衛生管理システムについては，必要に応じて各施設で決める。

また近年，給食における合理化対策として，調理や衛生管理の均質化を図るためクックチルシステムを取り入れている施設が増加している。どのような料理をクックチルにするかを決め，料理ごとのシステムづくりが必要であり，再加熱において加熱不足による生菌残数，芽胞菌の発芽・増殖の危害も考えられるので高度なＴ・Ｔ（温度と時間）管理の実践を構築することが望まれる。図６-５にクックチルシステムのブラストチラー方式の安全・衛生基準を示した。

3）検　食

給食責任者はでき上がった食事の栄養的なバランス・量・盛り付け・味付け・色彩・形態・異臭・異常の有無などについて，検食簿に記録し，給食内容の改善・向上の資料とする。病院では医師または管理栄養士の検食が義務づけられている。学校給食調理場および共同調理場の受配校はあらかじめ責任者を定めて検食を行う。

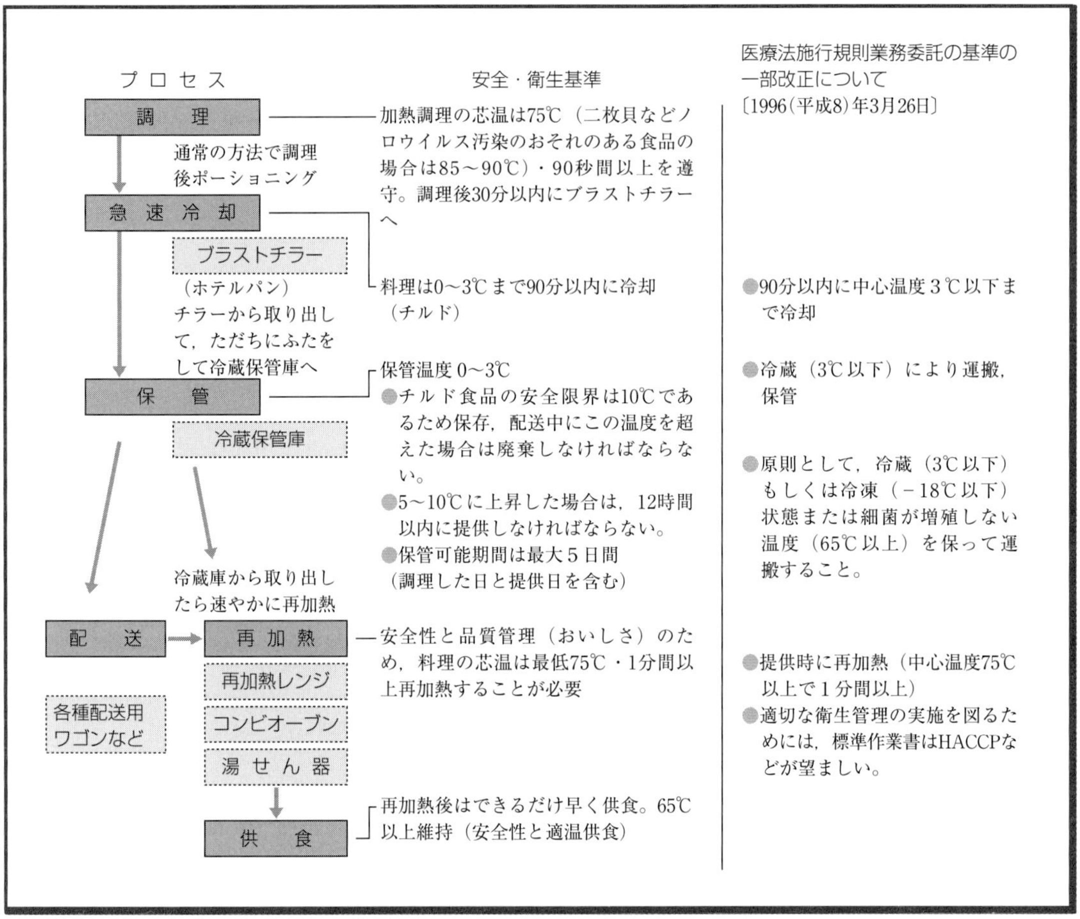

図6-5　クックチルシステムの安全・衛生基準と医療法施行規則（ブラストチラー方式）

検食は，摂食開始時間の30分前までに行い，異常があった場合には，給食を中止するとともに，共同調理場の受配校においては，速やかに共同調理場に連絡する。

検食の際には，特に次の点に留意すること（学校給食の場合）。

① 食品の中に人体に有害と思われる異物の混入がないか。

② 調理過程において加熱・冷却処理が適切に行われているか。

③ 食品の異味，異臭その他の異常がないか。

④ 1食分として，それぞれの食品の量が適当か。味付けや，香り，色彩，形態などが適切になされているか。

⑤ 児童生徒の嗜好との関連はどのように配慮されているか。

⑥ 検食を行った時間，検食者の意見など，検食の結果を検食簿などに必ず記録すること。

4）保存食としての検食

給食施設での事故発生時の原因究明の資料とするために採取，保存する原材料および調理済み食品のことである。

●院外調理の衛生管理システムづくり●

1996（平成８）年医療法施行規則の一部を改正する省令施行に伴って病院食の院外調理が認められ，その際の調理方式のひとつにクックチルがあげられている。

同年，厚生省健康政策局（当時）において「院外調理における衛生管理指針」と「HACCP方式による衛生管理マニュアル」を参考にした衛生管理モデルが作成されている。

現在のクックチル方式の危害分析（HA）の重要管理点（CCP）事項は，一次加熱の芯温75℃（二枚貝などノロウイルス汚染のおそれのある食品の場合は85～90℃）・90秒間以上，30分以内に急冷開始90分以内に０～３℃冷却，冷却工程から冷蔵庫入庫までの状況，庫内温度３℃以下（芯温０～３℃），再加熱温度芯温75℃で１分以上と決めたうえで，この条件で危害防除するための方法や手段などを決める。第三者が後からでも評価できるようにするシステムをつくる。

食中毒・経口伝染病発生原因を究明するための検食（保存食）は，原材料および調理済み食品を食品ごとに50ｇずつ清潔な容器（ビニール袋）に密閉して入れて－20℃以下で２週間以上保存する。なお，原材料は特に洗浄・消毒は行わず購入した状態で保存し，その後，事故発生のない日常においては毎食分の時間経過を記録し，順次廃棄処分する。

５）喫 食 時 間

施設により喫食形態は異なるが，配膳から喫食までの時間および適温管理は衛生管理の点から重要である。最終調理から喫食までの時間が30分以上を要する場合の温度管理は，記録マニュアルを構築する必要がある。また，調理後の食品は，調理終了後から２時間以内に喫食することが望ましい（大量調理施設衛生管理マニュアルを参考に，調理作業管理に組み入れる）。

６）施設・設備に関する衛生

施設については，害虫や環境汚染を防止する機能が完備されていることや，洗浄・消毒しやすいように配慮することが望ましい。さらに，毎日の調理作業中の衛生管理計画や役割分担を作業員に明示し，調理開始から終了までの間に清掃・整理整頓を確実に行うよう分担ごとにチェックリストを作成するなどの工夫が必要である。

ａ．調理室内の衛生（給食管理室全体を視野に入れる）　食品・調理作業の流れに従い，室内を表６-９のように**汚染作業区域**，**準清潔作業区域**および**清潔作業区域**に分類し，各々に必要な清掃・消毒基準を作成し，器具の使用状況は一目で

表６-９　給食管理室の作業区分

汚染区分	作業区分
汚染作業区域	検収室　食品保管室　洗浄処理場　事務室　野菜下処理室　便所　食器洗浄場
準清潔作業区域	野菜上処理室　加熱調理場　非加熱調理場　冷凍冷蔵庫室（調理済）　食堂
清潔作業区域	盛付場　配膳室　食器保管庫室

わかるよう色分け管理をする工夫も必要である。調理員の移動も室内の作業管理区分に従い，手洗い・消毒などの自己管理ができるよう習慣化することが大切である。

b．冷蔵・冷凍庫，食品庫　庫内・室内の清掃，整理はもちろんであるが，各々の温度管理が大切である。

冷蔵庫内5℃以下，冷凍庫は－18℃以下であることを確認しながら毎日2回以上時間を決めて温度測定し記録する。調理後の食物と原食品は同じ場所に入れないように区分して清掃・消毒を行う。また，食品庫内は食品の品質が低下しないように換気や湿気防止に十分注意し，ネズミや害虫の侵入を防ぎ清潔にする。食品の原材料・製品などの保存温度は大量調理施設衛生管理マニュアルを参考に適温保持に努める。いずれも**先入れ，先出し法**を心がけ，あまり長期に保存しないようにする。

先入れ，先出し法
在庫管理の方法で，先に保存した古い物や期限表示の短い物から先に出して使用する。

c．調理機器・食器類　毎食の調理・盛り付けで使用頻度が高いため，洗浄・殺菌消毒を確実に行う。

① 調理機器：調理中は中性洗剤液で汚れを落とし，流水で十分に洗浄する。汚れの取れにくい機器類は，乳化力や研磨効果の高い洗剤を使用する。その後，機器の材質に適する効果的な消毒を行う（表6－8）。最終的には，細菌増殖防止のため水分を取り除き，乾燥させることが効果的である。部品のある機器類は取り外し，80℃で5分以上加熱殺菌をする。よく乾燥させてから，機器本体に部品を取りつける。作業開始前には，70%アルコール噴霧を行う。

② 食器類：喫食後は流水で汚れを流して種類別に分類し，中性洗剤で洗浄して温水ですすぎ，煮沸または薬液消毒をして乾燥させる。食器洗浄機および食器消毒保管庫が最も優れている。食器は種々の消毒条件に耐え，作業に負担がかからず，食品衛生上有害物質を含まない材質を選択する。

7）床，排水溝

1日の全作業終了後，汚染状態に応じて清掃・殺菌を行う。特に，排水溝や下水の汚物は丁寧に除きブラシ洗浄し，水気をふき取る。排水溝については次亜塩素酸ナトリウム200 mg/L溶液で消毒する。床・排水ともに，次の日まで水分が残らないように乾燥させる。衛生上，床はキーピングドライ（調理施設の環境を乾燥状態に保つこと）が望ましい。

床清掃のドライシステム，ウェットシステムを表6－10に示す。床清掃用ブラシ・モップは洗浄剤で洗浄し，すすいで乾燥させ，所定の場所に保管する。

8）衛生害虫の浸入防止と駆除

ネズミおよびハエ，ゴキブリなどの衛生害虫は，食中毒菌や伝染病・感染症菌を含む多種なものを調理室などに運び込むおそれがあるので，これらの侵入を防ぎ，発生状況を月に1回以上巡回点検すると同時に，発生確認のときは駆除を実施する。

① 食品や生ゴミは密封容器に入れる。

② 出入り口および窓の網戸，排水溝に金網などの侵入防止策を講じる。

③ 水溝はグレーチング（蓋）などを設置する。

表6-10　床清掃のドライシステムとウェットシステム

ドライシステム	ウェットシステム
・床のゴミを取り除き，モップなどで水拭きした後，乾いたモップで乾拭きする。 （使用するモップは洗浄剤で洗浄し，乾燥したものを使用する） ・週１回程度または特に床が汚れた場合は，（1）・（2）いずれかの方法を行う。 （1）床のゴミを取り除き，モップに洗剤を含ませ，床を拭き上げる。別のモップで水拭きし，乾いたモップで乾拭きする。 （2）床のゴミを取り除き，ブラシを使用して，水と洗剤にてまんべんなくこすり洗いし，流水で洗い流す。水切りワイパーで十分に水を除去し，乾いたモップで乾拭きする。その後，換気し，すみやかに乾燥させる。	・床のゴミを取り除き，水を撒く。 ・ブラシを使用して，洗剤にて床をこすり洗いし，流水で洗い流す。 ・水切りワイパーで十分に水を除去する。 ・ウェットシステムの施設であってもドライ運用が望ましい（ウェットシステムの調理場においてもドライシステムと同様に床を乾かした状態で使用する）。

④　壁，天井などのすき間をふさぎ，室内の隅々の清掃を行う。

⑤　殺虫剤や駆除剤などは，調理中や洗浄中は使用しない（噴霧，塗布などの日時を決め，安全に注意をする）。

（5）衛生・安全管理の評価

食中毒防止や調理従事者の安全な日常業務のためには，事前に衛生・安全管理のためのチェックリストを作成し，責任分担を決め記録確認することが大切である。管理責任者を決め，衛生･安全管理組織をつくり，点検項目を作成して定期的に評価を行う。

1）食中毒予防のための基本事項が確認・実行できているか

① 安全な食材料の確保，② 十分な洗浄と殺菌，③ 確実な温度管理，④ 調理後の迅速な処理。

2）食中毒発生時の対応は万全か（発生時の連絡体制を確立）

① 発生確認後，速やかに保健所へ通報，② 原因の究明と拡大の回避（病状調査），③ 給食従業員の健康状態の点検と健診，④ 保存食（検食）の提供，⑤ 献立表の提示と食品の入手経路・検収・保管状況の資料の準備，⑥ 調理方法（使用機器類）および供食までの時間のデータ記録を保管。

3）食品衛生の最新情報の収集

①　年ごとの食品衛生の動向や最新情報を把握する。

②　食中毒の多発時期における食中毒警報や注意報などの収集に努める。

4）病院給食における院外調理の衛生管理は万全か

常温（10℃以上，65℃未満）での運搬はさけ，クックチル，クックフリーズ，真空調理などの調理後の運搬を冷蔵・冷凍状態で行うことを原則とした新調理システムの衛生面での安全の確保を調査する（図6－5の安全・衛生基準に沿って行う）。

5）衛生管理の具体的評価

① 業務全体の評価：1日の業務終了後，従業員の分担制で衛生・安全点検表を用いて，要項について良好または不備事項などの評価を行う。

② 簡単な衛生試験により従業員の衛生管理意識を高める：食器洗浄の評価には，でんぷん性残留物試験，脂肪性残留物試験，たんぱく質性残留物試験，合成洗剤残留物試験がある。また細菌検出評価には，一般生菌数検査，大腸菌群数検査がある。

③ 食品の品質変化の意識を高める：倉庫・冷蔵庫内の食品の形・色・においの評価。油の劣化度評価（簡易酸化測定）。

④ 不快指数算出による快適環境の目安：温度・湿度が高い状態は労働安全，食品の衛生管理にも好ましくなく，乾湿計により定時に測定し不快指数を算出する。

6）安全・衛生管理のためのチェックリスト

給食施設における施設・設備・機器の保守管理については，種類に応じて毎日あるいは規定日を決めて担当者が責任を持ってチェックし，安全管理の評価を行う。

さらに，衛生管理は，加工食品や半加工食品の使用により多様化していることからHACCPシステムの導入による重要管理点を示し評価法を構築する（図6-6）。

労働安全のためには施設機器の定期的点検のチェックリスト（図6-7）を作成して事故を未然に防ぐことが大切である（p.150参照）。

重点管理項目	管理基準監視項目	評価点 A/B/C	改善措置
食品購入 納入 検収	業者の衛生 食品の鮮度・量・価格 調理室への立ち入り		
下調理 洗浄 消毒	機器の衛生（色分け管理） 廃棄量 調理時間		
切断 加熱	切断機・包丁・まな板の衛生 加熱機器の安全 機器の色分け 時間		
放冷 盛り付け	手指の衛生 食器の衛生 温度管理		

重点管理項目	管理基準監視項目	評価点 A/B/C	改善措置
喫食	適温給食 残菜 喫食室の衛生		
あとかたづけ	食器洗浄・消毒 調理機器の清掃・殺菌 施設の衛生 人員・時間		
調理従業員	着衣・履き物 手洗い・消毒		
室温	温度 湿度 換気		
冷凍 冷蔵 保温	冷凍庫温度記録 冷蔵庫温度記録 保温庫温度記録		

図6-6　衛生管理チェックリストの例

年　月　日

責任者	衛生管理者

1．毎日点検

	点　検　項　目	点検結果
1	施設へのねずみや昆虫の侵入を防止するための設備に不備はありませんか。	
2	施設の清掃は，全ての食品が調理場内から完全に搬出された後，適切に実施されましたか。（床面，内壁のうち床面から1ｍ以内の部分および手指の触れる場所）	
3	施設に部外者が入ったり，調理作業に不必要な物品が置かれていたりしませんか。	
4	施設は十分な換気が行われ，高温多湿が避けられていますか。	
5	手洗い設備の石けん，爪ブラシ，ペーパータオル，殺菌液は適切ですか。	

2．1か月ごとの点検

1	巡回点検の結果，ねずみや昆虫の発生はありませんか。	
2	ねずみや昆虫の駆除は半年以内に実施され，その記録が1年以上保存されていますか。	
3	汚染作業区域と非汚染作業区域が明確に区別されていますか。	
4	各作業区域の入口手前に手洗い設備，履き物の消毒設備（履き物の交換が困難な場合に限る）が設置されていますか。	
5	シンクは用途別に相互汚染しないように設置されていますか。	
	加熱調理用食材，非加熱調理用食材，器具の洗浄などを行うシンクは別に設置されていますか。	
6	シンク等の排水口は排水が飛散しない構造になっていますか。	
7	全ての移動性の器具，容器などを衛生的に保管するための設備が設けられていますか。	
8	便所には，専用の手洗い設備，専用の履き物が備えられていますか。	
9	施設の清掃は，全ての食品が調理場内から完全に排出された後，適切に実施されましたか。（天井，内壁のうち床面から1ｍ以上の部分）	

3．3か月ごとの点検

1	施設は隔壁などにより，不潔な場所から完全に区別されていますか。	
2	施設の床面は排水が容易に行える構造になっていますか。	
3	便所，休憩室および更衣室は，隔壁により食品を取り扱う場所と区別されていますか。	

〈改善を行った点〉
〈計画的に改善すべき点〉

図6-7　調理施設の点検表

出典）大量調理施設衛生管理マニュアル，2017年改正

演習課題

❶ 食中毒が発生した場合の対応について説明しなさい。

❷ HACCPシステムと従来の衛生管理システムの違いについて説明しなさい。

❸ 食材納入・検収における重要管理点（CCP）を説明しなさい。

❹ 検食（保存食）について保存量・保存温度・保存日数および原材料の採取における注意点について説明しなさい。

第7章 事故・災害時対策

給食施設で想定される事故は食中毒，感染症のほか，日常的に起こりうるヒューマンエラー（従業員のミス）と考えられる異物混入などにより，給食の安心・安全性が損なわれる事故がある。災害は自然災害，人為災害，さらにこれらの複合災害などの特殊災害がある。

給食運営上の事故・災害の予防および措置対策について理解する。

1. 事故対策

適切な食事の提供が望まれる学校，病院，社会福祉施設，事業所などは，食中毒を含む事故や災害が起こった場合に備えて事前に必要な対策を講じる必要がある。給食施設において被害が施設内でとどまる場合，喫食者に及ぶ場合，さらに喫食者・家族や周辺地域にまで広がる場合がある。給食施設にその原因がある場合は，原因などを分析して防止対策を徹底する対応が必須となる。

給食経営活動に伴って生じる各種のリスクに対処する危機管理はリスクマネジメントといい，毎日のチェックリストなどで従業員の意識を高める管理体制が求められる。厚生労働省は特に医療事故防止体制の確立を促進し，適切かつ安全な医療の提供に資することを目的とした「リスクマネージメントマニュアル作成指針」（図7-1）を示し，事故防止対策の強化充実を図る必要があるとしている。委員会の設置などを参考にして各施設の事故防止対策管理体制を構築することが求められる。

（1）インシデント管理・アクシデント管理

給食業務に関わる事故防止のための危機管理体制として**インシデント管理**と**アクシデント管理**が必要である。

インシデントは英語で「出来事」の意味で，実際の事故に至らなかった潜在的な事例のことをいう。例えば髪の毛，野菜の害虫などの異物混入，賞味期限切れなど給食を提供する前に気づくなど，「ヒヤリ・ハット」した出来事を指す。

アクシデント（重大な事故）予防のためにインシデント管理が重要であり，事前の不安要素をチェックすることからも，日常のインシデント（ヒヤリ・ハット）レポートを作成・分析することが必要である。

1）インシデント管理の考え方

インシデント管理は，1件の重大な事故が起こる背景には，複数の軽度の事故が

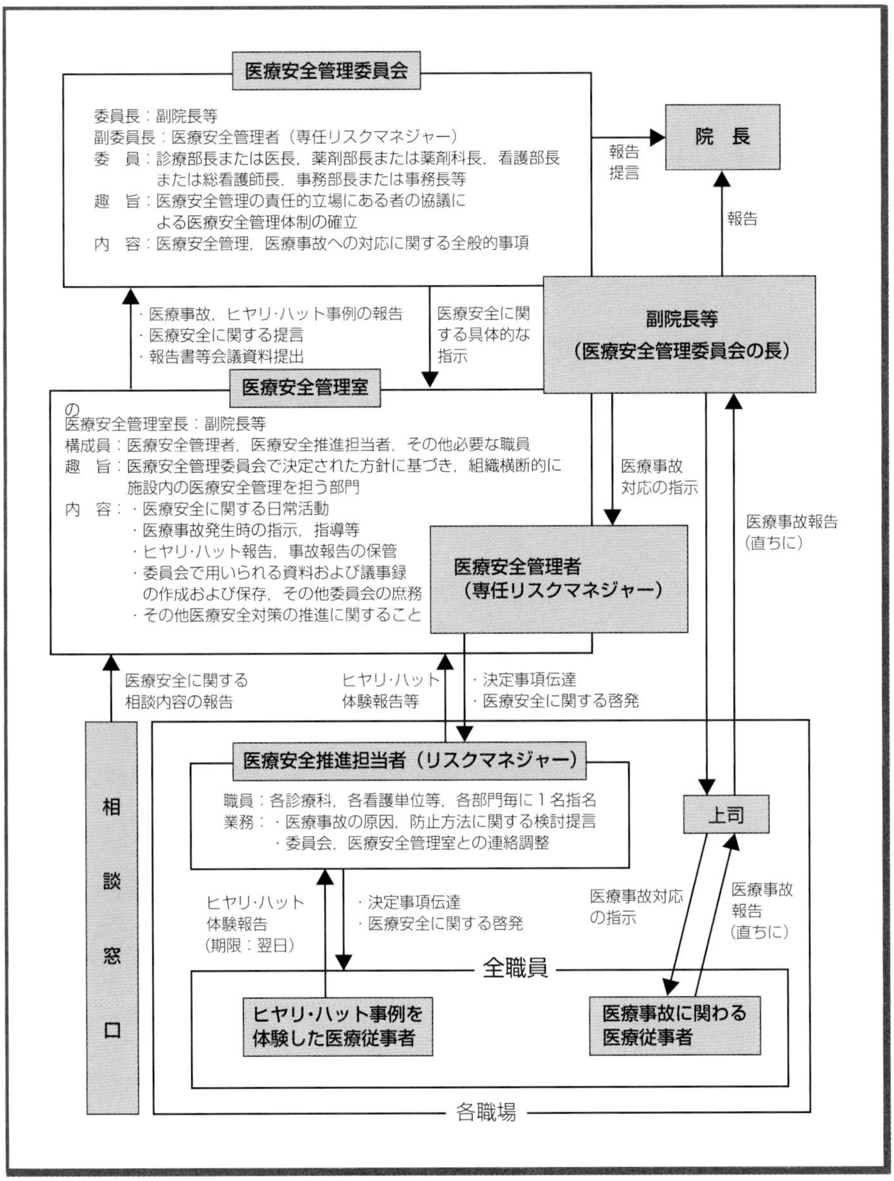

図7-1　医療安全管理に関する組織体制

出典）厚生労働省：国立病院・療養所における医療安全管理のための指針

存在し，さらに多くのインシデントが潜んでいるとする考え方に基づいて，安全でない行動や状態をなくすことで，重大事故発生のリスクを低減できるとされている。今日，給食現場において衛生事故を未然に防止する方策として採用されている。

2）インシデントレポートの分析

インシデントがなぜ起こったかを把握し，人為ミスを防止することが重要である。① インシデントの発見，② 事実についての情報収集，③ インシデントが起こった原因，④ 解決すべき問題，⑤ 解決策の決定とその理由，⑥ このインシデ

1．施設名		2．記載者名	
3．当事者(発見者)		4．発生場所	
5．発生日時	年　月　日（　）　時頃		
6．発見時期	年　月　日（　）　時頃		

7．事故，トラブル，ミスの内容・事実(当事者が記入)(記入年月日)

8．上記内容・事実の補足（記入年月日）

9．事故，トラブル，ミスの内容・事実(当事者が記入)(記入年月日)

10．事故，トラブル，ミスに関しての振り返り（当事者が記入）(記入年月日)

11．本事例が起こったと思われる原因（複数回答）(記入年月日)

12．管理者等と話し合った内容：解決すべき問題点と解決策（記入年月日）

13．本事例から学んだこと・今後の対策および計画（記入年月日）

14．部門長のコメント（記入年月日）

図7-2　インシデントレポートの例

1．記載日		2．報告者名	
3．所　属		4．事故の種類	
5．発生日時	年　月　日（　）　時ごろ		
6．発生場所			
7．原　因			
8．被害の状況			
9．関係者名・連絡先	●被害者	名　前：	
		連絡先：	
	●加害者	名　前：	
		連絡先：	
	●関係者	名　前：	
		連絡先：	
10．現在の状況			
11．応急処置の内容			
12．今後の対策			
13．管理者としてのコメント			

図7-3　事故報告書の例

ント事例から学んだことを記述し，作成する（図7-2）。

3）アクシデント管理の考え方

異物混入などの給食を提供して対象者が食べてしまって起きた事故などは，アクシデントとして事故処理が行われる。インシデントレポート同様，事故報告（図7-3）の例に基づきアクシデントレポートとして，事例を分析し再発防止の対策に役立てる。

（2）事故の種類

1）喫食者に被害が及ぶ場合

① 食中毒・感染症：喫食者や従業員，その家族にまで被害が及ぶことがある。

② 異物混入

- 動物性異物：毛髪，ハエ・ゴキブリなどの昆虫類。
- 植物性異物：植物の種子，籾殻，木片，わら，糸くず，紙類，かびなど。
- 鉱物性異物：調理機器の破片，缶詰開缶時の金くず，食器の破片（ガラス，プラスチック，陶磁器，金属），小石，土砂など。

2）従業員のけが・事故

厨房の床でのスリップ，調理工程での不注意，技術的ミスなどによる切り傷・火傷・打撲などがみられる。給食施設では大型の調理機器を扱うため，調理作業に慣れていないと事故につながりやすい。

(3) 事故防止対策

1) 食中毒事故発生防止

対象者から食中毒が疑われるような諸症状が出た場合の初動調査や対応などのマニュアル，大量調理施設衛生管理マニュアルなどの周知活動により事故防止に努める。また同時に事故発生時の対応訓練に努める。

2) 異物混入の防止

異物は，調理・保管・提供の工程でも混入する危険性があるので，次にあげる対象ごとに留意点を認識して予防対策を周知させる必要がある。

① 従業員の身だしなみ，② 食材汚染，③ 調理室・調理機器の整理整頓，定期的点検，鼠族（そぞく）や昆虫などの侵入防止，③食事の適時適温保管，提供など。

3) 施設・設備での事故

床のスリップ防止にはコックシューズを着用，水や油がこぼれないように注意する。また作業・点検事項の標準化を図り，マニュアルを作成する。施設・設備の使用前後の定期点検と安全管理の徹底を行う。

(4) 事故の状況把握と対応

事故発生時には，何が，いつ，どこで起きたのか，さらに原因は何か，被害の状況（人・物・金）はどうなのかなどを把握し，状況に応じた対応を検討する。

① 事故発生内容の報告：事実を５Ｗ２Ｈ（いつ，どこで，誰が，何を，どうして，どのように，どのくらい）に基づいて，上司に迅速かつ正確，詳細に報告し（必要に応じて監督官庁への報告），事故報告書を作成する（図７-３）。

② けが人への対応：応急処置をして，必要ならば病院を受診する。

③ 給食提供についての対応：異物混入などの事故が調理工程で発覚した場合，提供時刻までの短時間で，対応を決定する。廃棄を決定した場合は，在庫食品などを使用し代替食の手配を迅速に行う。

2. 災害時対策

災害は，自然災害（台風・地震・集中豪雨など），人為災害（化学爆発・都市大火災・大型交通災害，ビル地下街災害など），特殊災害（自然・人的災害の混合，放射能・有害物汚染の拡大など）があり，災害の発生場所，規模，拡大状況などによっては医療機関などはマヒ状態になることが予測される。表７-１に災害別に起こりうる影響について示した。

ライフラインの中断・孤立化，食材の調達・備蓄食品の搬出，給食業務の中断などに対応した災害時の給食施設ネットワークの構築が求められる。

●食中毒事故発生時の対応（例）●

1．食中毒事故が確定的になった場合，直ちに施設長など幹部に報告。
2．施設長は直ちに当該委員会を招集し，対策本部を設置し，必要な対応を決定し処置にあたる。
3．その後も食中毒症状該当者の情報収集にあたる。
4．保健所への届出：食品衛生法第58条，食品衛生法施行規則第72条による届出（診察した医師による）は文書，電話または口頭により24時間以内と定められている。
5．調理施設の自主的使用停止，代替え措置による食事の提供。
6．保健所の立ち入り検査。①献立表，衛生管理などの関係書類および保存食の提供。②業務改善命令，業務停止などの処分決定。
7．業務改善計画書の提出。
8．食中毒該当者（患者）の諸症状の改善治癒確認，糞便検査（患者・喫食者・関係者）の陰性確認。
9．保健所の指示を待ち，通常の食事提供を再開。

表7-1　災害別の起こりうる影響

災害の種類	風水害	雪　害	火　災	地　震	渇　水
ライフラインへの影響					
水（水道）	○	△	○	◎	◎
電気	○	○	○	◎	△
ガス	○	○	○	◎	△
交通	◎	◎	◎	◎	△
通信	○	○	○	◎	△
物流把握	◎	○	○	◎	○
日常生活への影響					
住居	◎	○	◎	◎	△
食糧	◎	◎	◎	◎	○
生活用品	○	△	◎	◎	○
人的	○	○	○	◎	△
施設への影響					
設備	○	○	◎	◎	○
食糧	◎	◎	◎	◎	○
労働力の確保	◎	◎	◎	◎	△
支援体制上の留意点					
交通	○	◎	◎	◎	△
器具等	○	△	◎	◎	○
食糧	◎	◎	◎	◎	◎
労働力	○	○	○	◎	△

注）◎：非常に影響がある。○：影響がある。△：あまり影響がないと考えられる。

出典）日本栄養士会：非常災害時対応マニュアル，1995，p.4

表7-2 施設・設備の災害時対策

項　目	非常時対策の準備	主な物品の例
給　水	耐震性貯水槽の設置・緊急時給水の水源および水質検査，施設ごとに１日に必要な水量の最低量の把握（飲用，調理用，洗浄用，用便用など） 水道局への給水依頼の方法	ビニール水槽，給水ポンプ 給水ポリ容器 浄水器など
熱　源	自家発電設備の設置 代替熱源の確保	プロパンガス，カセットコンロとボンベ，灯油，薪 点火用具（マッチ，ライター）
調理器具など	熱源に適する調理器具類の整備 ① 都市ガス用をプロパンガス用に転換する部品 ② 炭・薪直火用機器 ③ 電気を熱源とする調理機器類の確保（電気の復旧が最も早いと考えられる） ④ 空冷式冷蔵・冷凍庫の設置	電磁調理器および適するなべ類，炊飯器，湯沸かし器，簡易式かまど（ドラム缶など）
食器類など	使い捨て食器の準備・確保 食器専用消毒アルコール 調乳用器具	紙製食器各種（皿，おわん，コップ），弁当箱，割り箸，スプーン，フォーク，ストロー ウエットティッシュ，ペーパータオル，キッチンペーパー，ポリ袋，ラップ，アルミホイル 使い捨て手袋，マスク
施設の設備	耐震，防火設計の見直し 防災倉庫の設置 復旧しやすい配管設備に 消火，照明，情報管理設備	非常用資材の保管場所 消火器，懐中電灯，電池式ラジオの常備

（1）給食施設における災害時対応の組織と訓練

災害非常時に備えての対応は給食施設の種類・規模や施設の状況により異なるので，施設別の災害時マニュアルの作成が必要である。各施設の給食部門だけではなく他部署との連携が取れるよう組織づくりと定期的な点検，訓練計画が必要である。災害時に備える施設・設備関連の対策項目を表７-２に示した。具体的な物品については平常時と異なるので訓練時に十分な検証が必要である。

（2）災害発生防止対策

災害の種類により体制整備および訓練は異なるが平常時の組織づくりおよび災害時の対応を想定し，日頃から訓練する必要がある。さらに災害時の初期行動は① 避難，人命救助を行う，② 火災の時は消火活動を行う，③ けが人には応急処置を施す，④ 消防署，警察署，保健所などに緊急連絡をする，⑤ 病院の手配をし，関係者へ緊急連絡を行う，などが必要となる。

（3）給食施設における災害時対策

給食施設では，災害などが発生した場合でも食事の供給を中止することはできない。そのため自治体との連携も大切である。自治体では，給食施設の平常時体制の整備を推進すると同時に，災害発生時の状況把握や給食施設からの支援要請に迅速に対応できるように体制を整えておく必要がある。

1）平常時の対策

施設内体制の整備については，リスクマネージャー（給食部門責任者）を中心に従業員の役割分担や組織だった統制が取れる体制の構築などの災害時対応マニュアルを作成しておく。

また，災害発生を想定し食品類，水（飲料，調理用），食器，ラップ，熱源などを備蓄しておく。食品の備蓄は賞味期限などを考慮し周知を図る必要がある。表7-3に主な備蓄品を示した。

ライフラインの復興速度は災害の種類や規模により異なるが，災害発生から3日間程度に対応できる緊急用備蓄が必要である。

表7-3　備蓄品と賞味期限（常温）

分　類	主な食品	賞味期限等
主　食	アルファ化米（白飯・炊き込み飯） レトルトご飯・粥類 インスタント麺類 缶詰パン，乾パン	賞味期限1～3年 1年未満のものはさける
副　食	肉・魚・野菜などの缶詰類 乾物野菜・海藻類 レトルト料理類・フリーズドライ品	賞味期限1～2年 1年未満のものはさける
飲　料	ペットボトル飲料（水・お茶） 缶類飲料	賞味期限2～3年
その他	調味料（塩・砂糖・酢・油）	1～3年
	紙コップ・食器，ラップ類 熱源（カセットコンロなど） 洗浄用水・スポンジ・消毒液	3年以上で交換が望ましい

備蓄食品は，通常の献立の組み合わせに応じて，主食・主菜・副菜の種類ごとに保管・管理し，保存期間に応じた更新計画が必要となる。通常献立に計画的に取り入れ更新する（ローリングストック）。

備蓄品の保管場所は，非常時においても取り出しやすいところにする。また，備蓄品の保存期限を確認して，計画的に更新する。外部との連携体制については，地域の防災対策や災害時体制などを確認しておく。

●食料や水などの備蓄●

広域災害拠点病院では，食料や水などの備蓄は，災害発生後の病院内で行われる医療活動に必要となる最低3日間分を用意することとされている。〔「国立病院等の広域災害医療活動要綱の一部改正について」2004（平成16）年通知〕。一般医療機関においても同程度の日数が必要と考えられる。

2）災害発生時の対策

給食提供に必要な資源の状況については，以下の点を把握する。

① 喫食者，従業員の状況。

② 電気，ガス，水道などライフラインの状況。

③ 公共施設，物流機関の鉄道・運送など，人が日常生活を営むうえで必須な設備の状況。

④ 備蓄品の状況。

⑤ 施設や調理室の状況。

⑥ 施設内での食事の提供ルート（通路，エレベータなど）の状況。

⑦ 電話，FAX，パソコンなど通信手段の状況。

⑧ 自治体の災害対策本部の設置状況。

食事の提供については以下の点に留意する。

① 状況把握の結果をふまえて，提供可能な献立に調整する。

② 災害発生直後においては，備蓄食品のほか，在庫食品の使用が可能であれば優先的に使用する。

③ 震災の場合は余震などにも考慮し，食事提供側，喫食側ともに安全に留意する。

復旧・復興期には，災害時の実際の対応について施設内マニュアルに基づく検証を行い，今後の対策に反映させる。

（4）災害時のための貯蔵と献立・栄養管理の実際

1）貯　　蔵

非常用の食品，飲料水の備蓄が必要である。備蓄食品は，表7－3に示したが常温保存が可能で個別包装されたものが適している。

ライフラインの寸断や調理室が使用できないことを想定して，加熱の必要のないもの（乾パン，缶詰・びん詰など），簡単に喫食できるもの（レトルト食品，フリーズドライ食品など）を備蓄する。

●サバイバルフーズ●

サバイバルフーズとは，25年間という長期保存が可能なフリーズドライ加工食品（シチュー・雑炊など）とクラッカーの備蓄食品で缶詰になっている。はじめは米国陸軍用やNASA（アメリカ航空宇宙局）の宇宙食として開発されたもので，現在では日本国内でも一般向けに販売されており，多くの自治体や企業で使用されている。軽くて，保存性がよく，開缶後にシチュー，雑炊は水（湯）を加えることで食べられ，クラッカーはそのまま食べる他に，シチューに加えて食すことができる。

２）栄養管理（献立作成）

主食（主としてエネルギー源），主菜（主としてたんぱく質源），副菜（主としてビタミン・ミネラル・食物繊維源）を献立の組み合わせの３要素として基本に整備する。非常時の献立例を以下にあげる。

① 熱源，水が使用できない場合：パン（缶），マーガリン・ジャム（パック），チーズ（パック），フルーツ（缶），飲料水（ペットボトル）。

② 熱源，水がある程度使用できる場合：アルファ化米，ビーフカレー（レトルト），ポテトサラダ（缶），フルーツ（缶）。

「避難所における食事提供に係る適切な栄養管理の実施について」〔2016（平成28）年６月６日厚生労働省健康局〕は，避難所における食事提供の評価・計画のための栄養の参照量として，エネルギーおよび主な栄養素と対象特性に応じて配慮が必要な栄養素をそれぞれ提示している。

① エネルギーおよび主な栄養素（１歳以上１人１日当たり）：エネルギー1,800～2,200 kcal，たんぱく質55 g以上，ビタミンB_1 0.9 mg以上，ビタミンB_2 1.0 mg以上，ビタミンC 80 mg以上。

② 対象特性に応じて配慮が必要な栄養素：カルシウムは特に６～14歳においては600 mg/日を目安，ビタミンAは特に１～５歳においては300 μgRE/日を下回らない，鉄は月経がある場合には十分な摂取に留意，ナトリウムは成人の目標量（男性7.5 g/日未満，女性6.5 g/日未満）を参考にする。

③ 対象者の身体状況，栄養状況，生活習慣などに基づき適当な栄養量を満たす食事の提供，品質管理，評価を行うよう努める。

④ 献立表および栄養成分を掲示し献立表は避難所に備え付ける。

病院，障害者施設，高齢者施設，乳幼児施設など，常食で対応できない喫食者には，適切な対応を要する。

2018（平成30）年度の地域保健総合推進事業の成果として，「大規模災害時の栄養・食生活支援活動ガイドライン～その時，自治体職員は何をするか～」（日本公衆衛生協会，2019年３月）と題したガイドラインが作成された。本ガイドラインの中に，災害時に保健所が行う特定給食施設等の支援が記されているので参考にしたい（図７-４）。

5　特定給食施設等の支援について

□　**管内給食施設の非常食備蓄状況を把握しておく**

平常時に巡回指導等を利用して，各給食施設の非常食備蓄状況について把握し，必要な整備がされるように助言する。【保健所】

（備蓄状況のチェックポイント例）

- □　備蓄日数：3日分以上
- □　備蓄量：入所者数　＋　職員数（当直，深夜勤務等）　＋　避難者数（福祉避難所の場合）
- □　非常食の種類：一般用，特別食用，摂食・嚥下困難者用，経管栄養等
- □　非常食の献立：提供種類別に献立例を作成しているか
- □　非常食の栄養量：1人1日当たり目標量（平常時）を満たしているか
- □　熱源の確保：電気，ガスの供給がない場合の対応があるか
- □　食器等の準備：使い捨て食器，はし，スプーン等の準備をしているか
- □　保管場所：場所が明確になっているか，適正な場所に保管されているか
- □　非常食の更新：賞味期限が過ぎていないか，更新して補充されているか
- □　提供方法：エレベーターの停止やスタッフ不足の場合の配膳方法を決めているか
- □　他職種への周知：給食部門以外の職員に非常食の場所や献立，提供方法等について周知しているか

□　**施設内の災害時対応マニュアル等が整備されているか把握しておく**

発災により，施設の管理栄養士または栄養士や調理従事者も被災する場合があり，入所者への食事提供や栄養管理に係る対応について，マニュアル等を整備をし，施設内で周知されるように助言する。【保健所】

（マニュアルのチェックポイント例）

- □　発災時の連絡，指示体制が整備されている
- □　厨房設備が使用不可となった場合の給食提供方法を検討している
- □　調理従事者が不足する場合の対応方法を検討している
- □　搬入業者による食材搬入が困難な場合の対応を検討している
- □　災害時の対応訓練を施設内や協定施設間で実施している

□　**他施設との連携体制を整備しているか把握しておく**

- □　発災により自施設での給食提供が不可となった場合に備え，他施設との連携（支援協定）が可能であるか検討している（食支援，人的支援）

図7-4　災害時に保健所が行う特定給食施設等の支援

資料）日本公衆衛生協会 分担事業者 久保彰子：大規模災害時の栄養・食生活支援活動ガイドライン～その時，自治体職員は何をするか～，2019

演習課題

❶ 給食業務の事故の防止対策について大切な事項をまとめなさい。

❷ 災害時の避難所における栄養管理を参照に備蓄食品を取り入れた献立を3日分作成しなさい。

第8章 給食の施設・設備

給食における施設・設備は，一定時間内に食材の搬入から調理，供食，厨芥（ちゅうかい）の搬出まで，給食業務をスムーズかつ安全に運営するうえで重要な項目である。特に本章においては，厨房設備の基本と給食機器の特徴を理解し，オペレーションシステムに応じた設備の選択や作業動線の設定およびゾーニングと設備配置の知識を学ぶ。また，関連法規の把握や食環境整備における給食の意義とその機能を理解することを目的とする。

1. 生産（調理）施設・設備設計

（1）施設・設備の概要

1）施設・設備の目的など

給食の施設・設備は，与えられた条件の中で，給食を円滑に運営するための重要な場とその場に置かれた機器である。ここでは，食材の搬入から始まり，保管，洗浄，切り込み，調理，配膳，配食，喫食，下膳，食器洗浄，消毒，保管，残飯処理，清掃までの一連の作業が**オペレーションシステム**に基づき，一定時間内に効率的，衛生的，経済的に，かつ安全に行われることが必要となる。

◘オペレーションシステム
常に均質なサービスを提供するための給食運営の仕組みのこと。経営計画・生産計画に基づいた給食の運営業務全般を意味する。

施設を業務内容別に分類すると検収室，食品保管室，下処理室，調理室，洗浄室，食堂，事務室，付属施設（トイレ，休憩室）がある。

これらの施設に必要な設備や機器は，給食の種類，規模，対象者（喫食者）をもとに，さらに調理システムや予算を検討したうえで決められる。

2）施設・設備管理

施設・設備管理は，日常の保守管理と，給食施設・設備の新築や増改築，機器の購入などでの計画作成の２つに分かれる。管理栄養士・栄養士は，現施設・設備の問題点を，実際に使用する立場で意見や指摘ができるように，機器の操作方法や，最新の施設・設備について把握しておく。

さらに，給食管理の責任者として機器・備品の説明書を保管し，使用時のトラブルや費用なども細かく記録として残し，計画的に管理していく必要がある。

a．日常の保守管理　機器・備品が使用時に不都合を生じないように，日々整備・保全に努め，衛生的な管理をする。

b．給食施設・設備の新築や増改築，機器購入での計画作成　厨房設備・機器の買い替えには，多額の予算が関与することから，計画的に進める必要がある。将来，どのような給食運営目標を掲げ，どのような食事を提供するのか，そのためには何が必要かを短期計画さらに長期計画として提示する。一般的には，食事内容や配膳方法，１回の食事提供数，調理員の技術力，さらには喫食者の要望も加味して検討していく。最終的には，予算責任者や給食責任者，調理責任者，厨房設備の専門職が協議を行うことで，具体的な方向性が定まる。同時に，新しい施設の情報は，最新のシステムや機器設備の知見を深めるためにも参考となる。

３）最近の動向

近年，給食施設は，衛生面や安全面，喫食者の満足度だけでなく，流通システム，調理システムなども改良されている。特に給食システムをはじめ給食機器や備品・設備は，個別に対応した食事のサービス提供，さらにはランニングコストなどの経営的な運営も要求されている。以下にその例をあげる。

① 温度管理：HACCP支援システム（室温・庫内の温度記録対応）。
② 衛生管理（HACCPの徹底）：ニュークックチル（再加熱ワゴン）。
③ 新調理システム（クックチル・真空調理：計画的な調理提供システム）。
④ 施設・設備のコンパクト化（加熱調理パターンの縮小）。
⑤ コンピュータ化：調理作業の効率化。
⑥ 施設，設備，食器の材質（床材などの資材，食器などの材質や経済性）。
⑦ 環境問題（空調設備，食品廃棄物）。

（２）施設・設備の基準と関連法規

１）施設・設備の基準

給食施設・設備は食品衛生法第51条に基づき規制されており，その詳細については各都道府県が**条例**（表８-１）において，「業種別に，公衆衛生の見地から必要な基準を定めなければならない」としている。

２）関 連 法 規

病院，社会福祉施設，学校など，各々の給食施設・設備は，別途各関連法規（第１章，p.３～参照）に示されている。また，給食施設全般では建築や消防，労働安全衛生，電気設備，環境関係の区分ごとに**法規**（表８-２）がある。

これらの法規は，給食経営管理上重要なものであり，必要に応じて改正されるため，法改正には常に注意を払う必要がある。

３）関 連 設 備

給食の関連設備には，床面，排水，天井，壁・窓，給水，給湯，照明，換気，防火，防災などがあり，それぞれに**基準**（表８-２，表８-３）が規定されている。

基本的な条件として①衛生的であること，②能率的であること，③安全であること，④保守整備が簡便であることが求められる。また，調理重要熱源の特性をよく理解するためにそれぞれの熱源の特性を表８-４に示す。

表8-1　都道府県条例による給食営業施設の基準の例

項　目	基準の内容
設置場所	ごみ埋立地，湿地その他公衆衛生上不適当な場所に位置しないこと。
区　画	間仕切りその他の方法により，住居その他の施設から区画されていること。
面積と明るさ	計画取扱量に応じた広さを有し，十分に採光，照明，換気ができる設備が設けられていること。
床	清掃しやすく，排水しやすいこと。 不浸透性材料（コンクリート，ステンレス，合成樹脂など水が浸透せず，かつ錆びないものをいう）または耐水性材料であること。
内　壁	床面から少なくとも１ｍまでの部分は，不浸透性材料または耐水性材料で作られ，明色なもので清掃しやすい構造であること。
天　井	明色なものとし，すき間がなくかつ清掃しやすい構造であること。
防　虫	ネズミ，昆虫などに汚染されない設備が設けられていること。
保管設備	食品，添加物，器具，容器包装を衛生的に保管できる設備を設けること。
機械器具・容器包装	計画取扱量に応じた数・大きさの機器類が備えられていること。
洗浄設備	設けられており，常に清潔を保つこと。
手洗い設備	従業員専用の流水式手洗い設備が設けられていること。
移動が困難な器具類など	洗浄しやすい位置に配置されていること。
更衣室	設けられており，更衣箱が備えられていること。
便　所	ネズミ，昆虫などの出入りを防ぐことのできる設備，および専用の流水式手洗い設備が設けられていること。
廃棄物容器	耐水性材料で作られ，蓋があり，かつ汚液および汚臭の漏れない構造の廃棄物容器が備えられていること。

出典）愛知県食品衛生条例４条「営業施設の基準・共通基準」（2020年３月27日改正）を基に作成

表8-2　給食施設全般の主な関連法規

区　分	法　　規
衛生管理関係	食品衛生法，食品衛生法施行令，食品衛生法施行規則
	大量調理施設衛生管理マニュアル
建築・消防・環境関係	水道法
	下水道法
	建築基準法，建築基準法施行令
	ガス事業法，ガス事業法施行令，ガス事業法施行規則
	電気用品安全法
	消防法，消防法施行令，消防法施行規則
	環境基本法
	大気汚染防止法
	悪臭防止法，水質汚濁防止法

表8-3　給食施設での設備・備品の注意事項

項　目	注意事項（チェック内容）
床	・床面にはドライシステムとウエットシステムがある。 ・摩擦に強く，滑りにくく，亀裂を生じにくいこと。 ・床材は耐熱性，耐油性，耐水性，耐酸性，耐久性，耐火性にすぐれていること。 ・汚れがつきにくいこと。 ・足に負担のかからない素材（疲労の軽減）。 ・排水しやすいよう，床の勾配は約1/100の傾斜をつけ，水がたまらないように平滑に仕上げる。 ・内壁と床の接合部はR構造とし，腰壁がある場合はその接合上部が45度以下の取り付け構造にする。
壁	・耐熱性，耐水性，耐火，防湿性に優れ，清掃しやすいこと（大量調理施設衛生管理マニュアルでは床から１ｍは毎日掃除すること）。 ・床から１ｍはタイル等の不浸透性，耐酸性，耐熱性の素材で腰張りとする。床と壁の境は丸みをつけて，清掃しやすくする。 ・明るい色とする。
天　井	・パイプ，ダクトなどが露出しないよう，平滑で清掃しやすいものとする。天井の水滴が落ちてくることがないよう，断熱材を張る。
給水・給湯	・蛇口のレバーの長さ，位置，種類，操作性を確認する。 ・給水は飲用に適する水とする。 ・停電や断水時に対応できるよう，貯水槽で確保できる容量も確認しておく。 ・給湯設備には，湯を使用する箇所毎での「局所式給湯法」と，一括して湯を沸かす「中央式給湯法」がある。 ・手洗い設備はなるべく大型とし，石けんや消毒液などを備えておく。 ・水栓は手を触れずに水の出る自動水栓，足ふみ式水栓などにする。
排　水	・排水からの臭いや，害虫の侵入を防止するための「トラップ」がある。
排水溝（側溝）	・掃除しやすいこと（ごみが捨てやすいこと）。 ・調理室内の側溝に蓋（グレーチング）があり，温度や衛生管理上密閉でき，滑り止めのついたものがよい。側溝内はごみ・汚れが溜まらないよう，U字型が好ましい。
グリストラップ	・調理室からの排水中にあるごみ，油脂を取り除くために，一時的に保管する場所。不織布などを置いて汚れを取り除きやすくする。 ・毎作業終了後掃除し，清潔を維持する（ごみが捨てやすくなる）。
照　明	・作業台の上で，500ルクス以上の明るさを保つようにする。 ・埃がたまらないよう，外側の覆いなどにより天井面と一体化した埋め込み構造とする。
ガスレンジ	・換気やガス漏れ対策（ガス漏れ感知器の設置）はしているか。 ・鍋のサイズにより，ガスレンジの使用に不都合はないか。 ・掃除しやすいか。
電気設備	・コンセントの数は多めにとり，床付近の設置は注意する。 ・Ｖ（ボルト）の確保。 ・漏電の対策。
空調設備	・排気と給気で空気を入れ替えるため，廃棄フード，換気扇などがある ・室内の温度，湿度などを調整し，最適な厨房環境とする
出入り口	・外部との出入り口は昆虫やネズミの侵入を防ぐため，二重ドア，網戸，エアカーテンを設置する。清潔エリアではエアシャワーかローラーなどで，毛髪などの異物混入防止に努める。
廃棄物容器	・耐水性材料で作られ，蓋があり，かつ汚液および汚臭の漏れない構造の廃棄物容器が備えられていること。

出典）名古屋市健康福祉局：食品営業許可のしおり，2011を基に一部加筆

表8-4　熱源の種類別特性比較

	電　気	ガ　ス	蒸　気
安全性	・爆発の危険性が極めて少ない。 ・立ち消えの心配がない。	・立ち消えによる引火・爆発の危険性がある。 ・不完全燃焼の恐れがある。	・構造体の耐性強度に注意する必要がある。
衛生面・環境面	・熱輻射による環境の悪化は少ない。	・排気により室内の温度上昇がある。 ・最近は熱輻射を抑える機器もある。	・熱輻射による環境の悪化は少ない。
制御性	・無段階または多段階での出力調整が容易。 ・タイマー，温度センサーにより時間管理が容易。 ・調整のマニュアル化が容易。	・無段階または多段階での出力調整が容易。 ・タイマー，温度センサーにより，時間管理が容易。 ・調理のマニュアル化が容易。	・自動化がむずかしい。
加熱性能	・電磁誘導式は極めて立ち上がりが早くエネルギーロスも少ない。 ・ヒーター式は予熱が必要で，かつ余熱もある。	・直火で立ち上がりが早い。 ・小面積で強力な火力が得られる。	・ジャケット式では立ち上がりが早い。
熱効率	・50～95%。	・30～60%。	・水加熱の場合には比較的効率が良い。
設　備	・受電設備または供給電力量により制限があるため，事前のチェックが必要。設備費は比較的高い。 ・排気フードは排気量が少なくてよい。	・設備費は比較的安い。 ・換気設備は十分考慮する必要があり，フードの設置，排気量に注意。	・ボイラー設備，貯蔵タンク，配管と設備費が高い。 ・排気フードは排気量が少なくてよい。
運転費（ランニングコスト）	・ガス燃焼と比較すると少々高くなる傾向がある。	・温度制御装置などを装備していれば比較的安価。	・低温調理の場合，安価である。
耐久性	・一般的に長寿命であり掃除も容易。	・電気に比較して耐用年数は短く，特に焼物機などは掃除が面倒。	・シンプルな構成であるため，耐久性はよい。
裸火規制	・地下街・高層ビルなどにおいても規制は少ない。	・地下街・高層ビルなどにおいて規制を受ける可能性がある。	・ボイラー取扱作業主任者の選任が必要。

出典）㈱フジマック監修

（3）作業区域と作業動線

ゾーニング
給食施設において作業動線に配慮し，衛生面および運用面を考慮して各作業区域を決めていくこと。

作業区域は，**ゾーニング**により汚染作業区域と非汚染作業区域に分けられる。作業区域ごとに調理担当者を分けることが望ましい。給食センターなどの場合は徹底した衛生管理を実施するため，汚染作業区域を担当した調理員は非汚染作業区域に入室させない場合がある。しかし，人員的な問題点もあるため，汚染作業区域から非汚染作業区域に入室する場合は必ず前室にてシューズ（長靴），エプロン，マス

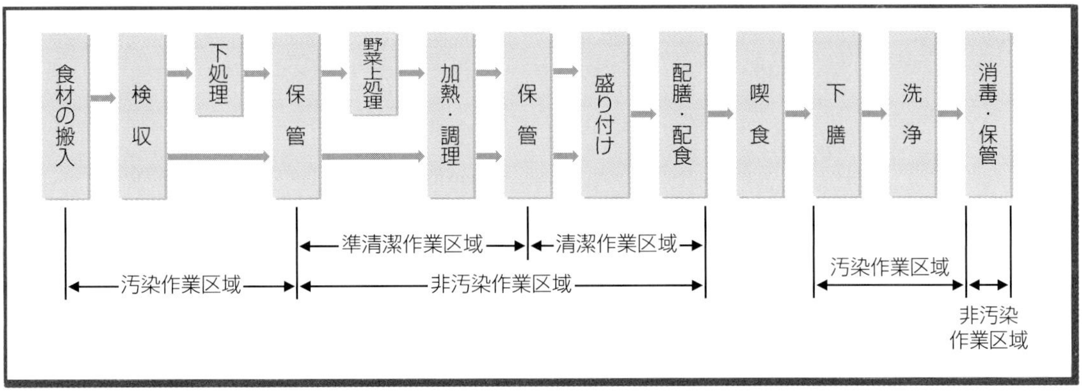

図8-1　調理工程と作業区域（汚染作業区域・非汚染作業区域）

クなど，非汚染作業区域用のものに替え，手指の消毒を行い入室する。

1）作業区域

a．汚染作業区域と非汚染作業区域　給食施設の厨房内は食品の調理過程ごとに汚染作業区域と非汚染作業区域に区分され，さらに非汚染作業区域は準清潔作業区域と清潔作業区域に区分される（図8-1）。

汚染作業区域を担当する調理員は下処理を中心に行い，食材のみ非汚染作業区域に移動させる。下処理担当者が食材を持って非汚染作業区域へ移動することはさけ，パススルー方式の冷蔵庫などを使用する。各作業区域は壁・床面の色別および境界にテープを貼るなどにより明確に区画することが望ましい。

b．作業区分別の使用機器　使用機器を作業区分別に分類すると，搬入・検収・格納機器，下処理機器，主調理機器，盛り付け・配膳機器，洗浄機器などがある。

作業区分別主要機器の概要を表8-5に示し，主な機器を図8-2に示した。

野菜の切さいに使用されるフードスライサーなどは汚染作業区域に置かれることが多いが，野菜上処理室などを設置している施設においては非汚染作業区域に設置することもある。

2）作業動線

給食施設には人・食材・食器および什器の作業動線があり，すべてにおいて交差や逆戻りが起こらないような動線が必要である。調理作業および食材の運搬が交差しないようにエリア（汚染作業区域・非汚染作業区域）ごとの動線も必要である。作業区域において一方向の動線（ワンウェイ）を確保することは**交差汚染**を防ぎ衛生的な取り扱いができる。

a．人の動線　調理担当者の動線は，汚染作業区域と非汚染作業区域で分かれ，交差しないことが大切である。また，非汚染作業区域の中でも準清潔作業区域から清潔作業区域に移動する場合は必ず手洗いや服装の確認などを行い，衛生管理に十分注意し，交差汚染を防止する。調理者はエリア（汚染作業区域・非汚染作業区域）ごとの担当を決め，調理担当者同士の交差や逆戻りが起こらないように工夫する。

交差汚染
調理済み食品や加工品が原材料や下処理をした材料と交わって汚染されること。食品製造の過程で汚染された作業区域と清潔な作業区域の間で人や物の流れが交差することによって起こる場合をいうことが多い。

表8-5　作業区分別主要機器

区　域	作業区分	内　容	主要機器	摘　要	写真番号
汚染作業区域	搬入・検収・格納機器	低　温	冷蔵庫	庫内の収容物を10℃以下に冷却できる。専用カートにより，出し入れを大量にできるカートインタイプもある。	
			冷凍庫	食品の温度を－18℃以下に保冷できる。	
			検食用冷凍庫	検食用食材を－20℃以下で保管できる。	①
		貯　米	サイロ	米を収容，保管，供給するのに便利な貯米庫。必要な量をレバーで計量できる。	②
	下処理機器	洗浄・浸漬	シンク（流し）	使用目的別に種類が多く，水切つき，舟型，移動式などがあり，水槽は一槽から多槽のものがある。	③
		洗　米	水圧洗米機	水圧により米をパイプの中で循環させ，洗米する。米が砕けにくい。	④
		切さい	ピーラー	球根野菜の洗浄と皮むきを同時に短時間で行う。	⑤
			フードカッター	野菜類，肉類，魚介類などをみじん切りにする。	⑥
			フードスライサー	葉菜類から球根類にいたる一般野菜，漬物，果実，魚肉などを指定した寸法に切さいする。	⑦
			合成調理機	野菜類の下ごしらえ（輪切り，短冊切り，おろしなど各種形状に切さい）を行う万能調理機。	
			作業台	中央に排水口つき，下部が戸棚つき，すのこつき，引き出しつきなど種類が多い。	
	消毒機器	消毒保管	包丁まな板殺菌庫	ヒーターによる熱風を庫内に強制循環させて乾燥と同時に消毒・保管が行える保管庫。紫外線照射により殺菌も行える。	⑧
非汚染作業区域（準清潔作業区域）	主調理機器	加　熱	フライヤー	大量にフライなど揚げ物ができる器具。温度調節装置（サーモスタット）つきが多い。	⑨
			焼き物機	魚など上下バーナーで両面から焼き上げ，調理する。	
			コンベクションオーブン	冷凍食品の解凍，加熱調理など広範囲に利用できる。加熱した空気をファンで対流させて食品を加熱する。食材の連続投入ができるコンベア式オーブンもある。	⑩
			回転釜	煮物，炒め物に適した回転式の煮炊釜。	⑪
			ティルティングパン（ブレージングパン）	煮物，焼き物，炒め物，蒸し物，揚げ物などに対応できる平型の回転釜。浅型のため煮崩れしにくい。	⑫
			スチームケトル	二重構造の釜で蒸気により加熱する。	
			スープケトル	釜が二重構造になっており，外釜の水を沸騰させ，内釜を間接的に加熱する。焦げ付きを防ぐことができ，スープやソース類の加熱に使用する。	
			スチーマー	大量の蒸気を発生させて蒸し料理ができる。冷凍麺などを解凍する場合にも使用する。	
			ガスレンジ	上部にガスコンロを有し，下部にオーブンを設置した熱器具。	
			ガステーブル	ガスコンロを配置した熱器具。火力によって大小さまざまなタイプがある。	⑬
		炊　飯	炊飯器	炊飯用の釜にて炊飯する熱器具。形態は立体型，コンベアー型，全自動型などがあり，熱源はガス式，電気式がある。	⑭
		解凍・加熱	電子レンジ	食品の温め直しや，冷凍食品の解凍・再加熱など，高周波で加熱料理を行う調理機器。	
		真空包装	真空包装機	食品を真空包装する機器。主に真空調理に使用する。	⑮
		冷　却	ブラストチラー	加熱調理品を冷気の強制対流により短時間に冷却できる急速冷却器。	⑯
			タンブルチラー	塩を大量に投入して冷却水（０℃）を作り，水槽内の冷却水を循環させることで加熱調理品を冷やす。	
	消毒機器	消毒保管	器具消毒保管庫	ヒーターによる熱風を庫内に強制循環させて乾燥と同時に消毒・保管が行える器具用保管庫。	⑰
非汚染作業区域（清潔作業区域）	盛り付け・配膳機器	保　温	温蔵庫	調理した食品を盛り付けまで保温する。食品に合わせて温度や湿度を調節できる。	⑱
			ウォーマーテーブル	ホテルパンに入れた料理を適温に保温できる。保温は湯煎またはヒーターを使用する。	⑲
			ライスウォーマー	炊きあがったご飯を適温にて保温する機器。	
			スープウォーマー	スープを提供まで保温する機器。調理に使用した寸胴鍋がそのままセットできる。湯煎にて保温。	
		保　冷	コールドテーブル	テーブル型冷蔵庫で作業台と冷蔵庫が組み合わされている。	
			コールドショーケース	サラダやフルーツ，デザートなど保冷しながら陳列するショーケース。	
		配　膳	配膳車	料理を盛り付けたトレイをのせて，食堂や利用者へ運ぶ車。	
			冷温蔵配膳車	温食・冷食を同時にセットできる配膳車。専用トレイに温かい料理と冷たい料理をセットし，冷蔵・温蔵を行いながら配膳する。	⑳
汚染作業区域	洗浄機器	食器洗浄	食器洗浄機	返却された食器を洗浄する機械。ボックス型とコンベア型があり，ボックス型は専用ラックに食器を収納し，洗浄機に投入する。コンベア型は食器をコンベアにのせ移動中に洗浄・すすぎが行われる。	㉑㉒
非汚染作業区域（清潔作業区域）	消毒機器	消毒保管	食器消毒保管庫	ガス式・電気式・蒸気式があり，洗浄作業終了後に食器類の乾燥・消毒・保管を行う。	㉓

b．食材の動線　食材の動線は，食品衛生の観点より食材の搬入→検収→下処理→調理→盛り付け→供食までが一方向の動線を確保し，交差や逆戻りのないように工夫する。特に汚染作業区域と非汚染作業区域での逆戻りに注意しなければならない。また，非汚染作業区域内の準清潔作業区域においても各エリア分け（生魚・生肉コーナー，加熱野菜コーナー，生食野菜・果物コーナー，加熱済みコーナーなど）を徹底し，未加熱食材と加熱済食材が交差しないように心がける。

準清潔作業区域から清潔作業区域への移動は，パススルータイプの冷蔵庫または温蔵庫を使用することが望ましい。

c．食器・什器類の動線　食器・什器類の動線は，食材と同様に汚染作業区域と非汚染作業区域の交差や逆戻りがないようにしなければならない。食器は非汚染作業区域の食器消毒保管庫で殺菌，乾燥されたものを使用し，盛り付けや配膳室（パントリー）に向かって一方向になることが望ましく，下膳および洗浄室から消毒保管庫への殺菌ラインを考えなければならない。什器類はエリアごとに色分けなどを行うことで，交差汚染や作業区域間の移動がないように工夫する。

（4）施設・設備のレイアウト

給食施設・設備のレイアウトは，一定のスペースの中に作業動線および作業区域に沿って機器類を配置すること（図8－3）である。そして，どのような調理システムを構築するか，主な熱源はガスまたは電気（オール電化）を使用するかなど，給食施設の方向性およびコンセプトをあらかじめ決定しておくことが必要である。レイアウトについての注意点を次にあげる。

① 必要スペースを確保し，建物の構造や内装・設備について配慮する。

② 機器占有面積や作業スペース，通路などの必要スペースを確保し，各セクションの必要面積を配分する。

③ 食品の調理過程ごとに，汚染作業区域（検収，原材料の保管，下処理の各施設），非汚染作業区域（準清潔作業区域：調理場，清潔作業区域：盛り付け・配膳，製品の保管）を明確に区画（壁で区画，床面を色別，境界にテープを貼るなど）する。

④ 各セクション内で作業動線に沿って機器を配置し，後戻りおよび交差がないようにする。

⑤ 給排水・給排気設備，電気設備などの諸要件を考慮して割りつけを行う。

⑥ ドライシステム化を積極的に取り入れる。

⑦ 作業空間を立体的に利用する。

⑧ 給食形態の変更や新機器導入などがある場合に対応できるようにする。

⑨ 管理上の条件を考える（事務室は全体の管理がしやすい場所が望ましい。人や物の出入りや情報，連絡網などについても考慮する）。

1）ドライシステム

ドライシステムとは厨房内の床を乾燥した状態で運用できるような設計および使

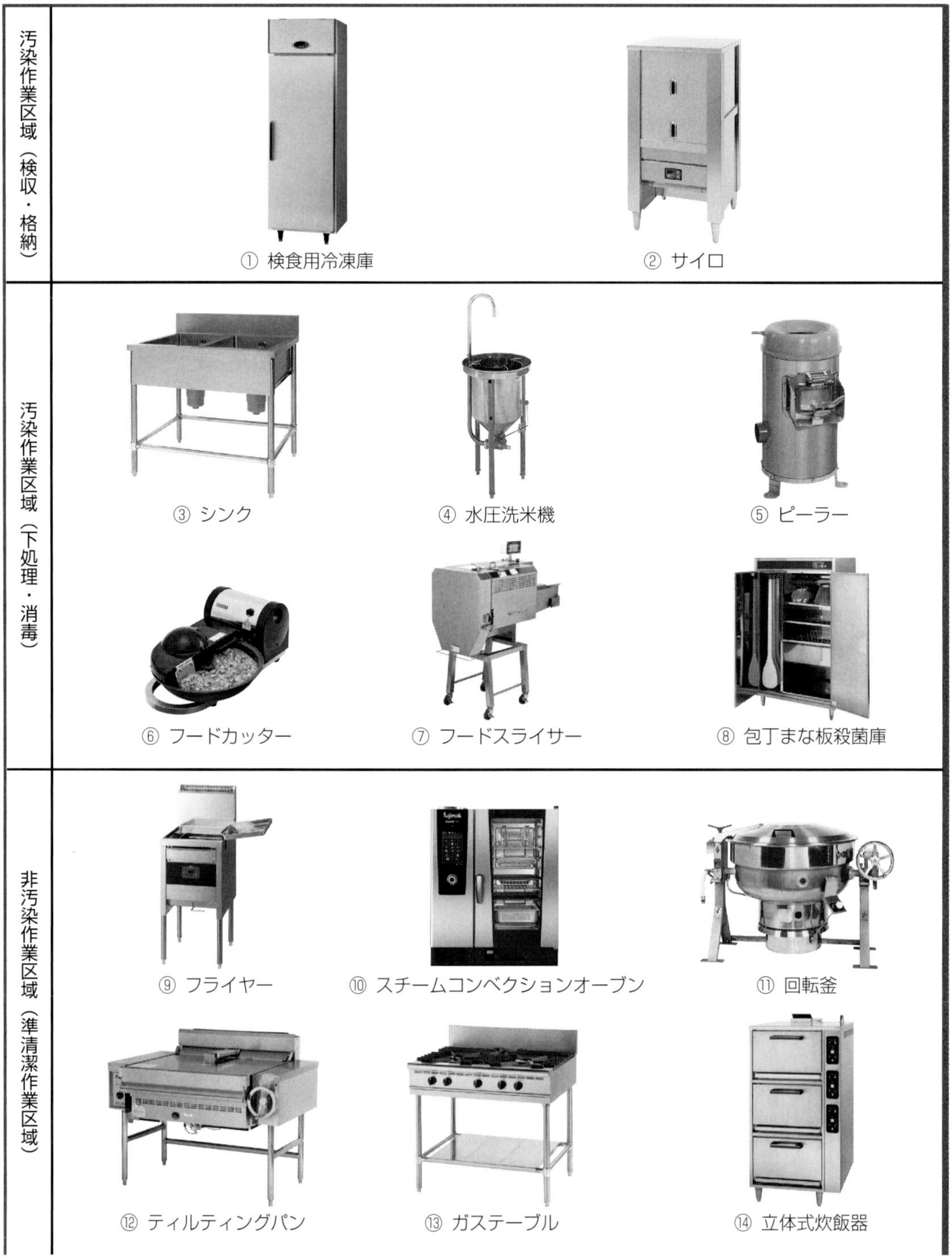

（次頁につづく）

図8-2　給食施設の主要機器

出典）㈱フジマック：業務用厨房機器総合カタログ，2021

非汚染作業区域（準清潔作業区域）	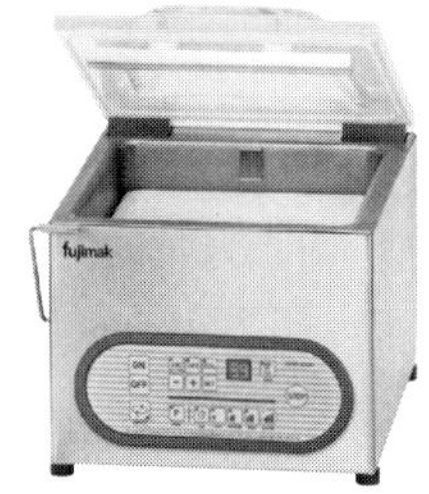⑮ 真空包装機	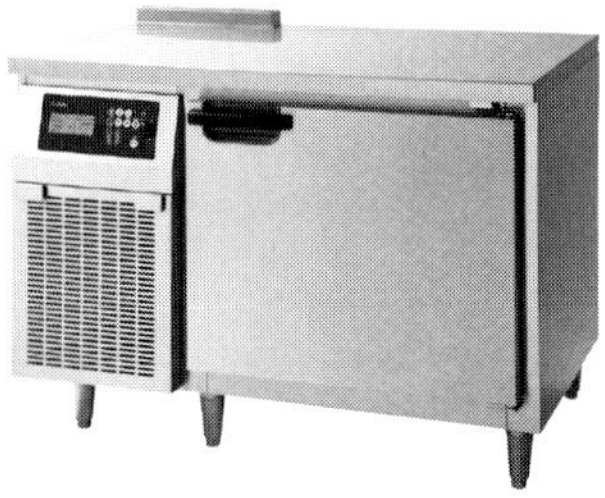⑯ ブラストチラー	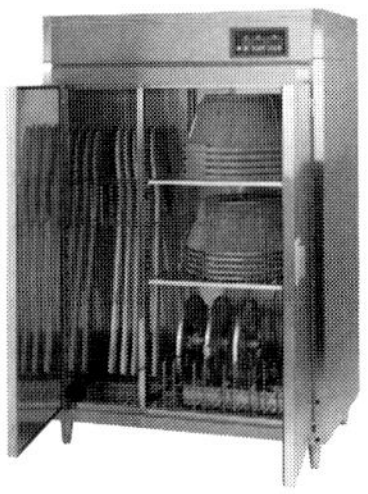⑰ 器具消毒保管庫
非汚染作業区域（清潔作業区域）	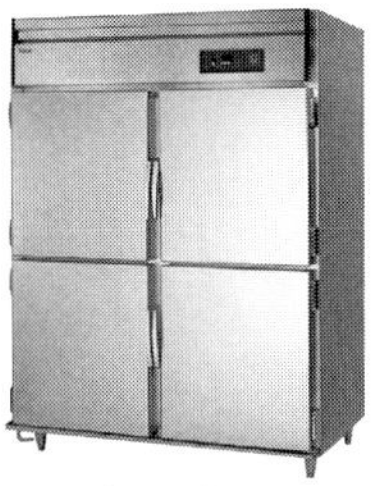⑱ 温蔵庫	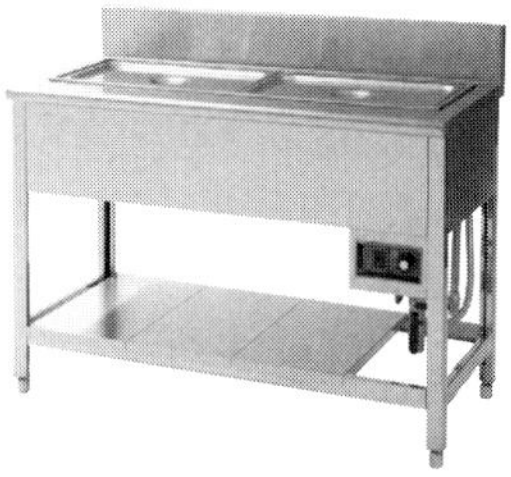⑲ ウォーマーテーブル	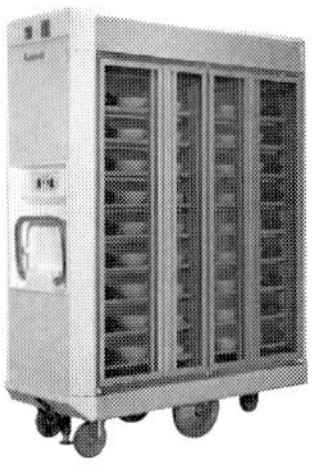⑳ 冷温蔵配膳車
汚染作業区域	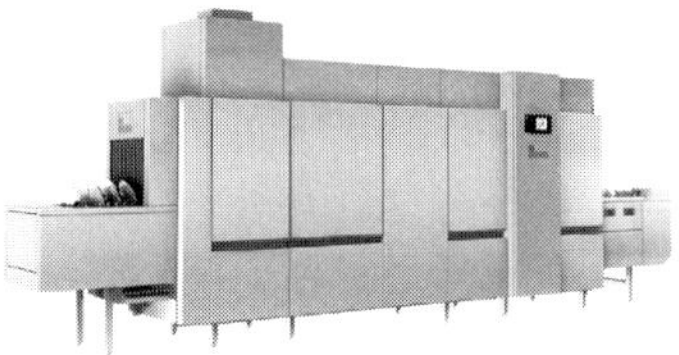㉑ コンベアタイプ食器洗浄機	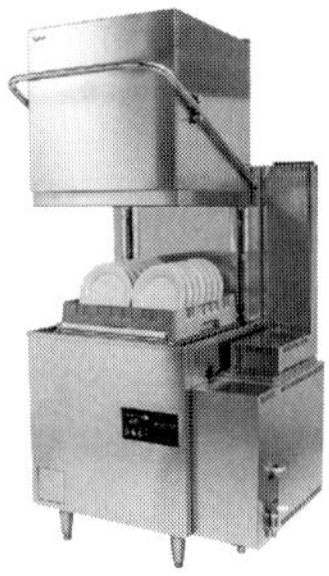㉒ ドアタイプ食器洗浄機	
非汚染作業区域	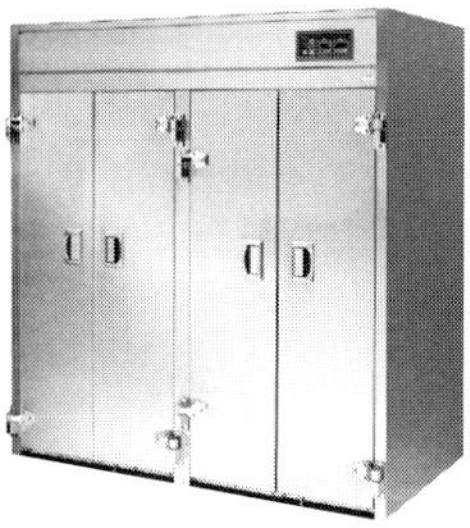㉓ カートイン式食器消毒保管庫		

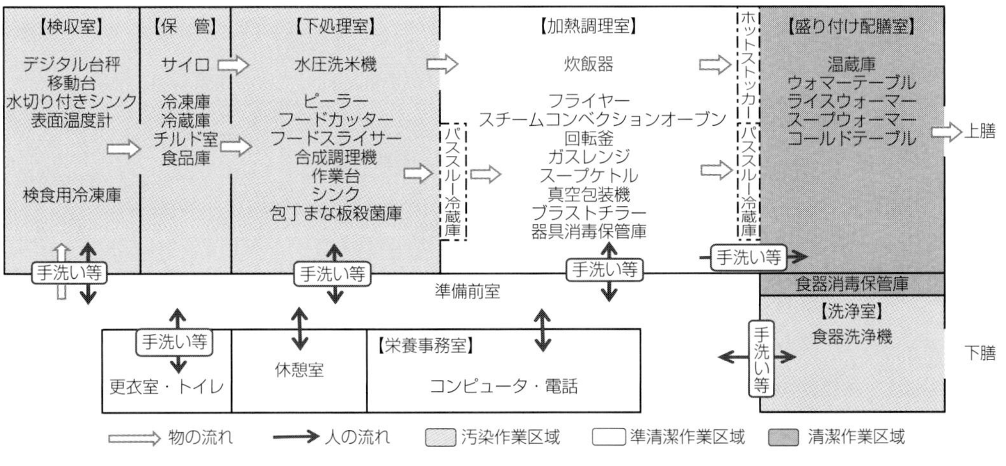

図8-3　施設・設備のレイアウト

用方法のことで，高温多湿になりがちな厨房内の作業環境を改善するため「大量調理施設衛生管理マニュアル」(施設設備の構造：施設はドライシステム化を積極的に図ることが望ましい）に基づき推奨されているシステムである。床をぬらさないため，滑りなどの事故を防止でき，室内の湿度を抑えるため，調理員の疲労を軽減できる。

また，乾燥しているため，かびや細菌の増殖を防ぎ，衛生的である。水を流しての清掃（ウェットシステム）に慣れていると，床に水やごみを落とさないよう習慣づくまで意識的に管理する必要がある。ドライシステム機器の設置方法は，機器の脚部を取り，壁面に取りつけることで床面を清潔に保つことができる**ウォールマウント方式**や，床面との隙間をなくし，水分などの浸入と雑菌類の繁殖を防ぐ**ベースマウント方式**による設置を行うことが望ましい。

表8-6にドライシステムとウェットシステムの比較を示した。

◇ウォールマウント方式
厨房機器の脚部をなくし，調理室壁面に直接設置（壁掛け式）する施工方法。脚部をなくすことにより，清掃が容易になり，衛生的である。

◇ベースマウント方式
厨房機器の脚部を外し，床に直接設置する施工方法。機器と床との隙間をなくすことにより，ごみや水分の侵入を防ぎ，衛生的であるが，設置後の移動は困難である。

2）オール電化厨房

炎を使わない電化厨房システムは，火災や火傷の心配が少なく，安全性の高い厨房環境を実現できる。煤や油煙もほとんど出ないので空気を汚さず衛生的で機器のメンテナンスがとても簡単である。また，温度と時間の管理が容易で操作性に優れているため，少人数で大量の調理を行うことができる。熱効率も高く，厨房の室温上昇を抑えることが可能である。冷房負荷の低減も図れ，経済性に優れたシステムといえる。

3）調理システムの決定

近年，特定給食施設においても事前調理を可能にした新調理システムの導入が盛んになってきた。新調理システムとは，従来の調理法であるクックサーブにクックチル（ニュークックチル），クックフリーズ，真空調理などの作業を加えることにより，食材のロスやむだを極力なくし，安全で高品質な食を提供するためのシステムである。調理作業が計画的に行えるので，作業時間の閑忙差をなくし，作業の効率化や人件費の削減を行うことができる。さらに作業をマニュアル化することにより調理品質が向上する〔詳しくは第5章（p.87～）を参照〕。

2. 食事環境の設計と設備

（1）食事環境整備の意義と目的

給食施設における食事提供（給食）の目的は栄養量を確保し，健康の維持・増進を図り，喫食者に健康教育を行うことである。これらの目的を達成するためには，食堂の食事環境の整備が必要となる。

食堂は，単に食事を取るだけではない快適な環境として，よりおいしく楽しく食事ができる空間に変化し，喫食者の満足度や喫食率の向上に寄与している。また，家庭でも「団らんの場」として，食事を媒体に家族全員の憩いや語らい，癒しの場

表8-6　ドライシステムとウェットシステムの比較

	ドライシステム	ウェットシステム
作業環境	・作業の能率上，安全上，従業員の健康管理上から作業環境がよい。 ・床が滑りにくく，軽装で作業が行えるため労働環境が向上する。 ・軽装作業により作業者の身体的負担の軽減。	・高温多湿のため作業環境が悪い。 ・床がぬれているため物を運ぶ際に滑りやすい。 ・ゴム長靴，ゴム前かけを使用するので作業能率が低下。
内装・設備	・側溝：必要最小限にしてメクラ蓋を採用する。 ・床：乾いた状態で使用する。耐久性ノンスリップ磁器タイルやエポキシ系樹脂の塗料の採用。 ・壁面：不浸透性，耐酸性，耐熱性材料の採用。 ・天井：不浸透性，耐酸性，耐熱性材料の採用，天井高はできるだけ高くとる。 ・空調：換気を重視，温度調節および除湿機能をもたせる。 ・配管：機器の排水と側溝は別系統にする。	・側溝：多く配置されているので湿気を厨房内に充満させている。メクラ蓋の採用が少なく室内に湿気が侵入する。 ・床：コンクリート仕上げが多く摩耗損傷がおきる。水はけを良くするために勾配をつける（ただし，勾配が大きいと疲労する）。 ・壁面：材質に衛生清掃面の考慮がなくかびの温床となりやすい。 ・天井：天井高が低く熱気がこもりやすい。 ・空調：除湿機能がなく，多湿になりやすい。 ・配管：露出配管のため清掃性が悪い。
機　器	・水はね防止加工を施した機器の使用。衛生・清掃面を考慮した機器や設置方法の採用（ウォールマウント方式，ベースマウント方式等）。	・水はね防止機能がないため室内が多湿になる。 ・清掃面を考慮していないため清掃がやりずらい。
衛生面	・高温・多湿を防止できるため，バクテリア・雑菌の繁殖を防ぎ，衛生的である。 ・清掃性の向上。	・高温・多湿なため，細菌・害虫・かびなどの発生の好条件となり臭気を助長する。
経済性	・設備コストは割高。湿度が低く，機器の損傷が減少するので耐久性が向上。保全費は少なくなる。	・設置コストは安く済むが，多湿なため建物・設備機器の傷みが早く保全費がかさむ。

出典）㈱フジマック監修

でもあり，家の中では優遇された一番居心地のよい場に位置づけられている。

学校給食では1989（平成元）年から，空き教室が食堂やランチルームとして整備され，バイキング方式なども導入され「選択できる食事」が進められた。一方，病院給食でも1994（平成6）年に**入院時食事療養制度**における**食堂加算**が創設され，病床上での食事から食堂での食事へと移り，寝食分離の食事環境が整えられてきた。

ここでは，特定給食施設の食堂における食事環境のあり方を物質的な側面から述べる。

入院時食事療養制度
病院に入院したときの食事代の一部を医療保険が負担するという制度。

食堂加算
入院時食事療養（Ⅰ）の届出をしている保険医療機関で食事を提供した時に該当し，食堂床面積が病床1床当たり0.5㎡以上ある場合には，病棟単位で算定できる。

（2）食事環境の設計

1）食堂の立地

食堂は，喫食者の誰もが利用しやすく，階段やエレベーターからも近く，配膳しやすい位置とする。また，外の景色が見え，眺めや採光が良く，騒音のない場所が適している。最近は最上階という恵まれた環境の食堂が増えているが，地下の場合，

ドライエリア
地下室の採光，換気，防湿などのために，外壁に沿って掘り下げられた空間のこと。「空堀（からぼり）」ともよばれる。

労働安全衛生規則
1972（昭和47）年，労働の安全衛生についての基準を定めた厚生労働省令である。食堂床面積は630条に記されている。

良好な環境をつくるには，いろいろな制約がある。一つに建築基準法上，敷地の境界線からの距離に応じて採光について窓の規定がある。さらに，**ドライエリア**は採光や換気を保ち，閉塞感を防ぐために，広くとるように設計されている。

2）設計（室内環境）

a．スペース　食堂の床面積は，**労働安全衛生規則**により，「食事の際の1人について1㎡以上」と決められている。また，**建築設計資料集成**ではテーブルを使用した食事動作の1人当たりの面積は1.2㎡としている。

テーブル間の距離は，喫食者が食事を持ちながら移動できる距離として1.05 m以上を，さらに背中合わせの者同士では，テーブル間で1.5 m以上を確保することが必要となる（図8-4，図8-5）。食堂の床面積は次の計算式によっても算出できる。

食堂の床面積＝（1席当たりの面積×喫食人員）／席の利用回転数

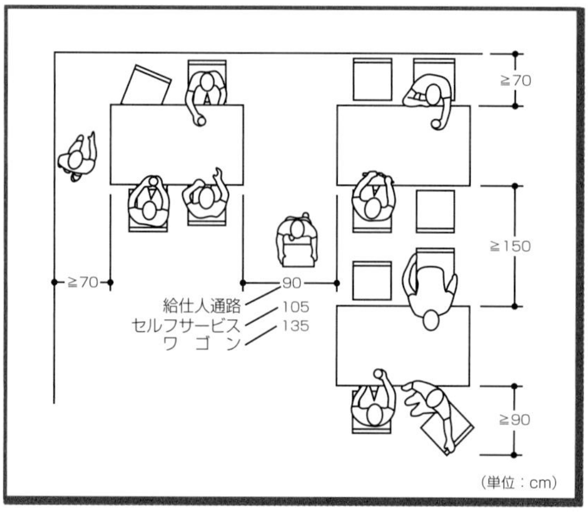

図8-4　テーブル周辺の寸法
出典　日本建築学会編：コンパクト建築設計資料集成第3版，丸善出版，2005，〔25〕p.47

食事時間が集中しやすい事業所給食では，利用回転数を組み込んだ食事時間帯の作成が必要となる。近年は，車いすの使用を考慮して，食事環境の向上を目的に食堂は余裕をもったスペースになっている。

b．床　防音性のある床材で，衛生的で滑りにくい材質にする。食材をこぼす可能性があるため，清掃しやすいよう，ビニール系，フローリング系，ゴム系が多く使われる。

c．壁，天井　明るく，清潔感のある色彩とし，素材は防火，耐湿，防音材にし，音や声が反響しないよう吸音材も取り入れる。

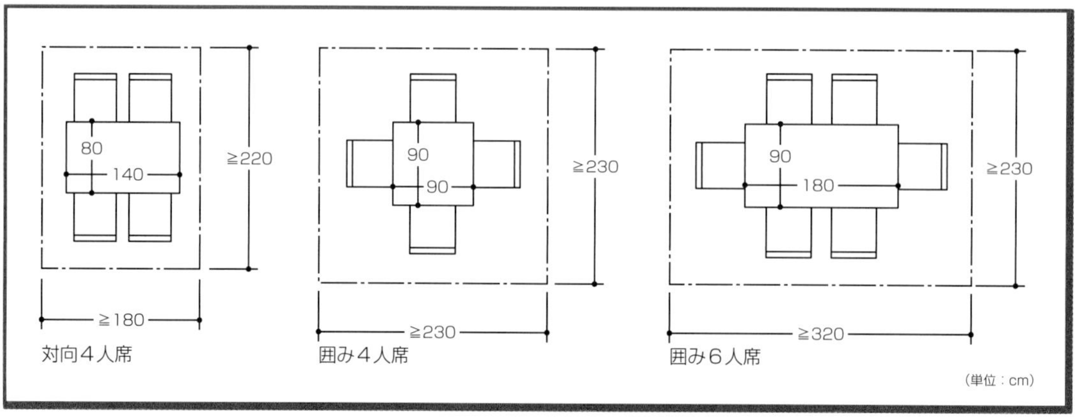

図8-5　テーブルの必要スペース
出典　日本建築学会編：コンパクト建築設計資料集成第3版，丸善出版，2005，〔15〕p.46

d．テーブル，いす　テーブルやいすの高さは，いすに座って天板の上に自然に手・腕をおいて，肩から腕にかけての筋肉に無理がない状態が良い。また，身体が不自由な場合には高さの調整ができるタイプのものが望ましい。特に車いすが使用される場合は車いすの肘掛の高さ，幅を確認し，テーブルの高さを調整する必要がある。素材は木製やスチール製などがある。サイズは４人用の正方形が望ましいが，喫食者や介助者が利用しやすい形状とする。最近は，１人でゆったり食事がとれるよう，窓に向かって座る形状も利用されている。

テーブルの向きは，配膳カウンターと平行の場合と垂直の場合とあるが，出入り口の場所により決められることが多い。

座席数に制限があり，喫食者が多くて２交替する場合は，お互いに交差しないよう喫食者の動線を考え合わせたテーブルの向きとする（図８-４）。

e．窓，照度，室温　南側に窓があり，採光・通風・展望を良くする。

白熱灯は，食欲をそそり料理を色鮮やかにおいしく見せるため，蛍光灯より好まれる。

室温や湿度は部屋ごとに調整できる設備が良い。夏は27±２℃，冬は21±３℃，春秋では24±２℃，湿度はいずれも50～60％とする。**空調管理**されていると，高温多湿な梅雨の季節でも湿気や室温調整が行われるため，過ごしやすい環境となる。

f．臭い，騒音　臭いはこもらないように十分な排気・給気をする。騒音にはドアや仕切りなどで工夫をし，食堂とその周辺は禁煙とする。

3）そ　の　他

a．BGM　食事が楽しく，心地良い時間を過ごすことができるように，BGMを流すことがある。静かで落ち着いた曲とし，音量にも十分気をつける。

b．観葉植物　花は気分を安らかにするが，臭いや虫，感染，異物混入などの観点から，設置しない傾向にある。特に，病院では厳しく管理されている。

c．給湯・給茶設備　各設備を完備し，適宜飲食できるようにする。電子レンジやトースターも必要に応じて設置する。

（3）生産（調理）施設の点検

設備機器のチェックリストを作成し，図８-６を例に定期的に実施する。

◇建築設計資料集成
1937（昭和12）年に，日本建築学会が建築設計資料集成委員会を設置し，建築設計実務者の要望に即応する図を主体とした資料集の編成が行われた。現在は，新組織にて始められた全くの新建築設計資料集成である。

◇空調管理
給食施設では，適正な室内空気環境の確保を目的とする。

設備機器	監視項目（チェック事項）	ガス台	オーブン	炊飯器	回転釜	フライヤー
ガス機器	ガス漏れはないか					
	炎孔の目詰まりはないか					
	パイロットランプの点火状態					
	空気調節の異常					
	コックのゆるみ，ぐらつき					
	錆・油汚れ					

設備機器	監視項目（チェック事項）		設備機器	監視項目（チェック事項）	
炊飯器	排気筒，ダンパーの開閉		換気フードダクト	フィルターの清掃	
	食缶・蓋の変形 留め金のいたみ			ダクト内の清掃	
回転釜	ギアーの摩耗			防火ダンパーの作動	
	回転部分の動き （注油回数）		切断機 合成調理器	刃の固定	
フライヤー 食器消毒保管庫	温度調節装置は正常か			刃の摩耗や回転速度の異常	
ピーラー	回転板の異常			錆・汚れ	
自動食器洗浄機	洗浄処理能力		紫外線殺菌灯	傘の設置位置，故障していないか	
	ノズルの噴射孔の目詰まり		排水溝	目皿（蓋）があるか，破損箇所はないか	
	コンベアーのゆがみ，動き			汚水が溜まっていないか	

注）労働安全のためには，設備機器の定期的点検のチェックリストを作成して事故を未然に防ぐ。悪い個所は上司に報告し，改善する。

図8-6　設備機器の安全点検チェックリストの例

演習課題

❶ 給食施設の設備・備品での注意事項をあげなさい。

❷ 給食施設における熱源（電気・ガス・蒸気）の特性について説明しなさい。

❸ 各作業区域における調理工程と作業区域毎に設置してある主要機器をあげなさい。

❹ 作業動線について，特に注意する事項を３つあげなさい。

❺ 給食施設のレイアウトについて注意点をあげなさい。

❻ 給食施設における食事環境の設計に当たり，立地と室内環境について説明しなさい。

第9章　給食の人事・事務

給食を円滑に運営するためには，経営資源である人をさまざまな雇用形態で雇用し，企業が必要とする人材を教育・訓練により養成することが重要である。また，公平な人事考課により従業員の能力を的確に把握し評価することで，企業内の活性化や信頼関係が構築される。

事務管理の目的は，給食の計画，実施，評価など給食経営管理業務を円滑に運営し能率的，合理的に遂行するために，必要な情報を得て分析，記録，活用，評価することである。

1. 人事管理・労務管理

人事管理とは，**人材の有効利用**を図ることである。つまり，人を確保（新たに採用，訓練・教育）し，人を適材適所に配置し，その労働価値などを評価（人事考課）し，報酬を与えたり昇進させる4つの機能を管理することである。この機能を適切に働かせることで，企業（給食）の経営資源である人の有効活用を図り，給食を円滑に運営する。

（1）給食従事者の雇用形態

雇用形態には，正規雇用の正社員の他に，派遣労働者，契約社員，パートタイム労働者，短時間正社員などがある。給食業務は，土日や早朝の勤務，長い勤務時間，時間帯によって作業量が異なることなどから，さまざまな雇用形態で人を雇用することにより，コストの削減ばかりでなく専門性を持った人を育てるなどの働きがある。

1）正規型フルタイム労働者

労働契約において企業と直接継続的雇用契約を結んでおり，1日の所定労働時間が8時間で週5日勤務を基本とする正規型の労働者である。

2）派遣労働者（派遣スタッフ）

派遣労働者とは，労働者が人材派遣会社（派遣元）との間で労働契約を結んだうえで，派遣元が労働者派遣契約を結んでいる会社（派遣先）に労働者を派遣し，労働者は派遣先の指揮命令を受けて働く形態である。労働者に賃金を支払う会社と指揮命令をする会社が異なるという複雑な労働形態となっている。

3）契約社員（有期労働契約）

正社員と異なり，労働契約にあらかじめ雇用期間が定められている。労働契約は，労働者と使用者の合意により契約期間を定める。

4）パートタイム労働者（短時間労働者）

1週間の所定労働時間が，同じ事業所に雇用されている正社員と比べて短い労働者のことをいう。「パートタイマー」「アルバイト」「嘱託」「契約社員」「臨時社員」「準社員」とよばれている。

5）短時間正社員

フルタイムの正社員と比べて，所定労働時間（所定労働日数）が短い正社員であって，期間の定めのない労働契約を結んでおり，時間当たりの基本給および賞与・退職金などの算出方法は同じ事業所に雇用される同種のフルタイムの正社員と同等である。短時間正社員制度の導入には，優秀な人材の獲得や社員の定着率の向上，採用コストや教育訓練コストの削減，社員のモチベーションアップ，外部に対するイメージアップといったメリットがある。

（2）給食業務従事者の教育・訓練

企業が行う従業員の教育・訓練は，企業が必要とする人材を養成し，育成するものであり，そこには経営上の必要（ニーズ）がある。給食の円滑な運営に答えるための教育・訓練は，以下の4つの観点で整理し進めることが重要である。

① **対象者はだれか**…施設長，栄養部長，管理栄養士・栄養士，事務職員，調理員，パートタイム労働者など，対象によって目的や内容が異なる。

② **教育・訓練内容**…栄養や食品，機器や器具の取り扱い，調理法，衛生管理などに対する知識理解のための知識教育，その知識を仕事に生かす技能を身につけるための技能教育，従業員にやる気を出させモチベーション（動機づけ）を図るため，自ら課題を見つけ設定・問題解決を図るための内容などがある。

③ **教育・訓練の方法**…上司や先輩の指導下で働きながら職場内で行う教育・訓練「OJT」，職場を離れ研修所や研修室で行われる講習会などの「OFF-JT」，セミナー参加や通信教育の「自己啓発」の3つの方法が主であるが，最近ではITを利用したe-ラーニングもある（第2章，表2-5参照）。

④ **運営体制**…教育・訓練の担当について，理想的には専門の教育・訓練スタッフがおり，組織としてプログラムを開発し進めることが望まれる。さらにプログラム実施後の評価や反省，アンケートなどによる受講者の評価，レベルアップの検証をする。

（3）給食業務従事者の業績と評価

従業員の業務遂行度や業績，能力を分析・評価し，その評価結果を人事管理に反映させる仕組みまたは人事活動を人事考課という。評価には**絶対評価**と**相対評価**があり，目的によりこれらを組み合わせる。

① **絶対評価**…本人に期待する基準に対する評価，客観的な評価基準が必要。

② **相対評価**…他の従業員と比較した評価，ある集団での順位。

人事考課制度の目的は，従業員の努力や成果に報いること，従業員の能力や資源を見つけることである（表9－1）。

表9－1　人事考課の目的

	成果主義	育成型能力主義
目的	報酬（給与，時給）の決定 賞与の決定 昇給の決定	能力活用 育成 配置，処遇
	成果の程度で処遇を変える	成果の良い人へは，レベルアップの教育や指導，人材配置 成果の上がらなかった人へは，問題点を把握し，教育や指導でレベルを上げる
対応	報酬を決定する交渉	育成ポイントを確認しOJTを実施

人事考課はその内容によって，能力考課，態度考課，成績考課に区分できる。職務の遂行能力について図9－1に示した。

① **能力考課**…期待していた職務の遂行能力，その能力の向上。

② **態度考課**…仕事への取り組み姿勢，積極性，責任感，協調性。

③ **成績考課**…仕事の成果，どれだけ能力を発揮したか。

人事考課の結果は，本人（従業員）に適切な説明をしなければならない。人事考課の基本は，ルールに則し評価者個人の価値基準ではなく公平に実施することである。その結果，従業員の能力把握が的確になり，説得力のある公正処遇により一人ひとりのやる気が高まり，存在感を高め，希望や充実感，満足感を持つことで，企業内の活性化や信頼関係が構築される。人事考課は「上司が部下を評価する」ものが多かったが，最近では，業務適性や達成水準を自分で評価する自己申告制度を採

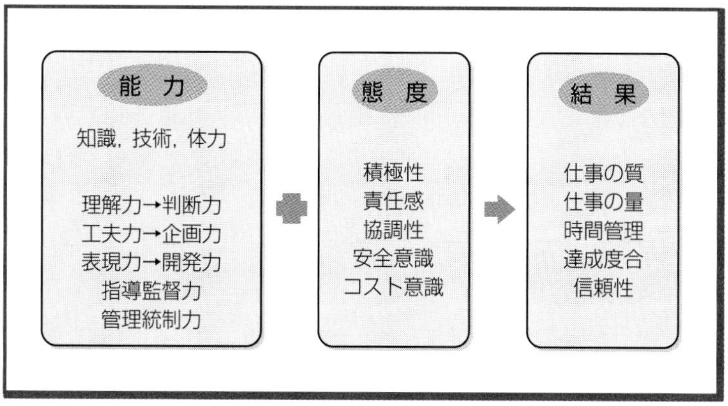

図9－1　職務遂行能力

り入れる場合も増えている。これにより自己評価による目的の再認識や業務能力の開発やモチベーションの向上が期待できる。

2. 事務管理

（1）事務の概要と目的

事務管理の目的は，給食の計画，実施，評価など，給食経営管理業務を円滑に運営し，能率的，合理的に遂行するために，必要な情報を得て分析し，記録，活用，伝達，評価，保管することである。記録媒体としての諸帳票にはさまざまな種類がある。帳票とは「帳簿」（ノート式）や「伝票」（カード式）の総称で，お互いに関連して機能を果たすべきものである。最近では，情報通信技術（ICT）の導入により，帳票のデータ共有による業務の効率化，ペーパーレス化などによるコスト削減が図られている。

（2）情報の概要と目的

1）給食施設における情報

給食施設のおける事務管理のための情報は，「**利用者**」と「**給食の実施**」，「**給食の評価**」に関する情報に分けられる。**利用者についての情報**には，年齢，性別，身体活動レベル，健康状態，病歴，既往症，アレルギーの有無，生活状況，嗜好や要望，咀嚼能力（歯の状態），嚥下能力などがある。現在，病院では電子カルテ化が進み，これら利用者情報を迅速に得て食事対応ができるようになった。利用者集団についての情報には，人員構成などがあり，給食管理者は集団の特徴を的確に把握し対応する。また，個人情報の管理，扱いについては，十分に配慮する必要がある。**給食の実施についての情報**には，給与栄養目標量，献立，食材，コスト，標準化された調理工程表などがある。それぞれに帳票があり，調理過程におけるHACCPの作業区分別管理事項の点検・記録をするための帳票，これら食事計画や衛生管理，調理従事者などの人事管理に関する帳票もある。**評価のための情報**としては，検食簿や食事アンケート，残菜調査表，栄養出納表，嗜好調査票などがあり，評価や今後の目標設定などに用いられる。事務・帳票の作成は，実施した業務の内容を明確にするとともに，検討資料としても重要である。表9-2に各種必要帳簿等の種類を示した。これら給食運営の一連の情報は，ICT化によりコンピュータ上で共有化され効率的に運用し，活用されてきている。

2）帳票の作成と管理

健康増進法施行規則第9条（栄養管理の基準）の第4項には，「**献立表その他必要な帳簿等を適正に作成し，当該施設に備え付けること**」と示されている。給食施設の管理者は，献立台帳，食品出納簿，栄養指導の記録の他，給食に関する給与栄養

表9-2 業務別の帳票類

業 務	帳票・書類等の種類
給与栄養目標量の設定	人員構成表 食品構成表
献立の作成および実施	予定（実施）献立表 発注書・納品書 食品受払簿
検 討	給与栄養素量 給与食品検討表 残食記録・検食記録等，給食日誌
食品衛生管理	健康診断の記録 検便の記録 大量調理施設衛生管理マニュアルによる点検表および記録簿 そ族昆虫駆除記録簿
運営・指導	給食委員会議事録 栄養指導記録 ポスター，卓上メモ，チラシ，一口メモ等
報 告	特定給食施設栄養管理報告書

参考）大阪市：健康増進法に関する特定給食施設等の届出，より改変

目標量（荷重平均食事摂取基準），食品構成表，献立計画（一定期間），予定献立表，実施献立表，発注表，納品書，食数表，栄養出納表，大量調理施設衛生管理マニュアルに基づく各種記録票など，関係帳簿類を適正に作成し，整理，保管する。その他，給食業務に従事している人員の組織表（人数），栄養士免許証（番号，写し），管理栄養士免許（登録）証（番号，写し），調理師免許証写し，職員の健康診断記録，給食に関する委員会の議事録，厨房の平面図などの書類も保管が必要である。なお，給食施設の種類や規模により帳簿類の種類や保存期間は異なる。

さらに，各都道府県の健康増進法施行細則により，給食内容を栄養報告書や栄養月報にまとめ，一年に一定回数，当該施設の所在地を所管する保健所長，または保健所長を経由して知事に提出しなければならない。一例として，大阪市の特定給食施設の栄養管理報告書を図9-2～図9-4に示す。

演習課題

❶ 給食業務従事者に対して，どのような教育や訓練が効果的であるか，対象者別に説明しなさい。

❷ 人事考課において，絶対評価と相対評価の注意点をそれぞれ説明しなさい。

❸ 給食における情報を目的別に分類しなさい。

病院栄養管理報告書（令和　　年　　月分）

施設名	設置者（職・氏名）
郵便番号 所在地	給食責任者（職・氏名）
	作成者（職・氏名）
電話番号 FAX番号	※連絡先　電話番号　：

施設種別	1．急性期病院　2．療養型病院 3．その他（　　　　　）	【入院時食事療養】Ⅰ・Ⅱ	【入院時生活療養】Ⅰ・Ⅱ
		【特別食加算】有・無	【特別ﾒﾆｭｰの提供】有・無
		【食堂加算】有・無	【栄養ｻﾎﾟｰﾄﾁｰﾑ加算】有・無
		【栄養マネジメント加算】有・無	【療養食加算】有・無
		【経口移行加算】有・無	【経口維持加算】Ⅰ・Ⅱ・無

許可病床数	一般	療養 医療	療養 介護	結核	感染症	精神	合計

1回当たりの食数					
一般食	常食		特別食	加算	
一般食	軟食		特別食	非加算	
職員食等			その他（　　）		

【配膳時間】	朝食	昼食	間食	夕食
	：	：	：	：

【適温給食の実施方法】保温保冷配膳車・保冷配膳車・保温トレイ・保温食器・その他（　　　　　）

給食従事者数（人）	施設 常勤	施設 常勤以外	委託業者 常勤	委託業者 常勤以外
管理栄養士				
栄養士				
調理師				
調理員				
事務職員				
合計				

委託業者	
名称	
所在地	
電話番号	
代表者	
施設の責任者	

【委託内容】献立作成・食材調達・下処理・調理・盛付・配膳・下膳・食器洗浄・その他（　　　　　）、院外調理

【食事せん規約】有［病態別・栄養成分別・その他（　　　　　）］・無		
【給食利用者の身体活動レベルの把握】有・無	【身長の把握】有・無	【体重の把握】有・無
【体格指数（BMI）の把握】有・無	【喫食調査】有（　　　　　）・無	
栄養食事指導状況	【栄養食事指導室】有・無・その他（　　　　　）	

個別	入院	外来	在宅
総指導件数			
指導料算定件数(再掲)			

集団 教室名（または内	所要時間	回数	人数	指導料
				有・無
				有・無
				有・無

【NST等の導入】有（　　　　　）・無	
【構成職種】管理栄養士・栄養士・医師・薬剤師・看護師・臨床検査技師・その他（　　　　　）	
非常時危機管理対策（食関連）	【食中毒発生時ﾏﾆｭｱﾙの整備】有・無　【災害時等ﾏﾆｭｱﾙの整備】有・無 【食品の備蓄】有・無　【災害時の具体的な献立】有・無

(H27.11)

図9-2　病院栄養管理報告書（例）

出典）大阪市：健康増進法に関する特定給食施設等の届出

食事摂取基準

【食種】（ ）		
栄養素等名（単位）	給与栄養目標量	給与栄養量
エネルギー（kcal）		
たんぱく質（g）		
脂質（g）		
カルシウム（mg）		
鉄（mg）		
ビタミンA（レチノール活性当量）（μg RAE）		
ビタミンB_1（mg）		
ビタミンB_2（mg）		
ビタミンC（mg）		
食物繊維（g）		
食塩相当量（g）		
エネルギー産生栄養素バランス（%ｴﾈﾙｷﾞｰ） たんぱく質		
脂質		
炭水化物		

【上記の食種における栄養補助食品等の使用状況】	有・無
栄養補助食品等の名称 （主な補給目的の栄養素等名）	1日あたりの使用量 ［1日あたりの給与栄養量（単位）/日］
 （ ）	g・mg/日 ［（ ）/日］
 （ ）	g・mg/日 ［（ ）/日］
 （ ）	g・mg/日 ［（ ）/日］

【栄養管理における課題】

【課題に対する改善策、工夫事項】

【1人1日当たりの食材料費】		円	
食品群名		目標量（g）	給与量（g）
穀類	米		
	パン類		
	めん類		
	その他の穀類		
いも類	いも		
	いも加工品		
砂糖及び甘味類			
豆類	大豆製品		
	大豆、その他の豆類		
種実類			
野菜類	緑黄色野菜		
	その他の野菜		
	野菜漬物		
果実類	果実		
	果実加工品		
きのこ類			
藻類			
魚介類	魚介類（生）		
	干物、塩蔵、缶詰		
	練製品		
肉類	肉類（生）		
	肉加工品		
卵類			
乳類	牛乳		
	乳製品		
油脂類	植物性		
	動物性		
調味料類	食塩		
	しょうゆ		
	みそ		
	その他の調味料		
調理加工食品			
合計			

特定給食施設栄養管理報告書（事業所・学校等用）　（令和　　年　　月分）

施 設 名	設 置 者（職・氏名）
所 在 地	給食責任者（職・氏名）
	作 成 者（職・氏名）
電話・FAX番号	※連絡先　電話番号：

【施設種別】1.事業所　2.学校　3.(　　　　　　　)

給食従事者数（人）	施設		委託業者	
	常勤	常勤以外	常勤	常勤以外
管理栄養士				
栄 養 士				
調 理 師				
調 理 員				
そ の 他				
合　　計				

委託業者	
名　　称	
代 表 者	
所 在 地	
電 話 番 号	

【給食管理等について検討する会議】　1.有（　　　回／年）　2.無

構成職種	
施　設	施設長・管理栄養士・栄養士・産業医・保健師・看護師・事務職・調理師（員）・その他（　　　　　）
委託業者	管理栄養士・栄養士・調理師（員）・事務職・その他（　　　　　）

	朝食	昼食	夕食		合計
食　数					
食材料費（円）／人					

【給食利用者の把握】　1.有（　　年　　月現在）　2.無

身体の状況			献立への配慮
1. 体格	肥満	%	1.有（　　　）　2.無
	やせ	%	1.有（　　　）　2.無
2. 高血圧		%	1.有（　　　）　2.無
3. 脂質異常症		%	1.有（　　　）　2.無
4. 高血糖		%	1.有（　　　）　2.無

【食堂の禁煙対策】
全面禁煙（　有　・　無　）

身体活動レベル・年齢区分・性別人数

身体活動レベル		15～17歳	18～29歳	30～49歳	50～69歳	70歳以上
Ⅰ	男性					
	女性					
Ⅱ	男性					
	女性					
Ⅲ	男性					
	女性					
合計						

【給 食 形 態】	1.単一定食　2.複数定食　3.混　合　4.カフェテリア　5.(　　　　　　　)
【献立の提示】	1.有（ 献立表 ・ 展示〔実物・写真〕・〔　　　〕）2.無　※カフェテリアなどの場合…モデル献立の提示　1.有　2.無
【栄養成分表示】	1.エネルギー　2.たんぱく質　3.脂質　4.炭水化物　5.食塩相当量　6.(　　　　　)　7.無
【嗜 食 調 査】	1.嗜好調査（ アンケート ・　　　　　　　）2.残食調査　3.無
【栄養情報の提供】	1.ポスター　2.卓上メモ　3.献立表などに一口メモ　4.ポップ　5.(　　　　　)　6.無

栄養指導	個別指導	内容	集団指導	内容	生活習慣病（肥満・高血圧・脂質異常症・高血糖）（　　　）
	人		回	方法	講話・ビデオ
			人		

【非常時危機管理対策】　食中毒マニュアルの整備　1.有　2.無　災害時マニュアルの整備　1.有　2.無　食品等の備蓄　1.有　2.無

肥満・やせに対する取り組み	評　　価

（H27.11）

図9-3　特定給食施設栄養管理報告書（事業所・学校等用）（例）

出典）大阪市：健康増進法に関する特定給食施設等の届出

食事摂取基準

※1　男性　　　　歳　女性　　　　歳	
※2 1人(　朝食　・　昼食　・　夕食　・　間食　)当たり	
※3　下記以外に食事基準の設定がある食事の種類	種類

栄養素等	(単位)	給与栄養目標量	給与栄養量
エネルギー	(kcal)		
たんぱく質	(g)		
脂質	(g)		
カルシウム	(mg)		
鉄	(mg)		
ビタミン A (レチノール活性当量)	(μgRAE)		
ビタミン B_1	(mg)		
ビタミン B_2	(mg)		
ビタミン C	(mg)		
食物繊維	(g)		
食塩相当量	(g)		
エネルギー産生栄養素バランス (%ｴﾈﾙｷﾞｰ)	たんぱく質		
	脂質		
	炭水化物		

食品群		目標量(g)	給与量(g)
穀類	米		
	パン類		
	めん類		
	その他の穀類		
いも類	いも		
	いも加工品		
砂糖 及び 甘味類			
豆類	大豆製品		
	大豆、その他の豆類		
種実類			
野菜類	緑黄色野菜		
	その他の野菜		
	野菜漬物		
果実類	果実		
	果実加工品		
きのこ類			
藻類			
魚介類	魚介類(生)		
	干物、塩蔵、缶詰		
	練製品		
肉類	肉類(生)		
	肉加工品		
卵類			
乳類	牛乳		
	乳製品		
油脂類	植物性		
	動物性		
調味料類	食塩		
	しょうゆ		
	みそ		
	その他の調味料		
調理加工食品			
合計			

上記の食種における栄養補助食品等の使用状況

栄養補助食品等の名称	栄養素名	使用回数	使用量	給与量(単位)
		回/週・日	g/回	(　)/回
		回/週・日	g/回	(　)/回
		回/週・日	g/回	(　)/回

特定給食施設栄養管理報告書（児童福祉施設・幼稚園等用）（令和　　年　　月分）

施設名	設置者（職・氏名）
所在地	給食責任者（職・氏名）
	作成者（職・氏名）
電話・FAX番号	※連絡先　電話番号:

【施設種別】 1.児童福祉施設　2.幼稚園　3.(　　　　　　　　　　)

給食従事者数（人）	施設 常勤	施設 常勤以外	委託業者 常勤	委託業者 常勤以外
管理栄養士				
栄養士				
調理師				
調理員				
その他				
合計				

委託業者	
名称	
代表者	
所在地	
電話番号	

【給食管理等について検討する会議】 1.有（　　回／年）　2.無

構成職種	
施設	施設長・管理栄養士・栄養士・保育士・保健師・看護師・事務職・調理師（員）・その他（　　　　）
委託業者	管理栄養士・栄養士・事務職・調理師（員）・その他（　　　　）

		朝食	昼食	夕食	間食	その他	合計
食数	園児						
	職員						
食材料費（円）／人	園児						
	職員						

【給食利用者の把握】 1.有（　　年　　月現在）　2.無

身体の状況	3歳以上の肥満とやせの割合		評価方法
	肥満	%	1.幼児身長体重曲線平成12年
	やせ	%	2.幼児身長体重曲線平成22年　3.その他（　　　）
	アレルギー	1.有（除去　・代替　・　　　）2.無	

年齢区分・性別人数	歳	歳	歳	歳	歳	歳
男性						
女性						

【栄養成分表示】 1.エネルギー　2.たんぱく質　3.脂質　4.炭水化物　5.食塩相当量　6.（　　　　　　）　7.無

【栄養情報の提供】 1.給食だより　2.試食会　3.ポスター　4.（　　　　　　）　5.無

【食育の取り組み】		【献立の提示】	1.有（献立表・展示〔実物・写真〕・〔　　〕）2.無
【栄養管理の評価】		【手作りおやつ】	頻度　回／週・月　献立名

【非常時危機管理対策】 食中毒マニュアルの整備　1.有　2.無　災害時マニュアルの整備　1.有　2.無　食品等の備蓄　1.有　2.無

食事摂取基準　3歳以上児の主食の提供（有・無）

※男性(　)歳 女性(　)歳　1人（朝食・昼食・夕食・間食）当たり

栄養素	（単位）	給与栄養目標量	給与栄養量
エネルギー	(kcal)		
たんぱく質	(g)		
脂質	(g)		
カルシウム	(mg)		
鉄	(mg)		
ビタミンA（レチノール活性当量）	(μgRAE)		
ビタミンB_1	(mg)		
ビタミンB_2	(mg)		
ビタミンC	(mg)		
食物繊維	(g)		
食塩相当量	(g)		

食品群別給与量　（単位：g）

穀類			藻類		
いも類			魚介類		
砂糖及び甘味類			肉類		
豆類			卵類		
種実類			乳類		
野菜類	緑黄色		油脂類	植物性	
	その他			動物性	
果実類			菓子類		
きのこ類					

エネルギー産生栄養素バランス	目標率	給与率
たんぱく質バランス（%エネルギー）		
脂質バランス（%エネルギー）		
炭水化物バランス（%エネルギー）		

(H27.11)

図9-4　特定給食施設栄養管理報告書（児童福祉施設・幼稚園等用）（例）

出典）大阪市：健康増進法に関する特定給食施設等の届出

第10章 給食施設別経営管理

健康増進法における特定給食施設の食事提供に関する栄養管理基準をふまえながら，各種給食施設における給食の目的や特徴，給食運営に関する考え方やその実際について関係法規も含め理解する。また，給食以外のライフスタイルに応じた食事提供として院外調理や配食サービスなどを学び，地域の食支援体制や食環境整備のあり方について理解する。

1. 病院給食

(1) 病院給食の目的と組織

病院給食の目的は，**医療の一環**として入院患者に対して，適切な栄養補給をすること，栄養補給により疾病の治療および改善，食事を教材とした栄養教育を図ることである。また，患者の入院生活は，疾病の治療に伴う身体活動レベルの低下や食欲減退などがみられることから，病状に応じた適切なエネルギー・栄養素量を供給するとともに，個人の生活習慣や心理状況を考慮して，患者の嗜好を尊重した栄養管理および食事サービスを行う。

経営管理は，療養型病院，精神科病院，それ以外の一般病院に分類され，医療保険各法，健康保険法に基づき行われる。

管理栄養士・栄養士は，栄養管理・栄養指導や栄養状態の評価・判定などの専門家として医療の現場にかかわりながら，病院給食（一般食／特別治療食）を提供している。

病院給食は，栄養管理室で運営されている。栄養管理室は，栄養管理が治療の根幹であることを認識し，診療補助部門（コメディカル）として，他の看護部門，診療部門などと連携しながら運営することが重要である（第2章，p.14参照）。

「医療スタッフの協働・連携によるチーム医療の推進について」（平成22年厚生労働省医政局長通知）には，医療スタッフが安心・安全な医療を提供するための業務内容が示されている。管理栄養士の業務内容は次のとおりである。

① 一般食（常食）について，医師の包括的な指導を受けて，その食事内容や形態を決定し，または変更すること。

② 特別治療食について，医師に対し，その食事内容や形態を提案すること（食事内容などの変更を提案することを含む）。

③ 患者に対する栄養指導について，医師の包括的な指導（クリティカルパスに

よる明示など）を受けて，適切な実施時期を判断し，実施すること。

④　経腸栄養療法を行う際に，医師に対し，使用する経腸栄養剤の種類の選択や変更などを提案すること。

（2）管理栄養士・栄養士の配置

病院における管理栄養士・栄養士の配置規定は，医療法施行規則により100床以上の病院にあっては栄養士１名，特定機能病院では管理栄養士が１名以上必要である。健康増進法施行規則では１回300食以上または１日750食以上の病院には管理栄養士を置かなければならない。

（3）病院給食の栄養食事管理

入院患者の栄養管理は，経消化管栄養法（経口栄養法・経管栄養法）と経静脈栄養法に大別できる。経口栄養法は，食事（病院給食）として提供される一般食（一般治療食）と特別食（特別治療食）がある。**給与栄養目標量**は，施設ごとに約束食事箋（せん）によって定められている。

一般食の給与栄養目標量は，日本人の食事摂取基準（2020年版）に基づいて，推定エネルギー必要量および栄養素の数値を用いる。また，個人の疾病状態，栄養状態，摂食・咀嚼の状態などを考慮して，適切な栄養補給量を確保する。その食形態は，流動食，軟食および常食に分けられる。

特別食の給与栄養目標量は，疾病の状況に応じて適切な栄養量を確保している必要がある。**入院時食事療養制度**および**入院時生活療養制度**により，疾病の種類によって特別加算できるものとできないものがある（表10-１）。

食事箋（せん）は，本来なら患者個々に対応した食事を提供すべきだが，現実には限度があるため，医師と管理栄養士・栄養士が協議をして食事を提供するために食事基準（院内約束食事箋）を取り決めて作成している。院内約束食事箋には，病名と食種が一致している疾病別分類（腎臓病食，糖尿病食など）と必要な栄養成分に対応した栄養成分別分類（エネルギーコントロール食，たんぱく質コントロール食など）がある（表10-２）。

献立作成は，給与栄養目標量を基準にするが，多種で多人数が対象のため，非常に複雑である。食品管理の能率化と調理の省力化を目的に，常食を基に治療食や異なる形状の食事（流動食，軟食）へ展開する。一般食の常食では，複数の献立から自分（患者）の食べたい食事を選ぶことのできる「**選択メニュー**」が実施されている。

選択メニュー
選択メニューは一般食で行われ，病室や病棟のタッチパネル式端末から料理の写真や献立名，栄養量を参考に，献立を選択すること。

栄養評価は，提供された食事から個々の喫食状況（主食・主菜・副菜およびその他の摂取量），栄養状態（体重，血液生化学データなど）の結果から判断する。また，強制栄養（経管栄養・静脈栄養など）を行っている場合は，強制栄養からの摂取量を含めて必要量を満たしているか，あるいは過剰摂取の状態にないかを評価する。その結果に応じて栄養補給量を改善することが栄養管理として重要である。

表10-1　病院給食の分類

区分	特別加算食		非加算食
一般食（食事形態別）	常　食		特殊な食事療法を必要としない常食
	軟　食		特殊な食事療法を必要としない粥食（全粥，７分粥，５分粥など）
	流動食		特殊な食事療法を必要としない流動食（流動体，残渣や不消化物など含まない）
治療食（特別食）	腎臓食		
	肝臓食	肝庇護食，肝炎食，肝硬変食，閉鎖性黄疸食（胆石症および胆のう炎による閉鎖性黄疸の場合も含む）	
	糖尿食		
	胃潰瘍食	十二指腸潰瘍食を含む。単なる，流動食を除く	
	貧血食	血中ヘモグロビン濃度10 g/dL 以下であり，その原因が鉄分の欠乏に由来する貧血	その他の貧血食
	膵臓食		
	脂質異常症食	空腹時定常状態における LDL- コレステロール値 140 mg/dL 以上または HDL- コレステロール値40 mg/dL 未満，もしくは中性脂肪値が150 mg/dL 以上	その他の脂質異常症食
	高度肥満症食	肥満度＋70％以上または BMI 35以上	その他の肥満症食
	心臓疾患	食塩相当量が総量６ｇ／日未満	高血圧症の減塩食
	妊娠高血圧症候群などの減塩食	日本高血圧学会，日本妊娠高血圧学会などの基準に準じていること	
	痛風食		
	てんかん食	難治性てんかんに対し，グルコースのかわりにケトン体を熱量源として提供することを目的に，炭水化物量の制限，脂質量の増加を厳格に行った治療食（GLT-1欠損症，ミトコンドリア脳筋症への提供を含む）	
	低残渣食	クローン病，潰瘍性大腸炎などによる腸管の機能低下	
	術後食	侵襲の大きな消化管手術後の胃潰瘍食	手術前後の高カロリー食
	先天性代謝異常食	フェニールケトン尿症食，楓糖尿症食，ホモシスチン尿症食，ガラクトース血症食	
	治療乳	乳児栄養障害（離乳を終わらない者の栄養障害）に直接調製する治療乳	治療乳既製品
	無菌食	無菌治療室管理加算を算定している無菌食	
	経管栄養	特別食加算の対象となる食事として提供される場合	
検査食	潜血食		各種試験食（ヨード制限食，ミネラル定量テスト，乾燥食など）
	大腸Ｘ線検査 大腸内視鏡検査食	特に残渣の少ない調理済食品を使用した場合「特別な場合の検査食」，外来患者に提供した場合は対象外	

資料）厚生労働省：入院時食事療養費に係る食事療養及び入院時生活療養費に係る生活療養の実施上の留意事項について（令和２年３月５日保医発0305第14号）

表10-2　栄養成分別の分類

項目名	内容および疾患
エネルギーコントロール食（EC食）	1日の総エネルギー量を制限した食事 肥満・糖尿病・脂質異常症・脂肪肝・痛風・心疾患など
たんぱく質コントロール食（P食）	5g未満から70gまでの間で，段階的に設定されている 低たんぱく質レベル：腎臓疾患・糖尿病性・非代償性肝硬変など
たんぱく質とエネルギーのコントロール食（PEC食）	糖尿病性腎症・非代償性肝硬変など
脂質コントロール食（LP食）	1日の脂質量5g未満から30gに制限する脂質制限食 （一般治療食は，おおよそ1日40〜50g，脂肪エネルギー比20〜25%） 脂質制限：肝炎（黄疸合併時）・胆のう炎・膵炎・脂質異常症Ⅰ型など 脂質の量は一般治療食とほぼ同じであるがその質的内容を考慮した食事 脂質の内容考慮：脂質異常症Ⅱa型・Ⅱb型など
ナトリウム（減塩）コントロール食	0〜3g/日（高度制限），4〜5g/日（中等度制限），6g/日（軽度制限）の3つに分類される 単独に減塩食としてのみでなく，エネルギーコントロール食およびたんぱく質コントロール食と併用されることが多い
易消化食	栄養素が容易に消化・吸収できるように調整された食事 胃炎・十二指腸潰瘍・消化吸収低下時など

（4）病院給食の生産（調理）管理

病院給食の生産（調理）管理は，院内約束食事箋にある食種別に食数管理を行い，発注・検収・在庫管理，調理・盛り付け，提供管理へと流れる。食種は，他の給食施設に比べて複雑で，種類が多い。また，食数管理も入院患者の入退院や検査などの状況により変動が大きく柔軟な運用が必要である。提供管理では，冷温配膳車や保温食器などを用いながら適時適温給食が行われている。

現在の給食経営管理は，種々のソフトによってコンピュータ化され，**オーダリングシステム**との一本化が進んでいる。一本化により患者の病歴や診療内容，検査結果，食事箋などの情報が，ネットワークを通じで院内に伝達できる。給食経営管理においても，特別食や一般食の把握が容易となり，調理や配膳の効率化，発注処理

●選択メニューの充実●

現在，全国の医療施設（病院・一般診療所）に入院している患者数は，約140万人といわれている。その入院患者の多くは，病院の給食を毎日食べている。食事の提供体制は，朝食のご飯，パンの選択以外に，昼食の主菜に関して肉料理や魚料理を選べる選択メニューを取り入れている病院は約6割の施設であり，月2，3回程度の施設もあり充実しているとは言い難い。「新しい調理システム」の導入を含め，管理栄養士・栄養士は栄養管理とともに，入院患者の多様なニーズにこたえられるよう，常に，おいしさ，食べやすさ，食材や献立の工夫などの努力をすることが必要である。

等の事務管理の効率化が図られている。患者の情報（症状，咀嚼能力，嗜好など）から，きめ細かな給食サービスを提供できる。

（5）入院時食事療養制度・入院時生活療養制度と給食費（食事提供による収入）

入院時食事療養制度と**入院時生活療養制度**（一般的に入院した場合は入院時食事療費，療養病床に入院した65歳以上の場合は入院時生活療養費）にはそれぞれⅠとⅡがあり，Ⅰの算定には，届出に必要な帳簿や算定基準がある（表10-３）。病院の給食費は，入院時食事療養制度と入院時生活療養制度によって，保険者からの報酬や**自己負担**によって賄われている（表10-４）。

他に，患者から特別料金の支払いを受ける（患者負担），**特別メニューの食事**がある。提供時には，患者への十分な情報提供と，自由な選択と同意が必要である。

（6）診療報酬（栄養管理による収入）

診療報酬は，一定の要件を満たす場合に，入院基本料に対する加算として，栄養管理実施加算，栄養サポートチーム加算，栄養食事指導料などを患者に請求できる。

表10-3　入院時食事療養制度および入院時生活療養制度（Ⅰ）の算定に必要な基準と届出に必要な帳簿

項　目	内　容
算定に必要な基準	①　原則として，当該保険医療機関を単位として行われること。 ②　食事療養・生活療養の食事の療養が，管理栄養士または栄養士によって行われていること。 ③　患者の年齢，病状によって適切な食事療養が適時適温で行われていること。
届出に必要な帳簿	提供食数（日報・月報），食事箋，献立表，患者入退院簿，食料品消費日計表など。
主な算定要件	●入院時食事療養（Ⅰ）（１食につき）　640円 /575円※ ・常勤の管理栄養士または栄養士が食事療養の指導者または責任者となっていること。 ・医師，管理栄養士または栄養士による検食が毎食行われていること。 ・食事療養関係の各種帳簿が整備されていること。 ・病状により特別食を必要とする患者には特別食が提供されていること。 ・適時の食事が提供され，夕食に関しては午後６時以降に提供されていること。 ・保温食器等＊＊を用いた適温の食事が提供されていること。 ＊＊保温・保冷配膳車，保温配膳車，保温トレイ，保温食器，食堂のいずれかを用いており，入院患者全員に適温の食事を提供する体制が整えられていること。 ●特別食加算（１食につき）　76円 / ０円※ ・患者の病状等に対応して，医師の発行する食事箋に基づき，特別食（腎臓食，肝臓食，糖尿食等）が提供された場合に算定。 ●食堂加算（１日につき）　50円 ・一定基準を満たしている食堂を備えた病棟または診療所の入院患者に食事が提供された場合に算定（病床１床当たり0.5m^{2}以上とする）。

※市販流動食のみを経管栄養法により提供した場合の金額。

◇オーダリングシステム
「検査・処方などに係る情報伝達システム」のこと。医療現場の業務を電子化し，病院業務の省力化と，サービスまでの提供時間の短縮化を目指すものである。しかし，情報の管理は，個人情報保護法および個人情報保護ガイドラインなどの規定を遵守し，適切に取り扱うことが重要である。

◇入院時食事療養制度
入院時食事療養制度の算定は，2006（平成18）年より，入院時の食事の負担が１日から，１食単位に変更された。

◇入院時生活療養制度
入院時生活療養制度は，介護保険との平衡の観点から，療養病棟に入院する者の生活療養（食事療養ならびに温度，照明および給水に関する適切な療養環境の形成である療養）に要した費用が算定されるようになった。

◇自己負担
自己負担は，入院時食事療養制度（Ⅰ）460円，入院時生活療養制度（Ⅰ）460円であるが，市区町村民税が非課税などの低所得者は，入院日数に応じて食事療養標準負担額が減額される。

表10-4　入院時食事療養および入院時生活療養の費用算定額

		入院時食事療養費	入院時生活療養費
（Ⅰ）の届出を受理された保険医療機関	1食につき 1日3食まで	入院時食事療養（Ⅰ） （1）（2）以外の時　＋640円（標準負担額…460円） （2）流動食のみ提供する場合　＋575円（標準額…460円）	入院時生活療養（Ⅰ） （1）（2）以外の時　＋554円（標準負担額…460円） （2）流動食のみを提供する場合　＋500円（標準額…460円）
	1食につき 1日3食まで	特別食加算　＋76円 （流動食のみはなし）	特別食加算　＋76円
	1日につき	食堂加算　＋50円	食堂加算　＋50円
	1日につき		温度，照明および給水に関する適切な療養環境のための形成たる療養＋398円
（Ⅰ）の届出をしない，受理されないなどの保険医療機関	1食につき 1日3食まで	入院時食事療養（Ⅱ） （1）（2）以外の時　＋506円（標準負担額…460円） （2）流動食のみ提供する場合　＋460円（標準負担額…460円）	入院時生活療養（Ⅱ） ＋420円（標準負担額…420円）
	1日につき		温度，照明および給水に関する適切な療養環境のための形成たる療養＋398円（標準負担額370円）

資料）厚生労働省：入院時食事療養費に係る食事療養及び入院時生活療養費に係る生活療養の費用の額の算定に関する基準（平成18年3月6日厚生労働省告示第99号）最終改正：平成30年3月5日厚生労働省告示第51号
厚生労働省：入院時食事療養費に係る食事療養及び入院時生活療養費に係る生活療養の実施上の留意事項について（平成18年3月6日保医発第0306009号）最終改正：令和2年3月5日保医発0305第14号

1）栄養管理実施加算の包括化

栄養管理実施加算を算定している医療機関が多いため，栄養管理体制の加算の要件を入院基本料，特定入院料の算定要件として，2012（平成24）年より包括して評価するようになった。

[栄養管理体制の基準]

① 当該保険医療機関に常勤の管理栄養士が1名以上配置されていること。

② 患者の入院時に患者ごとの栄養状態の評価を行い，医師，管理栄養士，薬剤師，看護師その他の医療従事者が共同して，入院患者ごとの栄養状態，摂食機能及び食形態を考慮した栄養管理計画を作成していること。

③ 当該栄養管理計画に基づき入院患者ごとの栄養管理を行うとともに，栄養状態を定期的に記録していること。

④ 当該栄養管理計画に基づき患者の栄養状態を定期的に評価し，必要に応じて当該計画を見直していること。

⑤ 有床診療所においては管理栄養士は常勤でなくても差し支えない。

なお，2014（平成26）年の改定により，常勤の管理栄養士1名以上が配置されている診療所においては，栄養管理実施加算（12点/日）が算定できることとなった。

2）栄養サポートチーム（NST）加算（200点/週1回）

栄養サポートチーム加算は，2010（平成22）年の診療報酬改定において新設され，栄養障害を生じている患者または栄養障害を生じるリスクの高い患者に対して，医師，看護師，薬剤師および管理栄養士などからなるチームを編成し，栄養状態改善の取り組みを行うチーム医療である。算定要件は次のとおりである。

① 厚生労働大臣が定める栄養管理を要する患者には，当該保険医療機関の医師，看護師，薬剤師，管理栄養士などが共同して必要な診療を行った場合に当該患者について，週１回加算できる。

② 栄養管理計画を策定している患者のうち，栄養管理計画の策定に係る栄養スクリーニングの結果，血中アルブミン値が3.0 g/dL以下であって栄養障害を有すると判定された患者，経口摂取または経腸栄養への移行を目的として，現に静脈栄養法を実施している患者，経口摂取への移行を目的として，現に経腸栄養法を実施している患者，栄養サポートチームが，栄養治療により改善が見込めると判断した患者に適用できる。

③ １日当たりの算定患者数は，１チームにつき概ね30人以内とする。

３）栄養食事指導料（栄養指導による収入）

病院における栄養指導の対象者は，入院，外来，在宅に分けられる。また，栄養指導には集団への指導と個人への指導がある。管理栄養士は，医師の指示に基づいて栄養食事指導を行う。栄養食事指導料の算定は，表10-５のように定められている。

４）糖尿病透析予防指導管理料（350点/月）

透析導入患者の原疾患は糖尿病性腎症が最も多い。糖尿病の患者に対し，外来において，医師，看護師または保健師および管理栄養士などが共同して必要な指導を行った場合に，月１回に限り算定できる。

算定要件は，HbA1cが6.1％（国際標準値）以上または内服薬やインスリン製剤を使用している外来糖尿病患者であって，糖尿病性腎症第２期以上の患者（透析療法を行っている者を除く）に対し，透析予防診療チームが透析予防に係る指導管理を行った場合である。施設基準は，次のとおりである。

① 透析予防診療チーム（糖尿病指導の経験を有する専任の医師・看護師・保健師・管理栄養士で構成）が設置されている。

② 糖尿病教室などを実施している。

③ １年間に当該指導管理料を算定した患者の人数，状態の変化などについて地方厚生（支）局長に報告する。

５）摂食障害入院医療管理加算（30日以内200点/日，31～60日以内100点/日）

摂食障害入院医療管理加算は，拒食症などの精神的な影響により摂食障害に陥った患者が対象である。算定要件は次のとおりである。

① 摂食障害の患者に対して，医師，看護師，精神保健福祉士，臨床心理技術者および管理栄養士などによる集中的かつ多面的な治療が計画的に提供される。

② 対象となる患者は，摂食障害による著しい体重減少が認められる者であって，BMIが15未満であるもの。

6）摂食嚥下支援加算（200点／週１回に限り摂食機能療法に加算）

摂食嚥下支援チームの対応により摂食機能・嚥下機能の回復が見込まれる患者に対し，多職種が共同して必要な指導管理を行ったときに評価する。

算定要件は，① 摂食嚥下支援チームにより内視鏡下嚥下機能検査または嚥下造影の結果に基づいて，摂食嚥下支援計画書を作成する。② 内視鏡嚥下機能検査または嚥下造影を月に１回以上実施する。③ 検査結果を踏まえ，チームカンファレンスを週に１回以上行うなどがある。摂食嚥下支援チームの構成員は医師または歯科医師*，看護師*，言語聴覚士*，薬剤師*，管理栄養士*，歯科衛生士，理学療法士または作業療法士が参加する（*の職種はカンファレンスの参加が必修）。また，１年に１回，摂食嚥下支援加算を算定した患者について，入院時・退院時の嚥下機能の評価等を地方厚生（支）局長に報告することが必要である。

7）個別栄養食事管理加算　（緩和ケア診療加算に70点／１日）

緩和ケアを要する患者（悪性腫瘍患者・後天性免疫不全症候群・末期心不全患者）に対して，緩和ケアに係る必要な栄養食事管理を行った場合に，個別栄養食事管理加算として70点を更に緩和ケア診療点数に加算する。施設基準としては緩和ケアを要する患者の個別栄養食事管理を行うにつき十分な体制が整備されていること。当該体制において，緩和ケアを要する患者に対する個別栄養食事管理に係る必要な経験を有する管理栄養士が配置されていることである。

8）連携充実加算［150点／月１回外来化学療法加算１（抗悪性腫瘍剤を注射した場合)］

外来化学療法および質の高い癌化学療法を実施している患者への栄養管理の充実を図ったもので，具体的には患者にレジメン（治療内容）を提供し，患者の状態を踏まえた必要な指導を行うとともに，地域の薬局に勤務する薬剤師などを対象とした研修会の実施等の連携体制を整備している場合に評価を行う。

算定要件は，① 化学療法の経験を有する医師または化学療法に係る調剤の経験を有する薬剤師が，抗悪性腫瘍剤などの副作用の発現状況を評価するとともに，副作用の発現状況を記載した治療計画などの文書を患者に交付すること。文書には実施しているレジメン，レジメンの実施状況，抗悪性潰瘍剤などの投与量，副作用の発現状況，その他医学・薬学的管理上必要な事項が記載する。② 療養のため必要な栄養の指導を実施する場合には，管理栄養士と連携を図ることが必要である。また，施設基準として外来化学療法加算１に規定するレジメンに係る委員会に管理栄養士が参加していること。栄養指導の体制として，外来化学療法を実施している医療機関に５年以上勤務し，栄養管理（悪性腫瘍患者に対するものを含む）に係る３年以上の経験を有する専任の常勤管理栄養士が勤務していることなどが必要である。

表10-5　管理栄養士による栄養食事指導料

<table>
<tr><th>項　目</th><th>外来栄養食事
指導料1.2[注1)]</th><th>入院栄養食事
指導料1.2[注1)]</th><th>集団栄養食事指導料</th><th>在宅患者訪問栄養
指導料1.2[注1)]</th></tr>
<tr><td>点　数</td><td>1：初回　260点
　２回目以降
（1）対面200点
（2）電話など情報通信
　機器を使用180点
2：初回　250点
　２回目以降　190点</td><td>1：初回　260点
　２回目以降 200点

2：初回　250点
　２回目以降 190点</td><td>80点</td><td>1：イ　530点
　ロ　480点
　ハ　440点
2：イ　510点
　ロ　460点
　ハ　420点</td></tr>
<tr><td>時　間</td><td colspan="2">初回は概ね30分以上
２回目以降は概ね20分以上</td><td>40分超える</td><td>30分以上</td></tr>
<tr><td>回　数</td><td>初回の月２回
その他の月１回まで</td><td>入院中の２回
ただし週１回まで</td><td>患者１人につき月１回まで
（入院期間中は２回まで）</td><td>月２回</td></tr>
<tr><td>特別食適応のポイント</td><td colspan="4">・医師の指示に基づき，熱量・熱量構成，たんぱく質，脂質その他の栄養素の量，病態に応じた食事形態等，具体的な献立等によって行うこと。
・特別食と医師が必要とみとめた者または，がん患者，摂食機能または嚥下機能が低下した患者，低栄養状態のいずれかにある患者に対し指導をした場合であること。
・特別食には，心臓疾患および妊娠高血圧症候群等の患者に対する減塩食，十二指腸潰瘍の患者に対する潰瘍食，侵襲の大きな消化管手術後の患者に対する潰瘍食，クローン病および潰瘍性大腸炎等により腸管の機能が低下している患者に対する低残渣食，高度肥満症（肥満度が＋40％以上またはBMIが30以上）の患者に対する治療食ならびにてんかん食〔難治性てんかん（外傷性のものを含む），グルコーストランスポーター１欠損症またはミトコンドリア脳筋症の患者に対する治療食であって，グルコースに代わりケトン体を熱量源として供給することを目的に炭水化物量の制限と脂質量の増加が厳格に行われたものに限る〕を含む。高血圧症の患者に対する減塩食（塩分の総量が６ｇ未満のものに限る）および小児食物アレルギー患者（９歳未満の小児に限る）に対する小児食物アレルギー食については，入院時食事療養（Ⅰ）または入院時生活療養（Ⅰ）の特別加算の場合と異なり，特別食に含まれる。ただし，集団栄養食事指導料には，小児食物アレルギー食の患者は含まれない。妊娠高血圧症候群の患者に対する減塩食は，日本高血圧学会，日本妊娠高血圧学会等の基準に準じていること。</td></tr>
<tr><td>指導者</td><td colspan="4">指導する管理栄養士（常勤・非常勤でも可能）</td></tr>
<tr><td rowspan="2">備　考</td><td colspan="3">医師の指示に基づき，患者ごとにその生活条件，嗜好を勘案し，食品構成に基づく食事計画等を必要に応じて交付した場合に算出する。</td><td>在宅で療養している患者に行われる。医師の指示に基づき，患者の家を訪問し，食事の用意や摂取などに関する具体的な指導を行った場合に算出する。</td></tr>
<tr><td>・外来化学療法を実施している悪性腫瘍の患者に対して，医師の指示に基づき当該保険医療機関の管理栄養士が月２回以上の指導を行った場合に限り，月の２回目の指導時に200点を算定する。</td><td>・入院栄養食事指導料２は，有床診療所において，当該保険医療機関以外の管理栄養士が指導を行った場合。</td><td>・１回の人数は15人以下で行う。また，入院中の患者と外来および在宅患者が混在してもよい。</td><td>・指導に要した交通費は患者が負担する。</td></tr>
</table>

注1）当該保険医療機関の管理栄養士が当該保険医療機関の医師の指示に基づき，指導を行った場合に算定する。また，入院栄養食事指導料２は，有床診療所において，当該診療所以外（公益社団法人日本栄養士会もしくは都道府県栄養士会が設置し，運営する「栄養ケア・ステーション」または他の保険医療機関に限る）の管理栄養士が当該保険診療所の医師の指示に基づき，対面による指導を行った場合に算定する。

資料）厚生労働省：診療報酬の算出方法の一部改正に伴う実施上の留意事項について（令和２年３月５日保医発0305第14号）

2. 福祉施設給食：高齢者・介護福祉施設給食

（1）高齢者・介護福祉施設の給食の目的

高齢者施設または介護福祉施設における給食の目的は，食生活のサポートに加えて，利用者の自己実現や生きがいといった人生の営みを食を通してサポートすることである。そのためには，利用者の健康の保持・増進を図り，食の楽しみや喜びを感じてもらえるような配慮が必要である。また，これらの施設が「暮らしの場」であるということを認識し，温かい家庭的な雰囲気を心がけ，嗜好（しこう）に配慮した献立作成を行うことも必要である。

（2）高齢者・介護福祉施設における対象者の特徴

高齢者は，生理的・身体的・精神的な機能が個人によって異なり，その差は大きい。さらに，若年層と比べると加齢による**ADL**低下がみられ，それらに対する配慮も必要となる。例えば，筋力・運動能力・骨量などの低下による移動・排せつに対する介助，歯の欠損や唾液分泌量の減少，咀嚼・嚥下能力の低下による誤飲・誤嚥への対応などがあげられる。その他，うつや認知症といった精神的機能低下がみられる者，複数の疾患に罹患している者も多くなることから積極的な介護，専門的な医療行為も必要となる。また高齢者には長い人生の中で培われた生活習慣・食習慣・嗜好を急に変えることが難しいという特性もある。

（3）高齢者・介護福祉施設サービスの種類

高齢社会にあって，高齢者が住み慣れた地域や住まいで，尊厳ある自立した生活を送るためには，質の高い保健医療・福祉サービスの提供が求められる。そのためには，安定した**介護保険制度**の確立が必要となる。そこで，団塊の世代が75歳となる2025（令和７）年以降に向けて，**地域包括ケアシステム**の構築（図10-１）が進められている。

このシステムは，各市町村や都道府県の特性の応じたサポート体制の充実を図り，地域の自主性や主体性に基づいたシステムづくりの中で，要介護には介護給付を，要支援には予防給付を，その他の者には**介護予防・日常生活支援総合事業**を展開し，介護の充実を図ろうとするものである（表10-６，図10-２）。

例えば，寝たきりや認知症などで常時介護を必要とする状態（要介護状態）になった場合や，家事身支度などの日常生活に支援が必要とする状態（要支援状態）になった場合だけでなく，掃除・洗濯・調理・見守りなどの支援・体力づくり教室などのサポートが必要な高齢者（要支援・要介護認定に該当しない者）にもサービスが提供される。

◘ADL（activities of daily living：日常生活活動）
食事や排せつ，入浴，移動，起座などの普段の生活において必要な動作のこと。生活の自立の程度をはかる指標として用いられる。

◘介護保険制度
介護保険とは，介護が必要な人に介護費用の一部を給付する公的保険制度である。介護保険法に定められている。

◘地域包括ケアシステム
重度な要介護状態となっても住み慣れた地域で自分らしい暮らしを人生の最後まで続けることができるよう，住まい・医療・介護・予防・生活支援が一体的に提供される地域の包括的な支援・サービス提供体制をいう。

◘介護予防・日常生活支援総合事業（総合事業）
市町村が中心となって，地域の実情に応じて，住民等の多様な主体が参画し，多様なサービスを提供することで，地域の支え合い体制づくりを推進し，要支援者等に対する効果的かつ効能的な支援等を可能とすることを目指す事業。介護保険法で定められている。

表10-6　要介護・要支援の定義および認定事項

内　容	概　要	法　律	厚生労働省令で定める期間
「要介護状態」の定義	身体上または精神上の障害があるために，入浴，排せつ，食事等の日常生活における基本的な動作の全部または一部について，厚生労働省令で定める期間にわたり継続して，常時介護を要すると見込まれる状態であって，その介護の必要の程度に応じて厚生労働省令で定める区分（要介護状態区分）のいずれかに該当するもの（要支援状態に該当するものを除く）をいう。	介護保険法 第７条第１項	原則６か月
「要介護者」の定義	（1）要介護状態にある65歳以上の者。 （2）要介護状態にある40歳以上65歳未満の者であって，その要介護状態の原因である身体上または精神上の障害が加齢に伴って生ずる心身の変化に起因する疾病であって政令で定めるもの（特定疾病）によって生じたもの。 ※政令で定めるもの（特定疾病）：施行令第２条	第７条第３項	—
「要支援状態」の定義	身体上もしくは精神上の障害があるために入浴，排せつ，食事等の日常生活における基本的な動作の全部もしくは一部について厚生労働省令で定める期間にわたり継続して常時介護を要する状態の軽減もしくは悪化の防止に特に資する支援を要すると見込まれ，または身体上もしくは精神上の障害があるために厚生労働省令で定める期間にわたり継続して日常生活を営むのに支障があると見込まれる状態であって，支援の必要の程度に応じて厚生労働省令で定める区分（要支援状態区分）のいずれかに該当するものをいう。	第７条第２項	原則６か月
「要支援者」の定義	（1）要支援状態にある65歳以上の者。 （2）要支援状態にある40歳以上65歳未満の者であって，その要支援状態の原因である身体上または精神上の障害が特定疾病によって生じたもの。 ※特定疾病：施行令第２条	第７条第４項	—
要介護（要支援）の認定事項	①介護（予防）給付を受けようとする被保険者は要介護（要支援）者に該当することおよびその該当する要介護（要支援）状態区分について市町村の認定を受けなければならない。 ②介護認定審査会は，審査および判定を求められたときは，厚生労働大臣が定める基準に従い，当該審査および判定に係る被保険者について，審査および判定を行い，その結果を市町村に通知する。 ※　厚生労働大臣が定める基準：要介護認定等に係る介護認定審査会による審査および判定の基準等に関する省令 ③市町村は法第27条第５項前段の規定により通知された認定審査会の審査および判定の結果に基づき，要介護（要支援）認定をしたときは，その結果を当該被保険者に通知しなければならない。	①第19条第１項および第２項 ②第27条第５項 ③第27条第７項および第32条第６項	—

高齢者福祉サービス（関連法規：老人福祉法）および介護サービス（関連法規：介護保険法）の種類を表10-７と表10-８に示す（第１章，表１-２参照）。要支援，要介護認定を受ける者は年々増加しており（図10-３），支援の充実が望まれる。

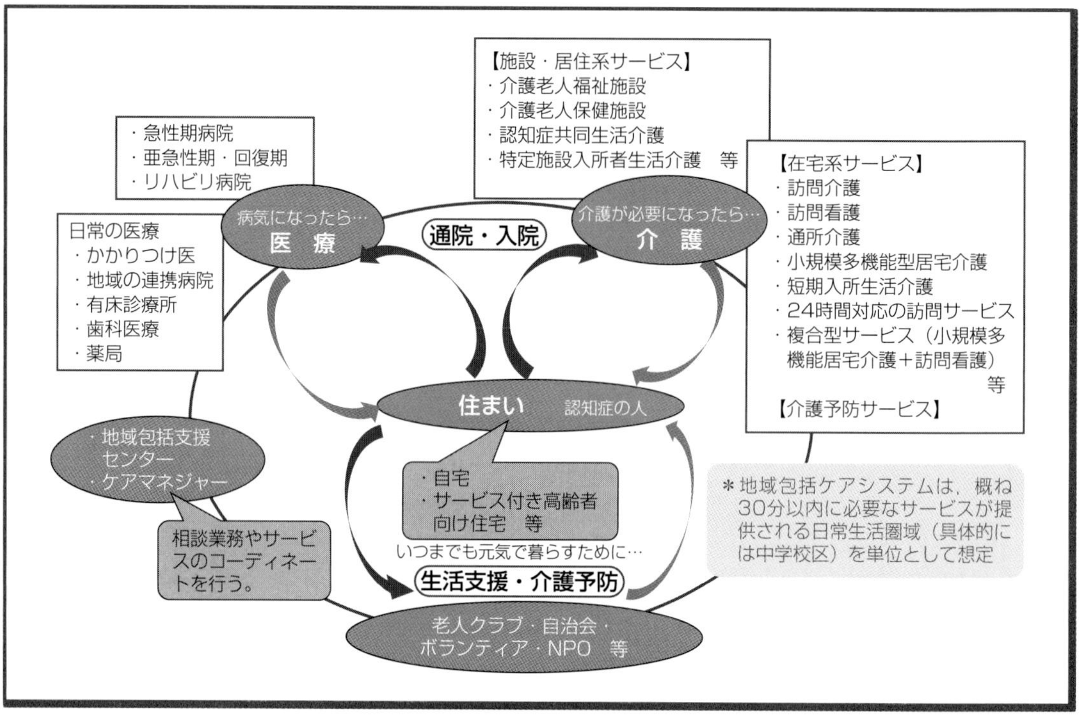

図10-1　地域包括ケアシステムの姿

資料）厚生労働省　https://www.mhlw.go.jp/seisakunitsuite/bunya/hukushi_kaigo/kaigo_koureisha/chiiki-houkatsu/dl/link1-4.pdf

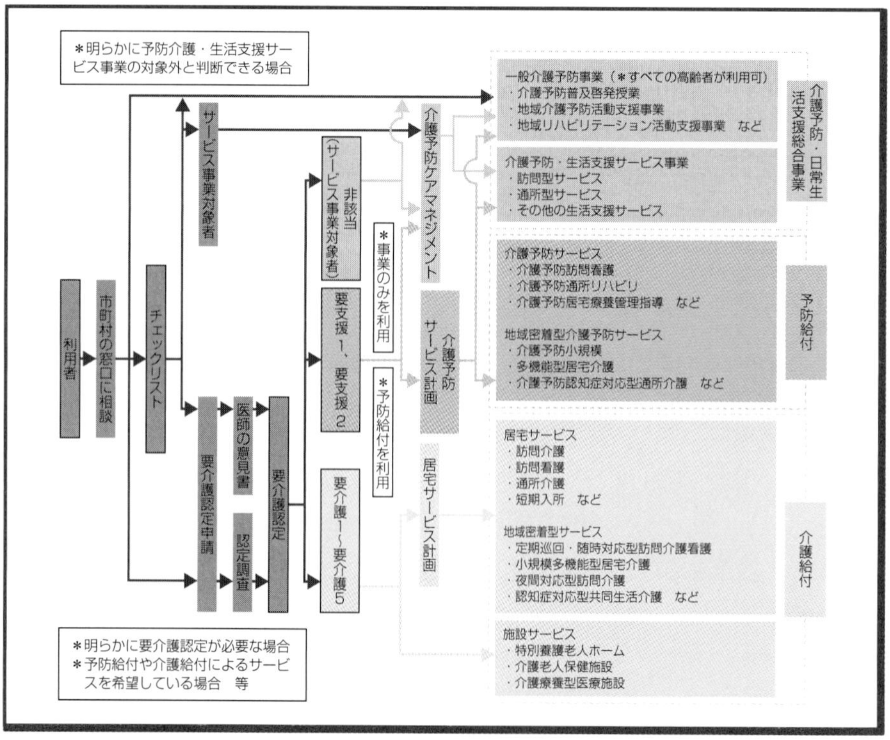

図10-2　介護サービスの流れ

資料）厚生労働省　https://www.kaigokensaku.mhlw.go.jp/commentary/flow_synthesis.html

表10-7　食事提供を行う主な高齢者福祉サービス

	施設	指定法令[注1)]	対象年齢	対象者	利用手続き	栄養士配置規定
通所サービス	老人デイサービス事業[注2)]	法第5条の2，10条の4	65歳以上	身体上または精神上の障害があり日常生活を営むのに支障がある人が，やむを得ない事由により介護保険法での通所介護，認知症対応型通所介護，介護予防通所介護または介護予防認知症対応型通所介護を利用できない場合	措置	介護保険法に準じる
短期入所サービス	老人短期入所事業[注2)]	法第5条の2，10条の4	65歳以上	養護者の疾病その他の理由により，居宅において介護を受けることが一時的に困難になった人で，やむを得ない事由により，介護保険法での短期入所生活介護または介護予防短期入所生活介護を利用できない場合	措置	介護保険法に準じる
短期入所サービス	認知症対応型老人共同生活援助事業[注2)]	法第5条の2，10条の4	65歳以上	認知症の状態にあるために日常生活を営むのに支障がある人（共同生活はできる）が，やむを得ない事由により，介護保険法での認知症対応型共同生活介護または介護予防認知症対応型共同生活介護を利用できない場合	措置	介護保険法に準じる
施設サービス	特別養護老人ホーム[注2)]	法第11条，20条の5	65歳以上	①やむを得ない理由によって介護保険法での地域密着型介護老人福祉施設または介護老人福祉施設への入所が困難な人 ②身体上または精神上に著しい障害があるために常時の介護を必要とし，居宅においてこれを受けることが困難な人（①の条件を満たした上で）	措置	1名以上（入所定員が40人を超えない施設で他の福祉施設などの栄養士と連携できる場合には，栄養士を置かないことができる）
施設サービス	養護老人ホーム[注3)]	法第11条，20条の4	65歳以上	環境上の理由と経済的な理由（低所得）で居宅の生活が困難な人	措置	1名以上（入所定員が50人未満の施設で併設する特別養護老人ホームの栄養士と連携できる場合には，栄養士を置かないことができる）
施設サービス	軽費老人ホーム	法第11条，20条の6 軽費老人ホームの設備及び運営に関する基準	65歳以上（夫婦どちらかが60歳以上）	身体機能の低下，高齢のため独立の生活に不安があり，家族の援助を受けることが困難な人	契約	1名以上（入所者に提供するサービスに支障がない場合は栄養士を置かないことができる）
施設サービス	A型			身寄りがないか，家族との同居が困難な人（収入が利用料の2倍程度以下）		
施設サービス	B型			家庭環境・住宅事情などにより居宅での生活が困難な人，自炊ができる程度の健康状態		

注1）法：老人福祉法。
注2）介護保険給付の対象。
注3）介護老人保健施設。病院等の本体施設と密接な連携をもちつつ，別の場所で運営される入所定員が29人以下の養護老人ホームを，サテライト型養護老人ホームという。サテライト型養護老人ホームでは，介護老人保健施設，病院（病床数100以上の病院の場合に限る）が本体施設であり，そこの栄養士により入所者の処遇が適切に行われていると認められるときは，栄養士を置かないことができる。

表10-8　食事提供を行う主な介護サービス（介護給付におけるサービス）

	施設	指定法令[注1]	対象年齢	対象者	利用手続き	栄養士配置規定
通所サービス	通所介護[注2]（デイサービス）	法第8条，41条 規則第10条，61条	65歳以上	在宅の虚弱高齢者や寝たきり高齢者	契約	規定はない
	通所リハビリテーション[注2]（デイケア）	法第8条，41条 規則第11条，12条	65歳以上	病状が安定期にあり，診療に基づき実施される計画的な医学管理のもとでのリハビリテーションが必要と主治医が認めた人	契約	規定はない
地域密着型サービス	認知症対応型共同生活介護[注2]（グループホーム）	法第8条 規則第65条	65歳以上	中程度の認知症高齢者で，家庭環境により家庭介護が困難な，かつ概ね身辺の自立ができ，共同生活に支障のない人	契約	規定はない（原則として，食事等の家事は，利用者と従業者が共同で行うように努める）
短期入所サービス	短期入所生活介護[注2]（福祉施設へのショートステイ）	法第8，41条 規則第61条	65歳以上	家族の病気，冠婚葬祭，休養，旅行などで，一時的に在宅での日常生活に支障がある場合	契約	1名以上（入所定員が40人を超えない施設では他の福祉施設などの栄養士と連携できる場合に，栄養士を置かないことができる）
	短期入所療養介護[注2]（医療施設へのショートステイ）	法第8，41条 規則第13条，61条	65歳以上	病状が安定期にあり，ショートステイを必要としている居宅の要介護者など，および家族の病気，冠婚葬祭，休養，旅行などで，一時的に在宅での日常生活に支障がある場合	契約	病院の規定に準じる（病床数100以上で1名以上）
施設サービス	介護老人福祉施設	法第8条	65歳以上	身体上または精神上に著しい障害があるために常時の介護を必要とする人（所得の多寡にかかわりなく入所できる）	契約	1名以上（入所定員が40人を超えない施設では他の福祉施設などの栄養士と連携できる場合に，栄養士を置かないことができる）
	介護老人保健施設	法第8，94条 規則第20条	65歳以上	病状が安定期にあり，リハビリテーションなどが必要な人	契約	入所定員100以上で1名以上
	介護療養型医療施設療養病床（老人性認知症疾患療養病棟）	医療法第7条 法第8条 規則第22条	65歳以上	病状が安定期にある長期療養患者で，医療的な介護が必要な人	契約	病床数が100以上で1名
	介護医療院[注3]	医療法第1条 法第8条 規則第22条	65歳以上	長期的な医療と介護が必要な人	契約	病床数100以上で1名

注1）法：介護保険法，規則：介護保険法施行規則。

注2）予防給付による場合は，それぞれ，介護予防短期入所生活介護，介護予防短期入所療養介護，介護予防認知症対応型共同生活介護，介護予防通所介護，介護予防通所リハビリテーション。

注3）「日常的な医学管理」や「看取りやターミナルケア」等の医療機能と「生活施設」としての機能とを兼ね備えた施設（2018年新設）。

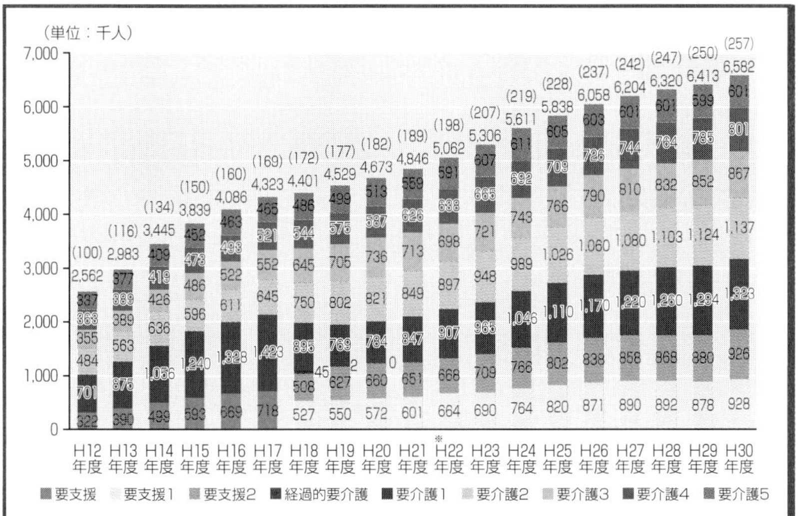

注1）（　）の数値は，平成12年度を100とした場合の指数である。
注2）平成29年度から全市町村で介護予防・日常生活支援事業を実施している。
注3）東日本大震災の影響により，平成22年度の数値には福島県内5町1村の数値は含まれていない。

図10-3　要介護度別の認定者数の推移

資料）厚生労働省：平成30年度介護保険事業状況報告（年報）より

（4）高齢者福祉施設におけるアセスメント

高齢者の生理的・身体的・精神的な機能の程度は個人によって著しい差があり，短期間で変化するため，高齢者の栄養管理には個人対応が望ましい。そのためには栄養アセスメントを繰り返し行い，個々の状態に応じた栄養・食事計画を立てることが必要である。図10-4，図10-5に日本栄養士会が提唱している施設用の栄養アセスメント・モニタリングおよび栄養ケア計画書の様式例を示した。健康状態・栄養状態・消化吸収・運動量・咀嚼嚥下・疾病の他，うつや認知症といった心理的要因などについてのアセスメントも必要である。

（5）高齢者福祉施設における栄養管理

高齢者は，身体状況が実年齢と必ずしも一致せず，個人差が大きいため，できる限りきめ細かい栄養アセスメントを行い，栄養・食事計画を行う必要がある。

1）食事摂取基準に基づくエネルギーおよびその他の栄養素

日本人の食事摂取基準（2020年版）では，推定エネルギー必要量の算出に参照体重を用い，下記のように算出する。エネルギー比率を参考に，ビタミン・ミネラルはできる限り推奨量を目指すが，推定平均必要量から耐容上限量の範囲内とする。食塩や食物繊維は目標量の範囲外の人を減らすようにする。

推定エネルギー必要量＝基礎代謝基準値（kcal/kg体重/日）
×標準体重（kg）×身体活動レベル

栄養スクリーニング・アセスメント・モニタリング（施設）

フリガナ		性別	□男 □女	生年月日	年 月 日生まれ	年齢	歳
氏名		要介護度		病名・特記事項等		記入者名	
						作成年月日	年 月 日
利用者家族の意向						家族構成とキーパーソン（支援者）	本人 ―

（以下は，入所（入院）者個々の状態に応じて作成。）

区分		項目			
		実施日（記入者名）	年 月 日（ ）	年 月 日（ ）	年 月 日（ ）
		プロセス	★プルダウン1	★プルダウン1	★プルダウン1
		低栄養状態のリスクレベル	□低 □中 □高	□低 □中 □高	□低 □中 □高
低栄養状態のリスク（状況）		身長	cm	cm	cm
低栄養状態のリスク（状況）		体重／BMI	kg／ kg/m²	kg／ kg/m²	kg／ kg/m²
低栄養状態のリスク（状況）		3%以上の体重減少率 kg/1ヶ月	□無 □有（ kg/ ヶ月）	□無 □有（ kg/ ヶ月）	□無 □有（ kg/ ヶ月）
低栄養状態のリスク（状況）		3%以上の体重減少率 kg/3ヶ月	□無 □有（ kg/ ヶ月）	□無 □有（ kg/ ヶ月）	□無 □有（ kg/ ヶ月）
低栄養状態のリスク（状況）		3%以上の体重減少率 kg/6ヶ月	□無 □有（ kg/ ヶ月）	□無 □有（ kg/ ヶ月）	□無 □有（ kg/ ヶ月）
低栄養状態のリスク（状況）		血清アルブミン値	□無 □有（ g/dl）	□無 □有（ g/dl）	□無 □有（ g/dl）
低栄養状態のリスク（状況）		褥瘡	□無 □有	□無 □有	□無 □有
低栄養状態のリスク（状況）		栄養補給法	□経口のみ □一部経口 □経腸栄養法 □静脈栄養法	□経口のみ □一部経口 □経腸栄養法 □静脈栄養法	□経口のみ □一部経口 □経腸栄養法 □静脈栄養法
低栄養状態のリスク（状況）		その他			
食生活状況等	栄養補給の状態	食事摂取量（割合）	%	%	%
食生活状況等	栄養補給の状態	主食の摂取量（割合）	主食 %	主食 %	主食 %
食生活状況等	栄養補給の状態	主菜，副菜の摂取量（割合）	主菜 % 副菜 %	主菜 % 副菜 %	主菜 % 副菜 %
食生活状況等	栄養補給の状態	その他（補助食品など）			
食生活状況等		摂取栄養量：エネルギー・たんぱく質（現体重当たり）	kcal（kcal/kg） g（g/kg）	kcal（kcal/kg） g（g/kg）	kcal（kcal/kg） g（g/kg）
食生活状況等		提供栄養量：エネルギー・たんぱく質（現体重当たり）	kcal（kcal/kg） g（g/kg）	kcal（kcal/kg） g（g/kg）	kcal（kcal/kg） g（g/kg）
食生活状況等		必要栄養量：エネルギー・たんぱく質（現体重当たり）	kcal（kcal/kg） g（g/kg）	kcal（kcal/kg） g（g/kg）	kcal（kcal/kg） g（g/kg）
食生活状況等		嚥下調整食の必要性	□無 □有	□無 □有	□無 □有
食生活状況等		食事の形態（コード）	（コード：★プルダウン2）	（コード：★プルダウン2）	（コード：★プルダウン2）
食生活状況等		とろみ	□薄い □中間 □濃い	□薄い □中間 □濃い	□薄い □中間 □濃い
食生活状況等		食事の留意事項の有無（療養食の指示，食事形態，嗜好，薬剤影響食品，アレルギーなど）	□無 □有 （ ）	□無 □有 （ ）	□無 □有 （ ）
食生活状況等		本人の意欲	★プルダウン3	★プルダウン3	★プルダウン3
食生活状況等		食欲・食事の満足感	★プルダウン4	★プルダウン4	★プルダウン4
食生活状況等		食事に対する意識	★プルダウン4	★プルダウン4	★プルダウン4
多職種による栄養ケアの課題（低栄養関連問題）		口腔関係	□口腔衛生 □摂食・嚥下	□口腔衛生 □摂食・嚥下	□口腔衛生 □摂食・嚥下
多職種による栄養ケアの課題（低栄養関連問題）	口腔関係	安定した正しい姿勢が自分で取れない	□	□	□
多職種による栄養ケアの課題（低栄養関連問題）	口腔関係	食事に集中することができない	□	□	□
多職種による栄養ケアの課題（低栄養関連問題）	口腔関係	食事中に傾眠や意識混濁がある	□	□	□
多職種による栄養ケアの課題（低栄養関連問題）	口腔関係	歯（義歯）のない状態で食事をしている	□	□	□
多職種による栄養ケアの課題（低栄養関連問題）	口腔関係	食べ物を口腔内に溜め込む	□	□	□
多職種による栄養ケアの課題（低栄養関連問題）	口腔関係	固形の食べ物を咀しゃく中にむせる	□	□	□
多職種による栄養ケアの課題（低栄養関連問題）	口腔関係	食後，頬の内側や口腔内に残渣がある	□	□	□
多職種による栄養ケアの課題（低栄養関連問題）	口腔関係	水分でむせる	□	□	□
多職種による栄養ケアの課題（低栄養関連問題）	口腔関係	食事中，食後に咳をすることがある	□	□	□
多職種による栄養ケアの課題（低栄養関連問題）	口腔関係	その他・気が付いた点			
多職種による栄養ケアの課題（低栄養関連問題）	その他	褥瘡・生活機能関係 消化器官関係 水分関係 代謝関係 心理・精神・認知症関係 医薬品	□褥瘡（再掲） □生活機能低下 □嘔気・嘔吐 □下痢 □便秘 □浮腫 □脱水 □感染 □発熱 □閉じこもり □うつ □認知症 □薬の影響	□褥瘡（再掲） □生活機能低下 □嘔気・嘔吐 □下痢 □便秘 □浮腫 □脱水 □感染 □発熱 □閉じこもり □うつ □認知症 □薬の影響	□褥瘡（再掲） □生活機能低下 □嘔気・嘔吐 □下痢 □便秘 □浮腫 □脱水 □感染 □発熱 □閉じこもり □うつ □認知症 □薬の影響
		特記事項			
		総合評価	□改善 □改善傾向 □維持 □改善が認められない	□改善 □改善傾向 □維持 □改善が認められない	□改善 □改善傾向 □維持 □改善が認められない
		計画変更	□無 □有	□無 □有	□無 □有

★プルダウン1　スクリーニング／アセスメント／モニタリング
★プルダウン2　常食及び日本摂食嚥下リハビリテーション学会の嚥下調整食コード分類（4，3，2-2，2-1，1j，Ot，Oj）
★プルダウン3　1よい　2まあよい　3ふつう　4あまりよくない　5よくない
★プルダウン4　1大いにある　2ややある　3ふつう　4ややない　5全くない
注1）スクリーニングにおいては，把握可能な項目（BMI，体重減少率，血清アルブミン値（検査値がわかる場合に記入）等）により，低栄養状態のリスクを把握する。
注2）利用者の状態及び家族等の状況により，確認できない場合は空欄でもかまわない。

図10-4　施設用の栄養アセスメント・モニタリング（様式例）

出典　大阪府栄養士会：病院及び介護施設における栄養管理指針ガイドブック，2021

栄養ケア計画書（通所・居宅）

氏名： 殿	初回作成日： 年 月 日	
	作成（変更）日： 年 月 日	
	作成者：	
医師の指示	□なし □あり （要点 ）	指示日（ ／ ）
利用者及び家族の意向		説明日 年 月 日
解決すべき課題（ニーズ）	低栄養状態のリスク □低 □中 □高	
長期目標と期間		

分類	短気目標と期間	栄養ケアの具体的内容（頻度、期間）	担当者
★プルダウン※			
特記事項			

※①栄養補給・食事，②栄養食事相談，③多職種による課題の解決など

栄養ケア提供経過記録

月 日	サービス提供項目

図10-5　施設用の栄養ケア計画書（様式例）

出典　大阪府栄養士会：病院及び介護施設における栄養管理指針ガイドブック，2021

高齢者は寝たきり，ADL障害，または立位困難な方など身長・体重の正確な計測が難しく，成人と同一の解釈でよいか判断が難しい。また，高齢者は個人差が大きく，さまざまな要因を併せ持つことから，BMIと栄養摂取状況をよく観察し，栄養管理をする必要がある。

2）食事計画の留意点

日本人の食事摂取基準（2020年版）は，高齢者の加齢に伴う生理的機能の低下を最低限に抑えるとともに，複数所有する慢性疾患の重症化を目的としている。これらを鑑み，個人差の大きい高齢者の年齢区分が「65～74歳」と「75歳以上」の２区分になり，BMIの目標範囲は両者とも21.5～24.9kg/m^{2}に引き上げられた。これらは，高齢による衰弱（**フレイル**）や筋肉量の減少（**サルコペニア**）の予防による配慮によるものである。よって，良質のたんぱく質の摂取が不可欠となる。

① たんぱく質・エネルギー低栄養状態（**PEM**）の防止・改善：適切なアセスメントのもと，QOL向上を図る。また，食事量確保には嗜好に考慮した献立も必要である。

② ビタミンDの適切な摂取：カルシウム代謝・骨代謝を促し，骨粗鬆症の予防を図る。ビタミンD欠乏は身体機能の低下，筋力の減少，血中パラトルモン（副甲状腺ホルモン）濃度の増加，転倒および骨折のリスクを高めるとの報告があり，適切な摂取量を確保する。なお，ビタミンDは紫外線を浴びることにより皮膚でも産生されることから，日光浴と組み合わせることも考慮するとよい。

③ 咀嚼・嚥下能力に合わせた食事形態の提供：刻み食・極刻み食・ミキサー食・ゼリー食，介護用食器の利用などにより工夫する。

④ 脱水症状防止のための水分補給：適切な水分補給を行う。特に熱中症が多発する時期には注意が必要である。

⑤ 微量栄養素を考慮した献立作成：食事量の減少による微量栄養素不足からくる貧血や便秘に注意する（消化吸収能力低下や運動不足も便秘に関係するので注意）。

⑥ 生活習慣病に配慮する。

⑦ 家庭的な雰囲気の演出：家族を招いたイベント企画など，孤独感を和らげる工夫が必要である。家庭的な雰囲気を演出できる**ユニットケア**導入も効果的といえる。

（6）給　食　費

2005（平成17）年の介護保険制度の改正により，施設入居者の食費が介護保険給付の対象外となった。よって，給食に関する費用は，食材料費（780円/日）と調理費（600円/日）を足した金額が基準費用となり，利用者は１日当たり1,380円を全額負担することになった。

フレイル
Friedらの定義によると，①体重減少，②主観的疲労感，③日常生活活動量の減少，④身体能力（歩行速度）の減弱，⑤筋力（握力）の低下の５項目の内，3項目以上該当すればフレイルとしている。〔日本人の食事摂取基準（2020年版）の高齢者の項参照〕

サルコペニア
サルコペニアの診断基準は，①筋肉量減少，②筋力低下（握力など），③身体機能の低下（歩行速度など）の3つの項目の内，①に加え，②または③を併せ持つ場合とされている。〔日本人の食事摂取基準（2020年版）の高齢者の項参照〕

PEM（protein energy malnutrition）
エネルギーや栄養素の摂取不足によって起こり，低栄養に起因する。介助を要する入所・在宅療養の高齢者に多い。

パラトルモン（PTH：parathormone）
ビタミンDが欠乏すると，血中のカルシウムイオン濃度が低下する。その結果として，血中パラトルモン濃度が上昇し，主に骨からのカルシウムの溶出を大きくする。

（7）介護報酬における加算の種類と算定要件

介護保険制度は2000（平成12）年４月から施行され，40歳以上の者が保険料を支払い，介護が必要とされた場合には保健・医療・福祉サービスを総合的に受けられるようになった。介護報酬の加算は表10-９に示したようにいくつかある。栄養マネジメント加算および経口移行加算などの事務処理手順を以下に示す。

1）栄養マネジメント加算および経口移行加算などに関する事務処理手順

施設長は，事前に医師，管理栄養士，歯科医師，看護師および介護支援専門員などが協働して栄養ケア・マネジメントを行えるように体制を整備する。栄養ケア・マネジメントは，下記の手順のように協働で実施する。

① 入所時における栄養スクリーニングを行う。

② 栄養アセスメントを実施する（図10-４）。

③ 栄養ケア計画を作成する（図10-５）。

④ 入所者および家族への説明を行い同意を得る。

⑤ 栄養ケアを行う。

⑥ 実施上の問題点を把握し，関連職種に報告後，計画の変更を行う。

⑦ モニタリングを実施する（下記の周期で行う）。

低栄養状態の低リスク者→３か月ごと。

低栄養状態の高リスク者，栄養補給の意向の必要性があるもの→２週間ごと。

なお入所者の体重は１か月ごとに測定する。

長期目標の達成度，体重などの栄養状態の改善状況，栄養補給量などをモニタリングし，総合的な評価判定の後，栄養ケア計画変更の判断を行い，モニタリング記録を作成する（図10-４）。

⑧ 再栄養スクリーニングを実施する（リスクにかかわらず介護支援専門員とともに３か月に１回実施）。

⑨ 栄養ケア計画の変更と説明を入所者または家族に行い同意を得る。

> **ユニットケア**
> 10名ほどの単位を１単位とし，単位ごとに食事を作り，ダイニングで食事を取るもの。居宅に近い居住環境の下で，居宅における生活に近い日常の生活の中でケアを行うこと。

3. 福祉施設給食：児童福祉施設給食

（1）児童福祉施設給食の目的と組織

児童福祉施設は，社会福祉施設の１つで，**児童福祉法第１条**に基づいて同法第７条に規定された施設をいう。保育所，乳児院，児童養護施設，福祉型障害児入所施設などがあり，入所施設では１日３食，通園施設では概ね１食の食事を提供する。また，医療型障害児入所施設では入所児童の状況に応じて治療食を提供する。児童福祉法で定義される児童とは，０～18歳未満の男女を指す。

児童福祉施設の給食は，児童福祉施設の設備及び運営に関する基準第11条に，「児

> **児童福祉法第１条**
> 児童福祉法第１条には，「全て児童は，児童の権利に関する条約の精神にのっとり，適切に養育されること，その生活を保障されること，愛され，保護されること，その心身の健やかな成長及び発達並びにその自立が図られることその他の福祉を等しく保障される権利を有する」とある。

童福祉施設において，入所している者に食事を提供するときは，その献立は，できる限り，変化に富み，入所している者の健全な発育に必要な栄養量を含有するものでなければならない」また，「食品の種類及び調理方法について栄養並びに入所している者の身体的状況及び嗜好を考慮したものでなければならない」，「調理は，あらかじめ作成された献立に従つて行わなければならない」と定められ，給食には入所する児童の健やかな発育・発達および健康の維持・増進の基盤であるとともに，望ましい食習慣および生活習慣の形成を図るなどの役割がある。

給食を行うための組織は，施設の種類や規模などによって異なるが，施設長（園長）のもとで給食責任者および調理責任者を定め，給食業務についての責任体制が明らかにされている。給食責任者などは，管理栄養士や栄養士などの給食や栄養管理に関し専門知識を有する者が当たるべきであるが，管理栄養士などが配置されていない場合は施設長，主任保育士または調理師が責任者になる場合もある。

給食運営は，定期的に給食運営会議が設けられ，給食の改善や向上が図られている。会議は給食担当者による会議と，施設長をはじめとした管理栄養士・栄養士，保育士，医師，看護師，児童指導員などの全職員が連携のもと，保護者などの協力も得ながら積極的な意見交換ができる会議がある。

（2）児童福祉施設の種類と管理栄養士・栄養士の配置

各児童福祉施設の給食のあり方は対象児が同一でないため，各施設に適正な給食の実施を図る目的で，管理栄養士・栄養士の配置基準が定められている（表10-10）。

（3）児童福祉施設給食の栄養管理

栄養管理は，「児童福祉施設における食事の提供に関する援助及び指導について」，「児童福祉施設における『食事摂取基準』を活用した食事計画について」および「児童福祉施設における食事の提供ガイド」（厚生労働省，2010年）に基づく。

食事の提供手順は，「モニタリング（身長・体重測定）」→「発育・発達状態，栄養状態の評価（アセスメント）」→「食事計画・給与栄養目標量の設定」→「献立作成」→「調理・食事の提供」→「残食量調査・嗜好調査」などで構成されている（図10-6）。このサイクルに沿って円滑に進めることが重要である。また，「食育」の視点からも，ふさわしい食環境の確保，望ましい食習慣・食行動の発達を促すアセスメントが望まれる。そのため，個人の発育・発達状況，栄養状態，喫食状況，家庭での生活状況などを把握し，これらに基づいた食事を提供すること，適温適時給食の実施

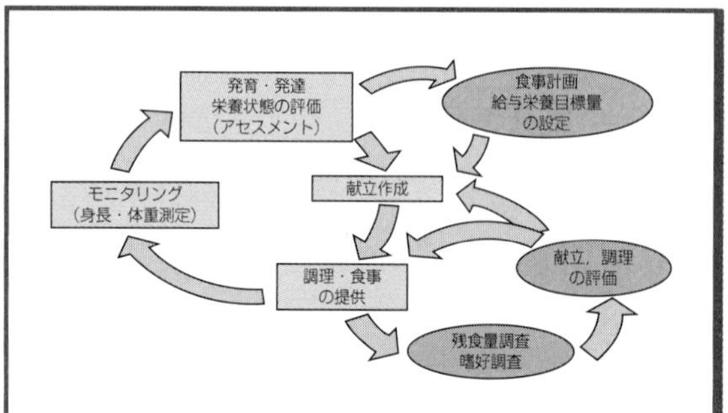

図10-6　食事提供の手順の概念

表10-9　介護報酬における加算の種類と算定要件

対象	種　類 （★当該施設・サービス）	単　位	算　定　要　件
施設・地域密着型サービス	栄養マネジメント強化加算 （栄養マネジメントの未実施） ★介護老人福祉施設 ★地域密着型介護老人福祉施設 ★入所者生活介護 ★介護老人保健施設 ★介護療養型医療施設 ★介護医療院	11単位／日 （14単位/日減算：3年の経過措置期間を設ける）	＜運営基準（省令）＞ ・栄養士または管理栄養士を1以上配置。 ・栄養マネジメント加算の要件を包括化することを踏まえ，「入所者の栄養状態の維持および改善を図り，自立した日常生活を営むことができるよう，各入所者の状態に応じた栄養管理を計画的に行わなければならない」ことを規定。（3年の経過措置期間を設ける） ＜栄養マネジメント強化加算＞ ・管理栄養士を常勤換算方式で入所者の数を50（施設に常勤栄養士を1人以上配置し，給食管理を行っている場合は70）で除して得た数以上配置すること。 ・低栄養状態のリスクが高い入居者に対し，医師，管理栄養士，看護師等が共同して作成した栄養ケア計画に従い，食事の観察（ミールラウンド）を週3回以上行い，入所者ごとの栄養状態，嗜好等を踏まえた食事の調整等を実施すること。入所者が，退所する場合において，管理栄養士が退所後の食事に関する相談支援を行うこと。 ・低栄養状態のリスクが低い入所者にも，食事の際に変化を把握し，問題がある場合は，早期に対応すること。 ・入所者ごとの栄養状態等の情報を厚生労働省に提出し，継続的な栄養管理の実施にあたって，当該情報その他継続的な栄養管理の適切かつ有効な実施のために必要な情報を活用していること。
	経口移行加算 ★介護老人福祉施設 ★地域密着型介護老人福祉施設 ★入所者生活介護 ★介護老人保健施設 ★介護療養型医療施設 ★介護医療院	28単位／日	・医師の指示にもとづき，医師，歯科医師，管理栄養士，看護師，介護支援専門員その他の職種の者が共同して，現に経管により食事を摂取している入所者ごとの経口による食事の摂取を進めるための経口移行計画を作成している場合であって，当該計画に従い，医師の指示を受けた管理栄養士または栄養士による栄養管理および言語聴覚士または看護職員による支援が行われた場合は，当該計画が作成された日から起算して180日以内の期間に限り，一日につき所定単位数を加算する。ただし，栄養マネジメント強化加算を算定していない場合は算定しない。 ・経口による食事の摂取を進めるための経口移行計画にもとづき，管理栄養士または栄養士が行う栄養管理および言語聴覚士または看護職員が行う支援が，当該計画が作成された日から起算して180日を超えた期間に行われた場合であっても，経口による食事の摂取が一部可能な者であって，医師の指示にもとづき，継続して経口による食事の摂取を進めるための管理栄養および支援が必要とされるものに対しては，引き続き当該加算を算定できるものとする。
	経口維持加算 ★介護老人福祉施設 ★地域密着型介護老人福祉施設 ★入所者生活介護 ★介護老人保健施設 ★介護療養型医療施設 ★介護医療院	（Ⅰ）400単位／月	・現に経口により食事を摂取する者であって，摂食機能障害を有し，誤嚥が認められる入所者に対して，医師または歯科医師の指示にもとづき，医師，歯科医師，管理栄養士，看護師，介護支援専門員その他の職種の者が共同して，入所者の栄養管理をするための食事の観察および会議等を行い，入所者ごとに経口による継続的な食事の摂取を進めるための経口維持計画を作成している場合であって，当該計画に従い，医師または歯科医師の指示（歯科医師が指示を行う場合にあっては，当該指示を受ける管理栄養士等が医師の指示を受けている場合に限る）を受けた管理栄養士または栄養士が，栄養管理を行った場合，1月につき所定単位数を加算する。 ・ただし，経口移行加算を算定している場合または栄養マネジメント強化加算を算定していない場合は算定しない。
		（Ⅱ）100単位／月	・協力歯科医療機関を定めている指定介護老人福祉施設が，経口維持加算（Ⅰ）を算定している場合であって，入所者の経口による継続的な食事の摂取を支援するための食事の観察および会議等に，医師（指定介護老人福祉施設の人員，設備および運営に関する基準第2条第1項第1号に下規定する医師を除く），歯科医師，歯科衛生士または言語聴覚士が加わった場合は，1月につき所定単位数を加算する。 ・経口による継続的な食事の摂取を進めるための経口維持計画が作成された日の属する月から起算して6月を超えた場合であっても，摂食機能障害を有し，誤嚥が認められる入所者であって，医師または歯科医師の指示にもとづき，継続して誤嚥防止のための食事の摂取を進めるための特別な管理が必要とされるものに対しては，引き続き当該加算を算定できるものとする。

対象	種　類（★当該施設・サービス）	単　位	算　定　要　件
施設・地域密着型サービス	療養食加算 ★介護老人福祉施設 ★地域密着型介護老人福祉施設 ★入所者生活介護 ★介護老人保健施設 ★介護療養型医療施設 ★介護医療院 ★短期入所生活介護 ★短期入所療養介護	6単位／日 （短期入所） 8単位／回	・次にあげるいずれかの基準にも適合するものとして，療養食を提供したときは，一日につき所定単位数を加算する。 ＜基準＞①食事の提供が管理栄養士または栄養士にとって管理されていること。②入所者の年齢，心身の状況によって適切な栄養量および内容の食事の提供が行われていること。③食事の提供が，別に厚生労働大臣が定める基準に適合する指定介護老人福祉施設において行われていること。 ・療養食は，医師の発行する食事箋にもとづき提供された適切な栄養量および内容を有する腎臓病食，肝臓病食，糖尿病食，胃潰瘍食，貧血食，膵臓病食，脂質異常症食，痛風食，嚥下困難者のための流動食，経管栄養のための濃厚流動食および特別な場合の検査食（単なる流動食および軟食を除く）とする。
	再入所時栄養連携加算 ★介護老人福祉施設 ★介護老人保健施設 ★介護医療院 ★地域密着型介護老人福祉施設 ★入所者生活介護	200単位／回	・入所（以下「一次入所」という）している者が退所し，当該者が病院または診療所に入院した場合であって，当該者が退院したあとに再度当該介護老人保健施設に入所（以下「二次入所」という）する際，二次入所において必要となる栄養管理が，一次入所の際に必要としていた栄養管理とは大きく異なるため，当該指定介護老人福祉施設の管理栄養士が当該病院または診療所の栄養管理士と連携し当該者に関する栄養ケア計画を策定した場合に，入所者1人につき1回を限度として所定単位数を加算する。 ・ただし，栄養マネジメント強化加算を算定していない場合は，算定しない。
	褥瘡マネジメント加算（Ⅰ） 褥瘡マネジメント加算（Ⅱ） ★介護老人福祉施設 ★地域密着型介護老人福祉施設 　入所者生活介護 ★介護老人保健施設 ★介護医療院 ★看護小規模多機能型居宅介護	3単位／月 13単位／月	＜褥瘡マネジメント加算（Ⅰ）＞ ①入所者等ごとに褥瘡の発生と関連のあるリスクについて，施設入所時等に評価するとともに，少なくとも3月に一回，評価を行い，その評価結果等を厚生労働省に提出し，褥瘡管理の実施にあたって当該情報等を活用していること。 ②①の評価の結果，褥瘡が発生するリスクがあるとされた入所者等ごとに，医師，看護師，管理栄養士，介護職員，介護支援専門員その他の職種の者が共同して，褥瘡管理に関する褥瘡ケア計画を作成していること。 ③入所者等ごとの褥瘡ケア計画に従い褥瘡管理を実施するとともに，その管理の内容や入所者等ごとの状態について定期的に記録していること。 ④①の評価にもとづき，少なくとも3月に一回，入所者等ごとに褥瘡ケア計画を見直していること。 ＜褥瘡マネジメント加算（Ⅱ）＞ ①褥瘡マネジメント加算（Ⅰ）の算定要件を満たしている施設等において，施設入所時等の評価の結果，褥瘡が発生するリスクがあるとされた入所者等について，褥瘡の発生のないこと。
	栄養管理体制加算 ★認知症対応型共同生活介護	30単位／月	管理栄養士（外部※との連携を含む）が，日常的な栄養ケアに係る介護職員への技術的助言や指導を行うこと。 ※　他の介護事業所，医療機関，介護保険施設，日本栄養士会や都道府県栄養士会が設置・運営する「栄養ケア・ステーション」。ただし，介護保険施設については，常勤で1以上または栄養マネジメント強化加算の算定要件の数を超えて管理栄養士を配置している施設に限る。
居宅・地域密着型サービス	栄養改善加算 ★通所介護 ★通所リハビリテーション ★地域密着型通所介護 ★認知症対応型通所介護 ★看護小規模多機能型居宅介護	200単位／回	・低栄養状態にある利用者またはそのおそれのある利用者に対して，当該利用者の低栄養状態の改善等を目的として，個別的に実施される栄養食事相談等の栄養管理であって，利用者の心身の状態の維持または向上に資すると認められるもの（以下「栄養改善サービス」という）を行った場合は，栄養改善加算として，3月以内の期間に限り1月に2回を限度として1回につき200単位を所定単位数に加算する。ただし，栄養改善サービスの開始から3月ごとの利用者の栄養状態の評価の結果，低栄養状態が改善せず，栄養改善サービスを引き続き行うことが必要であると認められる利用者については，引き続き算定することができる。 ・当該事業所の従業者としてまたは外部との連携により管理栄養士を1名以上配置していること。 ・栄養改善サービスの提供にあたって，必要に応じ居宅を訪問すること。
	栄養アセスメント加算 ★通所介護 ★通所リハビリテーション ★地域密着型通所介護 ★認知症対応型通所介護 ★看護小規模多機能型居宅介護	50単位／月	・当該事業所の従業者としてまたは外部*との連携により管理栄養士を1名以上配置していること。 ・利用者ごとに，管理栄養士，看護職員，介護職員，生活相談員その他の職種の者が共同して栄養アセスメントを実施し，当該利用者またはその家族に対してその結果を説明し，相談等に必要に応じ対応すること。 ・利用者ごとの栄養状態等の情報を厚生労働省に提出し，栄養管理の実施に当たって，当該情報その他栄養管理の適切かつ有効な実施のために必要な情報を活用していること。

対象	種　類 （★当該施設・サービス）	単　位	算　定　要　件
居宅・地域密着型サービス			※他の介護事業所，医療機関，介護保険施設，日本栄養士会や都道府県栄養士会が設置・運営する「栄養ケア・ステーション」。ただし，介護保険施設については，常勤で1以上または栄養マネジメント強化加算の算定要件の数を超えて配置している施設に限る。 ・口腔・栄養スクリーニング加算（Ⅰ）および栄養改善加算との併算定は不可。
	口腔・栄養スクリーニング加算（Ⅰ） 口腔・栄養スクリーニング加算（Ⅱ） ★通所介護 ★地域密着型通所介護 ★認知症対応型通所介護 ★小規模多機能型居宅介護 ★認知症対応型共同生活介護 ★看護小規模多機能型居宅介護 ★介護予防通所リハビリテーション	20単位／回 5単位／回	加算（Ⅰ）は下記①および②に，加算（Ⅱ）は①または②に適合することが要件となる。加算（Ⅱ）は，併算定の関係で加算（Ⅰ）が取得できない場合に限り取得可能となる。 ①当該事業所の従業員が，利用開始時および利用6月ごとに利用者の口腔の健康状態について確認を行い，当該利用者の口腔の健康状態に関する情報を当該利用者を担当する介護支援専門員に提供していること。 ②当該事業所の従業者が利用開始時および利用中6月ごとに利用者の栄養状態について確認を行い，当該利用者の栄養状態に関する情報（当該利用者が低栄養状態の場合にあっては，低栄養状態の改善に必要な情報を含む。）を当該利用者を担当する介護支援専門員に提供していること。

資料）
・指定施設サービス等に要する費用の額の算定に関する基準（平成12年2月10日厚生省告示第21号），平成31年10月1日から適用
https://www.mhlw.go.jp/web/t_doc?dataId=82aa0255&dataType=0&pageNo=1
・指定居宅サービスに要する費用の算定に関する基準等の一部を改正する告知（指定居宅サービスに要する費用の額の算定に関する基準の一部改正）（平30年3月22日，厚生労働省告示第78号）
https://www.mhlw.go.jp/file/06-Seisakujouhou-12300000-Roukenkyoku/0000199396.pdf
・第199回社会保障審議会介護給付費分科会（Web 会議）参考資料1，令和3年度参照
https://www.mhlw.go.jp/content/12300000/000750362.pdf

表10-10　児童福祉施設給食における栄養士の配置

施　設		対象者の特性	栄養士配置規定	児童福祉施設の設備及び運営に関する基準の条件
乳児院		親のない乳児，親の監護が適当でない乳児を入所させて，これを養育する。	条件により必置	第21条 乳児10人以上の施設必置
保育所		保育を必要とする乳児・幼児を日々保護者の下から通わせて保育を行う。	—	第33条
児童養護施設		保護者のない児童，虐待されている児童，その他環境上養護を要する児童を入所させて養護し，あわせてその自立を支援する。	条件により必置	第42条 児童41人以上の施設必置
障害児入所施設	福祉型	障害児を入所させ，保護，日常生活の指導および独立自活に必要な知識の付与を行う。	条件により必置	第49条 児童41人以上の施設必置
	医療型	障害児を入所させ，保護，日常生活の指導，独立自活に必要な知識技能の付与および治療を行う。	条件により必置	第58条 医療法に規定する （100床以上必置）
児童発達支援センター	福祉型	障害児を日々保護者の下から通わせて，日常生活における基本的動作の指導，独立自活に必要な知識技能の付与または集団生活への適応のための訓練を提供する。	条件により必置	第63条 児童41人以上の施設必置
	医療型	障害児を日々保護者の下から通わせて，日常生活における基本的動作の指導，独立自活に必要な知識技能の付与または集団生活への適応のための訓練および治療を提供する。	—	第69条 医療法に規定する （診療所として必要な職員）
児童心理治療施設		心理治療，生活指導を行い児童を短期間，入所または保護者の下から通わせて，社会生活の適応が困難となった，あわせて退所した者について相談その他の援助を行う。	必置	第73条 必置
児童自立支援施設		不良行為をなしまたはなすおそれのある児童および家庭環境上の理由により生活指導等を要する児童を入所または通所させ，必要な指導を行い，その自立を支援する。	条件により必置	第80条 児童41人以上の施設必置

資料）児童福祉施設の設備及び運営に関する基準（昭和23年厚生省令第63号）最終改正：令和元年厚生労働省令第32号，より作成

運営経費
運営経費は，①事業費，②人件費，③管理費に区分される。①事業費は，給食に要する材料費，保育材料費および光熱水費であり，②人件費は，保育に必要な保育所の長，保育士，調理員その他の職員の人件費，③管理費は，保育所の管理に必要な経費である。

おやつ
幼児期のおやつは，単なるお菓子でなく，食事の一部として重要であり，発育・発達状況や生活状況に応じて，総エネルギー量の10〜20%程度の量を目安としている。幼児はおやつの楽しみから，食に対する興味や関心を高め，「食育の場」としても活用されている。

調　乳
調乳にあたっては「乳児用調製粉乳の安全な調乳，保存及び取扱いに関するガイドラインについて」（2007年厚生労働省）を参考に，衛生的な取扱いに注意する。

給食の外部搬入
外部搬入とは，施設以外で調理し搬入すること。一定の条件を満たす施設（児童福祉施設の設備及び運営に関する基準第32条の2）は，満3歳以上の児童に対する給食に限り，外部搬入が実施できる。

や季節感のある献立，郷土料理，行事食などの工夫をし，幅広い種類の食材（子どもたちが栽培・収獲した食材など）を取り入れたい。

1）入所施設の場合

入所施設は1日3回の給食を行う。給与栄養目標量は，日本人の食事摂取基準（2020年版）に基づき，入所児の性・年齢別構成から施設ごとに求める。入所児の年齢幅が大きく，一律の給与栄養目標量が不適切な場合は，年齢階級ごとに給与栄養目標量を作成することが必要である。

2）通所施設の場合（保育所）

保育所は児童福祉法に基づき，保育に欠ける乳幼児（0歳から小学校入学前まで）を保育することを目的とした施設で，1日8時間の保育をすることが原則となっている。**運営経費**は，公費（国および地方自治体）と保護者負担であり，保護者負担額は所得階級区分により異なる。

保育所の給食形態は，保育時間や家庭での食事など子どもの生活状況，地域性や各施設の特性を十分に勘案したうえで柔軟に対応する（表10-11）。給与栄養目標量は食事摂取基準を参考に，成長期の食事であることを考慮し，不足が生じないように目標を設定する（表10-12〜16）。特に，乳児は，個人差が大きいことから，月齢や発育状態，健康状況を考慮しながら設定する。献立は乳児食（乳汁，離乳食），1〜2歳児食および3〜5歳児食に分け，**おやつ**が食事の一部として提供される。乳汁は，入所時の面談で栄養法の確認を行い，母乳栄養（冷凍母乳），混合および人工栄養（**調乳**）に区分される。**離乳食**は「授乳・離乳の支援ガイド」（厚生労働省，2019年改定）に基づいて進める。献立の内容は幼児食を基本としている。乳児には，幼児食の内容を食べやすい形，消化しやすい状態にした内容を供与する。集団の中で個人対応を行うには，入所前に，出生からこれまでの健康歴，病歴，家庭における食事の考え方・食事内容・喫食状況，生活時間，本人および家族のアレルギーの有無などを把握し，記録し，食事計画に生かすことが大切である。

調理は，自園調理が中心であるが，**調理業務の委託**，**外部搬入**など多様化している。保育所給食の調理業務委託は「保育所における調理業務の委託について」（厚生省，1998年）により規定されている。保育所は栄養士の配置義務はないが調理業務委託の場合は専門的な立場から必要な指導を行う栄養士が確保されている必要がある。

表10-11　保育所における給食形態

給食形態	対　象
ご飯，パン，麺を含む完全給食	3歳未満
主食を除くおかずとおやつの給食	3歳以上
おやつおよび夕食を給与の場合， 1日当たりの食事摂取基準の10%および25%程度を目安	延長保育児

表10-12　保育所通所年齢児の食事摂取基準〔日本人の食事摂取基準（2020年版）〕

年　齢	性別	エネルギー (kcal)	たんぱく質 (%)	炭水化物 (%)	脂　質 (%)	カルシウム (mg)	鉄 (mg)	ビタミンA (μgRAE)	ビタミン B_1 (mg)	ビタミン B_2 (mg)	ビタミン C (mg)	食塩相当量 (g)
1～2	男	950	13～20%	50～65%	20～30%	450	4.5	400	0.5	0.6	40	3.0未満
	女	900				400		350		0.5		
3～5	男	1,300				600	5.5	450	0.7	0.8	50	3.5未満
	女	1,250				550		500				

注1）エネルギー：推定エネルギー必要量（身体活動レベルⅡ）
注2）たんぱく質，脂質，炭水化物：総エネルギーに対する比率（目標量）
注3）カルシウム，鉄，ビタミン：推奨量
注4）食塩相当量：目標量

表10-13　乳児（1～2歳，男子）の1日の給与栄養目標量（設定例）

	エネルギー (kcal)	たんぱく質 (g)	脂質 (g)	炭水化物 (g)	カルシウム (mg)	鉄 (mg)	ビタミンA (μgRAE)	ビタミン B_1 (mg)	ビタミン B_2 (mg)	ビタミン C (mg)	食塩相当量 (g)
1日の食事摂取基準	950	31～48	21～32	119～154	450	4.5	400	0.5	0.6	40	3.0
1食の給与栄養目標量	475	15.5～24	10.5～16	59.5～77	225	2.3	200	0.25	0.3	20	1.5
保育所給与栄養目標量（50%/日）	475	19.8	13.3	68.3	225	2.3	200	0.25	0.3	20	1.5

表10-14　幼児（3～5歳，男子）の1日の給与栄養目標量（設定例）

	エネルギー (kcal)	たんぱく質 (g)	脂質 (g)	炭水化物 (g)	食物繊維 (g)	カルシウム (mg)	鉄 (mg)	ビタミンA (μgRAE)	ビタミン B_1 (mg)	ビタミン B_2 (mg)	ビタミン C (mg)	食塩相当量 (g)
1日の食事摂取基準	1,300	42～65	29～43	163～211	8以上	600	5.5	450	0.7	0.8	50	3.5未満
1食の給与栄養目標量	520	16.8～26.0	11.6～17.2	65.2～84.4	3.2以上	240	2.2	180	0.28	0.36	20	1.4未満
保育所給与栄養目標量（40%/日）	520	21.4	14.4	74.8	3.2以上	240	2.2	180	0.28	0.36	20	1.4未満

表10-15　献立作成時の食品目安量（食品構成例）

食品名	1日の食品の目安量	
	1～2歳	3～6歳
ごはん	90～100 g × 3回	100～130 g × 3回
いも類	40 g	50 g
砂糖	5 g	7 g
油脂	10 g	12 g
緑黄色野菜	80 g	80～100 g
その他の野菜	120 g	120～150 g
海藻	2～5 g	2～5 g
果物	100 g	100 g
卵	30 g	40 g
肉	30 g	40 g
魚	30 g	40 g
大豆製品	20 g	30 g
牛乳	300 g	250 g

出典）港区みなと保健所生活衛生課：児童福祉施設の給食における栄養管理ブック，p.17より作成

表10-16　児童福祉施設における「食事摂取基準」を活用した食事計画についての留意点

項　目	留　意　内　容
考え方	個人を対象とする。 個人の習慣的な摂取量を目安量または目標量に近づけるか，もしくは示された範囲内に納めることを目指すこと。
エネルギー	定期的に身長・体重を計測し，成長曲線に照らし合わせて，観察・評価をする。
たんぱく質	総エネルギーに対して13～20%を目安とする。
炭水化物	総エネルギーに対して50～65%を目安とする。
脂　質	総エネルギーに対して20～30%を目標とする。 量（脂肪エネルギー比率），質（n－6系脂肪酸，n－3系脂肪酸）を配慮する。
ビタミン	A，B_1，B_2，Cについて考慮する。
ミネラル，食物繊維	ナトリウム（食塩），カルシウム，鉄，食物繊維について考慮する。
食事配分と内容	①　昼食のエネルギー量は，生活状況等に特段配慮すべき問題がない場合には，１日全体の概ね1/3にする。 ②　おやつのエネルギー量は，発育・発達状況や生活状況等に応じて１日全体の10～20%程度の量とする。 ③　おやつは，児童にとって食事の一部として重要であるので，選択にあたっては，糖分・塩分・脂肪分の多い菓子類に偏らないようにすること。また市販品にたよらず，できるだけ２～３回／週は手作りおやつを実施する。
献立作成	①　給与栄養目標量はあくまでも献立作成上の目安であり，個々の対象児の給与に際してはその特性を十分配慮し，弾力的に用いる。 ②　旬の材料や行事食を取り入れ，おいしくて変化に富んだものにするとともに年齢・性別・生活活動状態などによっても嗜好が異なるので，児童の嗜好を考慮する。 ③　喫食状況の観察を絶えず行い，その結果を献立作成に反映すること。
給食の評価	①　栄養アセスメント：定期的に身長・体重を計測し，成長曲線に照らし合わせるなど，栄養状態の観察を行い，給食で提供した食事が対象者に適したものであったかどうかを評価し，必要に応じて給与栄養目標量を見直す（PDCAサイクルをふまえた食事の提供）。 ②　実施給与栄養量の評価をする。

（4）食物アレルギーへの対応

食物アレルギーのある子どもへの対応にあたっては「保育所におけるアレルギー対応ガイドライン」（厚生労働省，2019年改訂）を参考にし，除去を実施する場合には，医師の指示の基に担任保育士，看護師，管理栄養士・栄養士などの給食関係者がそれぞれ連携を密にして，患児・保護者を援助していくことが大切である。注意事項は，次のとおりである。

①　食物アレルギーが疑われるときには，嘱託医やその子どものかかりつけの医師に診断を受け，その指示に従う。また，家庭との連携を密にし，その対応に相違がないように十分に心がける。

②　安易な食事制限や食品除去はせず，嘱託医などの指示を受けるようにする。医師の指示があり，食品除去，代替食などを必要とする場合には，可能な限り対応する。ショック症状や喘息など，強い症状が出現する場合には厳格に除去する。食品の除去や代替食の対応が困難な場合には，家庭からの協力を得る。

③　卵，牛乳・乳製品，大豆などのたんぱく質性食品や，小麦粉，米などの炭水

化物を除去する場合には，身体発育に必要な栄養素が不足しないように，栄養バランスのとれた食事になるように調整する。

④　献立作成にあたっては，保護者に使用食材を説明し，食品除去や代替食の対応をする。食品除去や代替食などを必要とする場合にも，皆と同じ物を食べたい子どもの気持ちを大切にし，同じような献立になるよう配慮する。

⑤　安易に特定食品の長期間摂取制限を続けるのではなく，定期的に主治医を受診し，指示を受けるなど，適切に対応する。

（5）児童福祉施設給食と栄養教育

児童福祉施設の給食は，児童の体と心の両面の育ちを支えつつ，生涯にわたって望ましい生活習慣・食習慣の基礎をつくる場になっていることから，給食は栄養教育と密接につながっている。入所している児童は，仲間や職員とともにおいしさや楽しさを分かち合い，また，食事の準備や調理などの共同作業を通じて知識や技術を習得し，心を触れ合わせながら成長していく。こうした経験の積み重なりが，生涯にわたって健康で質の高い生活を送る基本となる「食を営む力」を培う。

現在，児童福祉施設では食を通じて児童が肉体的にも精神的にも豊かに成長し，最終的には社会的自立を目指しながら，自分らしく食生活を営む力を身につけるために，さまざまな栄養教育（食育活動）が行われている。例えば，保育所では「保育所保育指針」（厚生労働省，2017年改正），「楽しく食べる子どもに～保育所における食育に関する指針」（厚生労働省，2004年）および「保育所における食事提供ガイドライン」（厚生労働省，2012年）を参考に，各施設にあった指導計画を作成し保育の一環として食育活動を実施している。

食育活動には，食べ物の生産・収穫などの行事を通して行うものと，日々の給食や日常の生活の中で食について考え食育を発展させ，実践を積み重ねていくものがある。また，生活全般に目を向けて，児童や保護者などに対する給食献立の提示，給食サンプルの展示，食に関する情報提供なども含めた活動もある。

食育活動を行うには保育士，管理栄養士・栄養士および看護師などの全職員が活動に関わり，連携・協同しながら実施・運営することが不可欠である。

●アレルギー対策への工夫●

保育所の給食室をのぞくと，献立は「和風チャーハンに春雨のスープ，白菜サラダ」であった。スープの中にはおいしそうな卵が入っていたが，卵アレルギーのある子どもには豆腐，卵と大豆アレルギーのある子どもには白菜が用いられていた。味付けは「しょうゆ風味の発酵調味料」が使用されていた。園長先生が「この調味料なら皆が同じものを食べられる」と微笑んだ。

この一言は，作業を単純化し安全性を確保するには，「アレルギーのある子どものみ完全除去食」と「園児全員が完全除去食（皆が食べられる献立）」があることに気づかせた。

4. 福祉施設給食：障害者福祉施設

（1）障害者福祉に関わる法律

2011（平成23）年に障害者基本法が一部改正され，障害者の定義が改められた（下記参照）。加えて，**障害者自立支援法**が改正され，**障害者の日常生活及び社会生活を総合的に支援するための法律**（**障害者総合支援法**）になり，2013（平成25）年4月1日からその運用が開始された（2014年4月1日本格実施）。障害者総合支援法は障害者自立支援法の内容を一部改正したもので，障害の有無にかかわらず，すべての国民が等しく基本的人権を享有するかけがえのない個人として尊重されること，また障害の有無によって分け隔てられることがないようすべての国民が人格と個性を尊重し合いながら共生する社会をつくることを目的としている。そして障害者の定義に難病などを追加し，重度訪問介護の対象者の拡大，ケアホームのグループホームへの一元化なども行われた。さらに，障害者を支援する人々の賃金の改正，訪問看護の夜間対応に加え，**レスパイトケア**の導入などが盛り込まれた。2019（平成31）年の改正では，施設等から地域で自立した生活を希望する者に家事援助などの必要な支援を行う「自立生活援助」に加え，一般就労に移行した者に生活面の支援を行う「就労定着支援」，重症心身障害のある児童を対象にした「居宅訪問型児童発達支援」などが追加され，サービスの向上が図られている。

◘障害者総合支援法
地域社会における共生の実現を目的とし，障害者福祉サービスの充実など障害者の日常生活および社会生活を総合的に支援するため，新たな障害保健福祉施策を講じるものとして施行された法律である。障害者自立支援法と比して新たになった点は，「制度の谷間」を埋めるべく，障害者の範囲に難病などが加えられたことや，障害支援区分が創設されたことなどである。

◘レスパイトケア
高齢者・障害者を家族がサポートしている場合，公的支援サービスの利用により，一時交代することで日常的なストレスを緩和・リフレッシュしてもらうというもの。高齢者施設ではデイサービスなどがこれにあたる。欧米では以前から取り入れられていたが，日本においても取り入れられた。

【障害者基本法】 改正：2013年6月26日（法律第65号）
（定義）第2条　この法律において，次の各号に掲げる用語の意義は，それぞれ当該各号に定めるところによる。
一　障害者　身体障害，知的障害，精神障害（発達障害を含む。）その他の心身の機能の障害（以下「障害」と総称する。）がある者であつて，障害及び社会的障壁により継続的に日常生活又は社会生活に相当な制限を受ける状態にあるものをいう。
二　社会的障壁　障害がある者にとつて日常生活又は社会生活を営む上で障壁となるような社会における事物，制度，慣行，観念その他一切のものをいう。

（2）障害者施設の種類と食事提供

障害者福祉施設は18歳以上の障害者を対象としており，その施設形態は介護給付と訓練等給付に分別される（表10-18）。各施設での食事提供についての基準は，**障害者の日常生活及び社会生活を総合的に支援するための法律に基づく指定障害者支援施設等の人員，設備及び運営に関する基準**の中に定められている。

一方，2021（令和3）年障害福祉サービスなどの報酬改正が行われ，障害者福祉

表10－17　障害福祉現場の業務効率化のためのICT活用

経口移行加算	施設入所支援	経口移行計画を作成するにあたって，医師の指示に基づき，医師，管理栄養士，看護師その他の職種の者が共同する場面について，テレビ電話装置等を活用して行うことができるものとする。
経口維持加算	施設入所支援	経口維持計画を作成するにあたって，医師または歯科医師の指示に基づき，医師，歯科医師，管理栄養士，看護師その他の職種の者が共同して，入所者の栄養管理をするための会議等について，テレビ電話装置等を活用して行うことができるものとする。

資料）厚生労働省：令和３年度障害福祉サービス等報酬改定における主な改定内容

サービスの報酬およびそれに伴う加算基準が示されている（表10-18）。障害者の重度化・高齢化をふまえた地域移行・地域生活の支援，質の高い相談支援を提供するための報酬体系の見直し等が行われた。加えて，感染症や災害への対応力の強化が行われ，障害福祉現場における業務効率化のためのICTの活用が盛り込まれた（表10-17）。なお，食事の提供に要する費用は利用者の自己負担となっている。

【障害者の日常生活及び社会生活を総合的に支援するための法律に基づく指定障害者支援施設等の人員，設備及び運営に関する基準】（平成18年９月29日厚生労働省令第172号）最終改正：平成30年１月18日厚生労働省令第２号

（食事）　第34条　指定障害者支援施設等（施設入所支援を提供する場合に限る。）は，正当な理由がなく，食事の提供を拒んではならない。

2　指定障害者支援施設等は，食事の提供を行う場合には，当該食事の提供に当たり，あらかじめ，利用者に対しその内容及び費用に関して説明を行い，その同意を得なければならない。

3　指定障害者支援施設等は，食事の提供に当たっては，利用者の心身の状況及び嗜好を考慮し，適切な時間に食事の提供を行うとともに，利用者の年齢及び障害の特性に応じた，適切な栄養量及び内容の食事の提供を行うため，必要な栄養管理を行わなければならない。

4　調理はあらかじめ作成された献立に従って行われなければならない。

5　指定障害者支援施設等は，食事の提供を行う場合であって，指定障害者支援施設等に栄養士を置かないときは，献立の内容，栄養価の算定及び調理の方法について保健所等の指導を受けるよう努めなければならない。

（3）障害者施設における栄養ケア・マネジメントおよび加算

障害者施設の栄養ケア・マネジメントとは，障害児および障害者の栄養健康状態の維持や食生活の向上を図るため，障害（児）者を個別にケアする体制のことである（図10-７）。これら一連の栄養ケアの質を確保するために，下記のような加算が設けられている。

１）栄養マネジメント加算（12単位/日）

次の①から④までに掲げる基準のいずれにも適合するものとして都道府県知事に届け出た指定障害者支援施設などについて，１日につき所定単位数が加算される。

①　常勤の管理栄養士を１名以上配置していること。

②　入所者の栄養状態を施設入所時に把握し，医師，管理栄養士，看護師その他

表10-18　障害福祉サービスと栄養士に係る加算

分類		サービス種類	対象者	サービスの概要	栄養士に係る加算
訪問系	介護給付	居宅介護	者 児	居宅において，入浴，排せつおよび食事等の介護，調理，洗濯および掃除等の家事ならびに生活等に関する相談および助言その他の生活全般にわたる援助を行う。	
		重度訪問介護	者	重度の肢体不自由者または重度の知的障害もしくは精神障害により行動上著しい困難を有する障害者であって常時介護を要するものにつき，居宅において入浴，排せつおよび食事等の介護，調理，洗濯および掃除等の家事ならびに生活等に関する相談および助言その他生活全般にわたる援助ならびに外出時における移動中の介護を総合的に行うとともに，病院等に入院または入所している障害者に対して意思疎通の支援その他の支援を行う。	
		同行援助	者 児	視覚障害により，移動に著しい困難を有する障害者等につき，外出時において，当該障害者等に同行し，移動に必要な情報を提供するとともに，移動の援護その他の当該障害者等が外出する際の必要な援助を行う。	
		行動援助	者 児	知的障害または精神障害により行動上著しい困難を有する障害者等であって常時介護を要するものにつき，当該障害者等が行動する際に生じ得る危険を回避するために必要な援護，外出時における移動中の介護，排せつおよび食事等の介護，その他の当該障害者等が行動する際の必要な援助を行う。	
		重度障害者等包括援助	者 児	常時介護を要する障害者等であって，意思疎通を図ることに著しい支障があるもののうち，四肢の麻痺および寝たきりの状態にあるものならびに知的障害または精神障害により行動上著しい困難を有するものにつき，居宅介護，重度訪問介護，同行援護，行動援護，生活介護，短期入所，自立訓練，就労移行支援，就労継続支援，就労定着支援，自立生活援助および共同生活援助を包括的に提供する。	
	他	障害児通所支援	児	障害児通所支援とは，児童発達支援＊，医療型児童発達支援＊，放課後等デイサービス，保育所等訪問支援を指す。 ＜児童発達支援＊＞ 児童発達支援は，児童福祉法第６条の２の２第２項の規定に基づき，障害のある子どもに対し，児童発達支援センター等において，日常生活における基本的な動作の指導，知識技能の付与，集団生活への適応訓練その他の便宜を提供するものである。 ＜医療型児童発達支援＊＞ 上肢，下肢または体幹の機能の障害のある児童に対する児童発達支援を行う。	＊食事提供体制加算 ＊食事提供体制加算
日中活動系	介護給付	短期入所 （ショートステイ）	者 児	居宅においてその介護を行う者の疾病その他の理由により，障害者支援施設，児童福祉施設等への短期間の入所を必要とする障害者等につき，当該施設に短期間の入所をさせて，入浴，排せつおよび食事の介護その他の必要な支援を行う。	栄養士配置加算 食事提供体制加算
		療養介護	者	病院において機能訓練，療養上の管理，看護，医学的管理の下における介護，日常生活上の世話その他の必要な医療を要する障害者であって常時介護を要するものにつき，主として昼間において，病院において行われる機能訓練，療養上の管理，看護，医学的管理下における介護および日常生活上の世話を行う。また，療養介護のうち医療に係るものを療養介護医療として提供する。	
		生活介護	者	障害者支援施設その他の以下に掲げる便宜を適切に供与することができる施設において，入浴，排せつおよび食事等の介護，創作的活動または生産活動の機会の提供その他の必要な援助を要する障害者であって，常時介護を要するものにつき，主として昼間において，入浴，排せつおよび食事等の介護，調理，洗濯および掃除等の家事ならびに生活等に関する相談および助言その他の必要な日常生活上の支援，創作的活動または生産活動の機会の提供その他の身体機能または生活能力の向上のために必要な支援を行う。	食事提供体制加算
施設系		施設入所支援	者	施設に入所する障害者につき，主として夜間において，入浴，排せつおよび食事等の介護，生活等に関する相談および助言その他の必要な日常生活上の支援を行う。	栄養士配置加算 栄養マネジメント加算 経口移行加算 経口維持加算（Ⅰ） 経口維持加算（Ⅱ） 療養食加算

(2021年４月改定)

分類		サービス種類	対象者	サービスの概要	栄養士に係る加算
施設系	他	障害児入所支援	児	障害児入所支援とは，福祉型障害児入所施設*，医療型障害児入所施設を指す。 重度・重複障害や被虐待児への対応を図るほか，自立（地域生活移行）のための支援を充実させ，重度・重複障害児や，被虐待児の増加など，各施設における実態を考慮した支援し，18歳以上の者については障害者施策（障害福祉サービス）で対応することになることを踏まえ，自立（地域生活移　行）を目指した支援を行う。	＜福祉型障害児入所施設＞ 栄養士配置加算 栄養マネジメント加算
居宅支援系	訓練等給付	自立生活援助	者	居宅において単身等で生活する障害者につき，定期的な巡回訪問または随時通報を受けて行う訪問，相談対応等により，居宅における自立した日常生活を営む上での各般の問題を把握し，必要な情報の提供および助言ならびに相談，関係機関との連絡調整等の自立した日常生活を営むために必要な援助を行う。	
		共同生活援助（グループホーム）	者	障害者につき，主として夜間において，共同生活を営むべき住居において行われる相談，入浴，排せつまたは食事の介護その他の必要な日常生活上の援助を行う。	
訓練系・就労系		自立訓練（機能訓練）	者	障害者につき，障害者支援施設もしくは障害福祉サービス事業所に通わせて当該障害者支援施設もしくは障害福祉サービス事業所において，または当該障害者の居宅を訪問して，理学療法，作業療法その他必要なリハビリテーション，生活等に関する相談および助言その他の必要な支援を行う。	食事提供体制加算
		自立訓練（生活訓練）	者	障害者につき，障害者支援施設もしくは障害福祉サービス事業所に通わせて当該障害者支援施設もしくは障害福祉サービス事業所において，または当該障害者の居宅を訪問して，入浴，排せつおよび食事等に関する自立した日常生活を営むために必要な訓練，生活等に関する相談および助言その他の必要な支援を行う。	食事提供体制加算
		宿泊型自立訓練	者	障害者につき，居室その他の設備を利用させるとともに，家事等の日常生活能力を向上させるための支援，生活等に関する相談および助言その他の必要な支援を行う。	食事提供体制加算
		就労移行支援	者	就労を希望する障害者であって，通常の事業所に雇用されることが可能と見込まれるものにつき，生産活動，職場体験その他の活動の機会の提供その他の就労に必要な知識および能力の向上のために必要な訓練，求職活動に関する支援，その適性に応じた職場の開拓，就職後における職場への定着のために必要な相談その他の必要な支援を行う。	食事提供体制加算
		就労継続支援Ａ型（雇用型）	者	通常の事業所に雇用されることが困難な障害者のうち適切な支援により雇用契約等にもとづき就労する者につき，生産活動その他の活動の機会の提供その他の就労に必要な知識および能力の向上のために必要な訓練その他の必要な支援を行う。	食事提供体制加算
		就労継続支援Ｂ型（雇用型）	者	通常の事業所に雇用されることが困難な障害者のうち通常の事業所に雇用されていた障害者であってその年齢，心身の状態その他の事情により引き続き当該事務所に雇用されることが困難となった者，就労移行支援によっても通常の事務所に雇用されるに至らなった者その他の通常の事務所に雇用されることが困難な者につき，生産活動その他の活動の機会の提供その他の就労に必要な知識および能力の向上のために必要な訓練その他の必要な支援を行う。	食事提供体制加算
		就労定着支援	者	生活介護，自立訓練，就労移行支援または就労継続支援（以下「就労移行支援等」という。）を利用して，通常の事務所に新たに雇用された障害者の就労の継続を図るため，企業，障害福祉サービス事業者，医療機関等との連絡調整を行うとともに，雇用に伴い生じる日常生活または社会生活を営む上での各般の問題に関する相談，指導および援助等の必要な支援を行う。	

注）表中の「者」は障害者，「児」は障害児である。
資料１）障害福祉サービス費等の報酬算定構造（令和３年度見直し）　https://www.mhlw.go.jp/content/12200000/000734441.pdf
資料２）令和３年度障害福祉サービス等報酬改定の概要　https://www.mhlw.go.jp/content/12200000/000734440.pdf
資料３）令和３年度障害福祉サービス等報酬改定の内容　https://www.mhlw.go.jp/content/12200000/000734439.pdf
資料４）障害福祉サービス等の体系　https://www.mhlw.go.jp/stf/seisakunitsuite/bunya/hukushi_kaigo/shougaishahukushi/service/naiyou.html

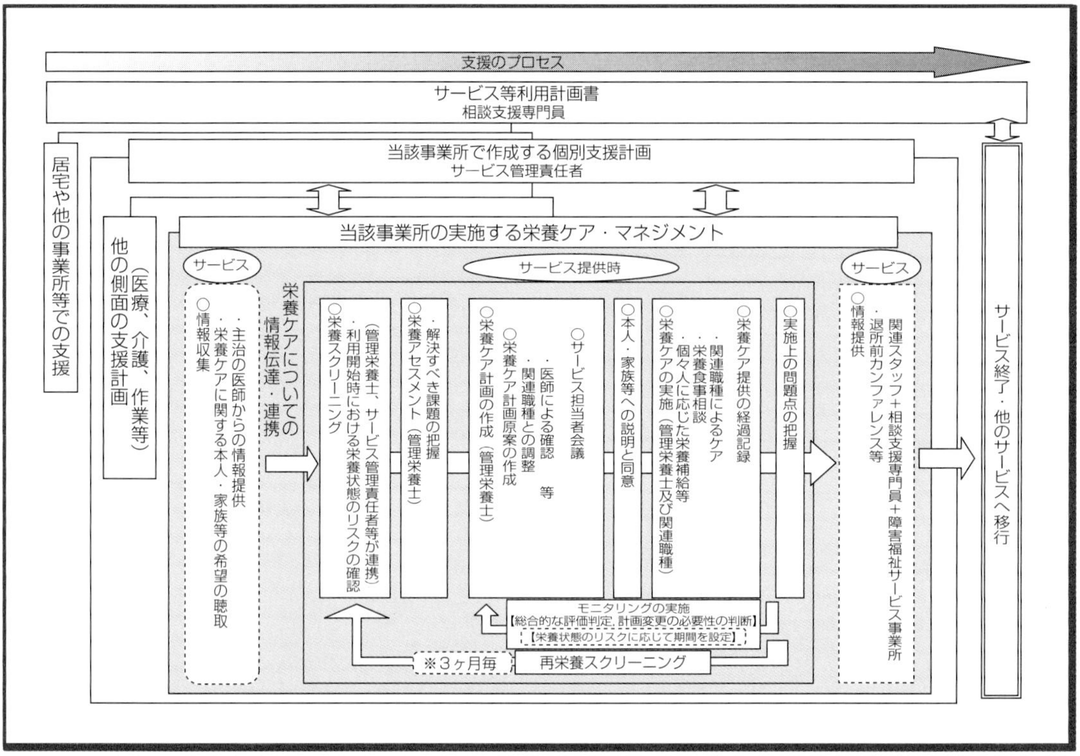

図10-7　栄養マネジメント加算における栄養マネジメントの基本的考え方（プロセス図）
出典）厚生労働省：栄養マネジメント加算および経口移行加算に関する事務処理手順例および様式例の提示について，2012

の職種の者が共同して，入所者ごとの摂食・嚥下機能および食形態にも配慮した栄養ケア計画を作成していること。

③　入所者ごとの栄養ケア計画に従い栄養管理を行っているとともに，入所者の栄養状態を定期的に記録していること。

④　入所者ごとの栄養ケア計画の進捗状況を定期的に評価し，必要に応じて当該計画を見直していること。

2）経口移行加算（28単位/日）

指定障害者支援施設などにおいて，医師の指示に基づき，医師，管理栄養士，看護師その他の職種の者が共同して，現に経管により食事を摂取している入所者ごとに経口移行計画を作成している場合であって，当該計画に従い，医師の指示を受けた管理栄養士または栄養士が，経口による食事の摂取を進めるための栄養管理を行った場合には，当該計画が作成された日から起算して180日以内の期間に限り，1日につき所定単位数が加算される。

計画を作成した日から起算し，180日を超えた場合であっても，経口による食事の摂取が一部可能な者であり，医師の指示に基づき継続して経口による食事の摂取を進めるための栄養管理が必要とされる者に対しては，引き続き算定できる。ただしこの場合において栄養マネジメント加算を算定していない場合は算定しない。

3）経口維持加算

a．経口維持加算（Ⅰ）（400単位/月）

指定障害者支援施設などにおいて，現に経口により食事を摂取する者であって，摂取機能障害を有し，誤嚥が認められる入所者に対して，医師または歯科医師の指示に基づき，医師，歯科医師，管理栄養士，看護師その他の職種の者が共同して，入所者の栄養管理をするための食事の観察および会議等を行い，入所者ごとに，経口による継続的な食事の摂取を進めるための経口維持計画を作成している場合であって，当該計画に従い，医師または歯科医師の指示（歯科医師が指示を行う場合にあっては，当該指示を受ける管理栄養士などが医師の指導を受けている場合に限る）を受けた管理栄養士または栄養士が，栄養管理を行った場合に，当該計画が作成された日から起算して6月以内の期間に限り，1月につき所定単位数を加算する。ただし，経口移行加算を算定している場合または栄養マネジメント加算を算定していない場合は，算定しない。

表10-19　障害福祉サービス費などの報酬算定

		食事提供体制加算
介護給付	生活支援	30単位／日
	短期入所	48単位／日
訓練等給付	自立訓練（機能訓練）	30単位／日
	自立訓練（生活訓練）	（Ⅰ）48単位／日
		（Ⅱ）30単位／日
	宿泊型自立訓練	48単位／日
	就労移行支援	30単位／日
	就労継続支援A型	30単位／日
	就労継続支援B型	30単位／日

注）加算…1日当たりの単位数
資料）障害福祉サービス費等の報酬算定構造（令和3年度見直し）
https://www.mhlw.go.jp/content/12200000/000734441.pdf

b．経口維持加算（Ⅱ）（100単位/月）　協力歯科医療機関を定めている障害者支援施設等が，経口維持加算（Ⅰ）を算定している場合であって，入所者の経口による断続的な食事の摂取を支援するための食事の観察および会議等に，医師（指定障害者支援施設基準第4条第1項第1号い規定する医師を除く），歯科医師，歯科衛生士または言語聴覚士が加わった場合は，1月につき所定単位数を加算する。

4）療養食加算（23単位/日）

管理栄養士または栄養士が配置されている指定障害者支援施設等において，別に厚生労働大臣が定める療養食を提供した場合に，1日につき所定単位数を加算する。

なお，障害者福祉サービス費の報酬は表10-19に示す。

（4）献立・食事提供

① 自分で食事を摂取することが困難な場合：手が不自由な場合は，なるべく自分のペースで食事を取ることができるように，片手で食事摂取ができる工夫をする。一口大のカット食で提供したり，串に刺したり，おにぎりにするとよい。
② 口から摂取することが困難な場合：胃ろう（PEG）を検討する必要がある。
③ 咀嚼・嚥下が困難な場合：誤嚥・窒息を招きやすい食品（粘りのある食品，ぱさぱさした食品，口に張り付くような食品など）をさけ，口に運びやすい量・形状に調整するなど調理法・切り方を工夫し，少しずつ食べられるようにする。
④ 知的障害がある場合：知的障害者の心の安定に調理が有効であるという報告も

みられる。人と一緒に食事を作り，それらをともに味わう試みは，認知症にも有用であることが確認されており，各地で新しい取り組みが行われている。

なお，食事管理は，体重の増減などをみながら行うことが大切である。

●単位について●

介護報酬や支給限度額は，「円」ではなく，「単位」という表示で表される。しかし，地域によって物価や人件費が異なるため，通常，1単位当たりの単価は10円程度だが，1単位をいくらにするかは，地域やサービスの種類によって異なる。

5. 学校（含む幼稚園）給食

（1）学校給食の意義と目的

学校給食法
総則（学校給食の目的と目標等），
第2章学校給食の実施に関する基本的な事項（施設，学校給食栄養管理者，学校給食実施基準，学校給食衛生管理基準），
第3章学校給食を活用した食に関する指導等が規定さている。

学校給食法は1954（昭和29）年に制定され，学校給食の実施が法的に定められた。戦後の学校教育の実現とともに児童生徒の食環境と栄養状況の改善を国が統一して推進することとなった。学校給食が子どもたちの適切な栄養摂取による健康の保持増進に果たしてきた役割はとても大きい。

近年，社会状況の変化とともに子どもの食環境も変化し，朝食の欠食，偏食，過食や孤食など食の乱れ，肥満の増加や生活習慣病の低年齢化など新たな問題がでてきた。子どもの生きる力を育む食教育が大切であることから2004（平成16）年に栄養教諭制度が導入され，児童生徒の栄養の指導および管理を司る職務が規定された。さらに，2005（平成17）年に施行された食育基本法には，食育の推進における学校給食の役割の重要性が示された。2008（平成20）年には学校給食法が改正され，学校における食育の推進を図る観点から学校給食の目的と目標が見直された。栄養教諭等はその専門性を生かし，学校給食を活用した食に関する指導を行うなど，学校給食が教育の一環として実施されることが明確となった。

学校給食法の第1条に，学校給食の目的が規定されている。

> 学校給食が児童及び生徒の心身の健全な発達に資するものであり，かつ，児童及び生徒の食に関する正しい理解と適切な判断力を養う上で重要な役割を果たすものであることにかんがみ，学校給食及び学校給食を活用した食に関する指導の実施に関し必要な事項を定め，もつて学校給食の普及充実及び学校における食育の推進を図ること。

第２条には学校給食の７つ目標が示されている。

> ① 適切な栄養の摂取による健康の保持増進を図ること。
> ② 日常生活における食事について正しい理解を深め，健全な食生活を営むことができる判断力を培い，望ましい食習慣を養うこと。
> ③ 学校生活を豊かにし，明るい社交性および協同の精神を養うこと。
> ④ 食生活が自然の恩恵の上に成り立つものであることについての理解を深め，生命及び自然を尊重する精神ならびに環境の保全に寄与する態度を養うこと。
> ⑤ 食生活が食に関わる人々のさまざまな活動に支えられていることについての理解を深め，勤労を重んずる態度を養うこと。
> ⑥ 我が国や各地域の優れた伝統的な食文化についての理解を深めること。
> ⑦ 食料の生産，流通及び消費について，正しい理解に導くこと。

さらに，第７条には学校給食栄養管理者が規定されている。

> 義務教育諸学校または共同調理場において学校給食の栄養に関する専門的事項をつかさどる職員（学校給食栄養管理者）は，教育職員免許法に規定する栄養教諭の免許状を有する者または栄養士法の規定による栄養士の免許を有する者で学校給食の実施に必要な知識もしくは経験を有するものでなければならない。

（2）学校給食の実施

学校給食法の第３条に，学校給食は「義務教育諸学校において，その児童又は生徒に対し実施される給食」とある。「義務教育諸学校」とは**学校教育法**に規定する小学校，中学校，中等教育学校の前期課程または特別支援学校の小学部もしくは中学部である。義務教育諸学校以外では，**特別支援学校の幼稚部および高等部，夜間課程を置く高等学校**でも学校給食が行われている。

また，諸学校の設置者は，当該学校において適切な学校給食が実施されるように努めなければならない。また，国および地方公共団体は，学校給食の普及と健全な発達を図るように努めなければならないと規定されている。

学校給食実施基準には，学校給食を実施する学校においては，在学するすべての児童または生徒に対して年間を通じ，原則として毎週５回，授業日の昼食時（夜間学校給食は夕食時）に実施されるものとされている。給食実施数は年間180回～190回程度である。

（3）学校給食の種類

学校給食法施行規則の第１条に，給食の種類が規定されている。

1）学校給食の形態

① **完全給食**：パンまたは米飯（これらに準ずる小麦粉食品，米加工食品その他の食品を含む。），ミルクおよびおかずである給食をいう。

◇学校教育法
学校教育制度について定めた法律。幼稚園から大学までの学校の種類，義務教育制度，設置者など，学校の設置・運営の基本となる法律。

◇学校給食実施基準
「学校給食法」において，学校給食の内容および学校給食を適切に実施するために，必要な事項および基準を定めている。令和３（2021）年「学校給食実施基準」の一部が改正された。表10-23参照。

◇特別支援学校の幼稚部及び高等部における学校給食に関する法律
特別支援学校の幼稚部および高等部の幼児および生徒のための学校給食が規定されている。適切な学校給食の実施に必要な基準は「特別支援学校の幼稚部及び高等部における学校給食実施基準」で定めており，令和３（2020）年一部改正された。表10-23参照。

表10-20　学校給食実施状況（国公私立）

区　分	全国学校数	完全給食	補食給食	ミルク給食	計	
	%	%	%	%	実施数	%
小学校	19,635	98.5	0.3	0.3	19,453	99.1
中学校	10,151	86.6	0.4	2.9	9,122	89.9
義務教育学校	82	100	0.0	0.0	82.0	100.0
中等教育学校（前期課程）	52	53.8	0.0	9.6	33	63.5
特別支援学校	1,132	88.8	0.1	1.1	1,018	89.9
夜間定時制高等学校	565	52.6	15.2	0.2	384	68.0
計	31,617	93.5	0.6	1.1	30,092	95.2

注）2018（平成30）年５月１日現在

出典）厚生労働省：平成30年度学校給食実施状況調査，2018．より抜粋

② **補食給食**：完全給食以外の給食で，給食内容がミルクおよびおかず等である給食をいう。

③ **ミルク給食**：給食内容がミルクのみである給食をいう。

現在の学校給食実施状況は，93.5％が完全給食となっている。

学校給食の配食は，料理を食缶にいれて各教室に運び，給食当番の児童および生徒が盛り付け配膳する食缶配食方式が一般的である。喫食は教室またはランチルームを利用して行われる。給食の基本である「主食・主菜・副菜」のそろう栄養バランスのとれた食事を自ら選択できる力を培う目的からバイキング給食，カフェテリア給食，セレクト給食等も実施されている。

令和３（2021）年に学校給食実施基準の一部が改正され，児童または生徒１人１回当たりの学校給食摂取基準と学校給食の内容の充実が変更された（表10-23）。

2）調 理 方 式

学校給食の調理方式は，自校内に調理場がある単独調理場方式と複数の学校給食を一括して調理し，配送する共同調理場方式（給食センター），その他の調理方式がある（表10-21）。さらに，共同調理場をセントラルキッチン，各学校の調理場をサテライトキッチンとして組み合わせて運用する方式もある。主な調理はセントラルキッチンで行って配送し，汁物や炒め物など出来上がりから短時間で提供したほうがおいしさの品質を保証できるような調理をサテライトキッチンで行うもので，調理作業の効率化と高品質の給食提供を実現できる。その他の調理方式には，自校方式の学校が近くの調理場を持たない学校の給食調理を行う親子方式，民間業者の施設で調理した弁当を給食として利用する業者弁当方式などである。

また，学校給食では運営の合理化が進められ，給食業務の外部委託が増えてきている。外部委託給食では，調理，運搬，食器洗浄，物資購入・管理，ボイラー管理などの業務が委託されている。外部委託の多い業務は，調理50.6％，食器洗浄49.8％，運搬46.6％であり，調理の外部委託が増えてきている。

◘夜間課程を置く高等学校における学校給食に関する法律

夜間課程を置く高等学校の生徒のための学校給食（夕食の提供）が規定されている。適切な学校給食の実施に必要な基準は「夜間学校給食実施基準」で定めており，令和3（2021）年一部改正された。表10-23参照。

◘学校給食法施行規則

学校給食施行令に基づいた施行規則を設定している。

第１条１項には，学校給食の開設の届出（①学校給食の実施人員，②給食の区分と毎週の実施回数，③学校給食の運営のための職員組織，④学校給食の運営に要する経費及び維持の方法，⑤学校給食の開設の時），２～４項　完全給食，補食給食，ミルク給食の定義がある。その他，変更の届出，廃止の届出等が記載されている。

表10-21　調理法式別学校給食実施状況

	学校数	単独調理場方式	%	共同調理場方式	%	その他の調理方式	%
小学校	19,244	9,089	47.2	9,998	52.0	157	0.8
中学校	8,741	2,227	25.5	5,458	62.4	1,056	12.1
義務教育学校	80	36	45.0	44	55.0	5	6.5
中等教育学校（前期課程）	22	8	36.4	7	31.8	7	31.8

注）2018（平成30）年５月１日現在

出典）厚生労働省：平成30年度学校給食実施状況調査，2018より抜粋

３）運営組織

学校給食の組織は，教育委員会の指導・助言のもとに学校長が給食の責任者となり，教職員を指導・監督して運営される。学校長を中心に，教職員による校内運営組織がそれぞれの役割を明確にし，連携して給食運営にあたる。共同調理場方式の学校でも，給食センターと学校が連携しながら運営にあたる。また，保護者の協力や地域との連携を図るため，**学校給食運営委員会**の設置も行う。それぞれの役割は図10-８に示す。

① **教育委員会**：学校給食の運営についての指導，助言を行う。献立作成や食品の購入，衛生管理，学校における食に関する指導，関係教職員に対する研修など

② **校長**：学校給食の責任者となり，運営の計画と管理，職員の指揮・監督

③ **給食主任**：教員の中から校長により選任され，学校給食の統括・処理

④ **栄養教諭・学校栄養職員（学校給食栄養管理者）**：学校給食の栄養に関する専門的事項を担当

　また，養護教諭は，児童生徒の保健管理・安全衛生などについて専門的な事項を担当し，その他教員は，学校給食計画の改善・向上，学級での給食指導，学校給食についての研修等を担当する。

⑤ **調理員**：学校給食栄養管理者および給食主任の指導を受けて作業に従事

４）学校給食用物資の購入

学校給食に使用する食品については，食品衛生法第11条第１項に基づく食品中の放射性物質の規格基準に適合しており，自治体が提示する食材選定基準に合格したより良い食材であることが基本である。学校給食用物資は，主食に関する食材の小麦，牛乳，脱脂粉乳とその他の副食用食材とに大別される。食材の購入は，単独購入と地域での共同購入する方法があるが，基本的には各学校の設置者に委ねられている。一般に日本体育・学校健康センターや都道府県学校給食会を通じて購入する方法がとられている（図10-９）。

◘学校給食実施状況等調査

学校給食の状況を把握し，その普及と充実を図るため，全国の学校給食を実施する国公私立の小学校，中学校，義務教育学校，中等教育学校（前期課程），特別支援学校および夜間課程を置く高等学校を対象に，「学校給食実施状況調査」，「学校給食費調査」，「米飯給食実施状況調査」等を実施している。調査実施は２年毎。

◘学校給食運営委員会

学校給食の円滑な運営を目的に，学校関係者や保護者および地域の協力者（民生委員，保健所長等）を含めた運営組織。

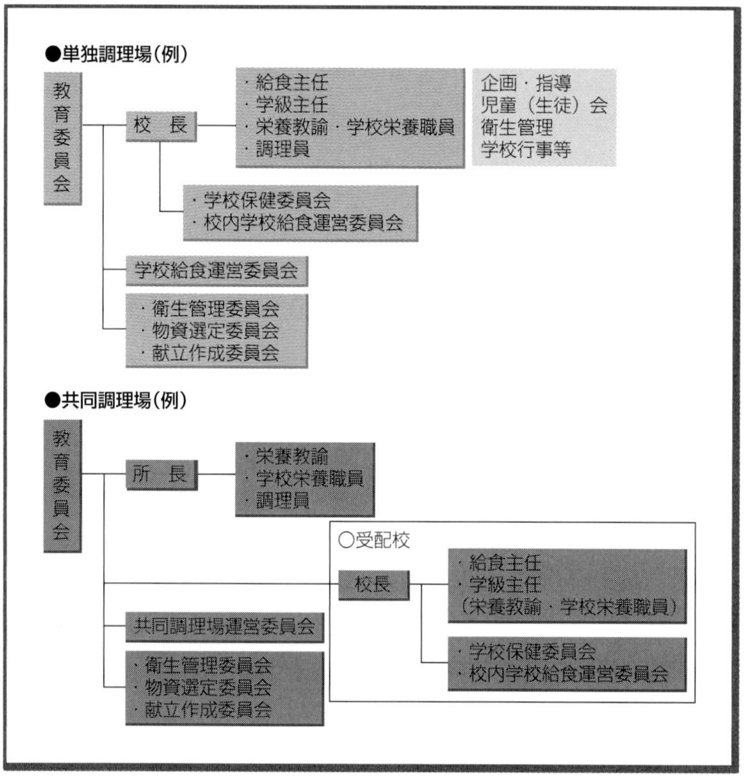

図10-8　学校給食の運営組織例

出典）長野県教育委員会：学校給食の手引き運営管理編

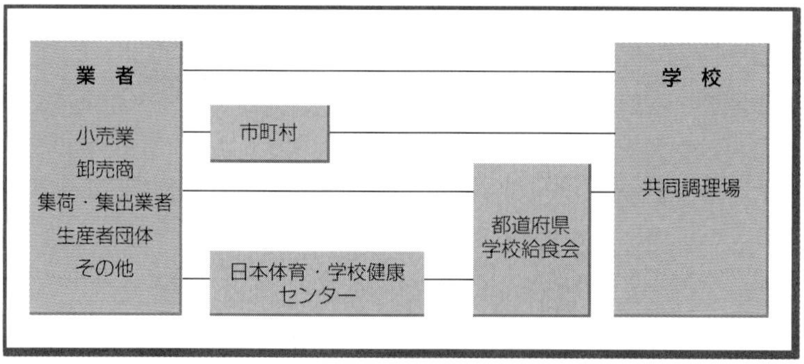

図10-9　学校給食用物資の流通経路

5）給　食　費

学校給食に要する経費は，学校給食法第11条，夜間課程を置く高等学校における学校給食に関する法律第５条により，負担区分が決められている。人件費，施設費，設備日は学校設置者の負担とし，児童および生徒の保護者ならびに定時制高校においては当該生徒が主に食材費を負担しているが，学校あるいは市町村によって異なり，必ずしも一律でない。2018（平成30）年の調査では，保護者の給食費年間負担額の平均月額は小学校で4,343円，中学校で4,941円となっている（表10-22）。

表10-22 学校給食費平均月額

区分	2018（平成30）年			参考：2016(平成28)年	
	給食回数（回）	給食費月額(円)	対前年度上昇率（%）	給食回数（回）	給食費月額(円)
小学校	191	4,343	0.5%	190	4,323
中学校	186	4,941	0.2%	186	4,929
夜間定時制高等学校	176	4,822	1.9%	176	4,732

注１）2018（平成30）年５月１日現在
注２）調査対象者は，完全給食を実施する公立学校である。
注３）この調査における学校給食費月額とは保護者の年間負担額の平均月額（年間負担額を11か月で除した額）である。
出典）厚生労働省：平成30年度学校給食実施状況調査，2018．より抜粋

6）衛生管理

2009（平成21）年から学校給食法第９条１項に基づき学校給食の実施に必要な設備および設備管理，調理過程における衛生管理で必要な事項について望ましい基準として「学校給食衛生管理基準」が定められている。学校給食の衛生管理は，HACCPの考え方に基づくとともに，調理等の委託を行う場合も本基準の対象となり，適切な衛生管理に努めるものとされている。

7）栄養管理

学校給食の給与栄養目標量は，学校給食法第８条第１項に基づき，2021（令和３）年４月改正の文部科学省が定めた学校給食実施基準における１人１回当たりの学校給食摂取基準（表10-23）を目安とし，食品構成は，2011（平成23）年に文部科学省より出された学校給食摂取基準の策定について（報告）で示された標準食品構成表を目安としている（表10-24）。

学校給食摂取基準については，厚生労働省が策定した「日本人の食事摂取基準（2020年版）」（以下本項目で「食事摂取基準」）を参考とし，その考え方をふまえるとともに，「**食事状況調査**」の調査結果より算出した，小学３年生，５年生および中学２年生が摂取することが期待される栄養量（以下「昼食必要摂取量」）等を勘案し，児童または生徒の健康の増進および食育の推進を図るために望ましい栄養量を算出したものである。基本的には食事摂取基準の１日の1/3〜1/2が摂取量となっている。本基準は児童および生徒の１人１回当たりの全国的な平均値を示したものであるから，適用にあたっては，児童および生徒の個々の健康および生活活動等の実態ならびに地域の実情等に十分配慮し，弾力的に運用することが必要である。

食事状況調査
厚生労働科学研究費補助金により行われた循環器疾患・糖尿病等生活習慣病対策総合研究事業「食事摂取基準を用いた食生活改善に資するエビデンスの構築に関する研究」のこと。

食品構成については，学校給食摂取基準をふまえ，多様な食品を適切に組み合わせて，児童および生徒が各栄養素をバランス良く摂取しつつ，さまざまな食に触れることができるようにすること，さらに，食事状況調査の結果によれば，学校給食のない日はカルシウム不足が顕著であり，カルシウム摂取に効果的である牛乳，調

表10-23　学校給食摂取基準（幼児・児童・生徒１人１回当たり）

区　分	基準値						1日の食事摂取基準に対する学校給食の割合（%）
	特別支援学校の幼児の場合	児童（6～7歳）の場合	児童（8～9歳）の場合	児童（10～11歳）の場合	生徒（12～14歳）の場合	夜間過程を置く高等学校および特別支援学校の生徒の場合	
エネルギー（kcal）	490	530	650	780	830	860	33
たんぱく質（%）	学校給食による摂取エネルギー全体の13～20%						
脂質（%）	学校給食による摂取エネルギー全体の20～30%						
ナトリウム（食塩相当量）（g）	1.5未満	1.5未満	2未満	2未満	2.5未満	2.5未満	33未満
カルシウム（mg）	290	290	350	360	450	360	50
マグネシウム（mg）	30	40	50	70	120	130	33　ただし生徒は40
鉄（mg）	2	2	3	3.5	4.5	4	33　ただし生徒は40
ビタミンA（μgRAE）	190	160	200	240	300	310	40　ただし生徒は33
ビタミンB_1（mg）	0.3	0.3	0.4	0.5	0.5	0.5	40
ビタミンB_2（mg）	0.3	0.4	0.4	0.5	0.6	0.6	40
ビタミンC（mg）	15	20	25	30	35	35	33
食物繊維（g）	3以上	4以上	4.5以上	5以上	7以上	7.5以上	40以上

注１）表に掲げるもののほか，次に掲げるものについてもそれぞれ示した摂取量について配慮すること。
亜鉛…幼児１mg，児童（６～７歳）２mg，児童（８～９歳）２mg，児童（10～11歳）２mg，生徒（12～14歳）３mg，夜間課程を置く高等学校および特別支援学校の生徒３mg，
注２）この摂取基準は，全国的な平均値を示したものであるから，適用にあたっては，個々の健康および生活活動等の実態ならびに地域の実情等に十分配慮し，弾力的に運用すること。
注３）献立の作成にあたっては，多様な食品を適切に組み合わせるように配慮すること。
出典）文部科学省通知：学校給食実施基準の一部改正について，夜間学校給食実施基準の一部改正について，特別支援学校の幼稚部及び高等部における学校給食実施基準の一部改正について，令和３年４月施行．より作成

理用牛乳，乳製品，小魚等についての使用に配慮すること，ナトリウム（食塩相当量）の摂取過剰や鉄の摂取不足などにも留意することが必要である。

また，食物アレルギー等のある児童および生徒に対しては，学校，主治医，保護者と連携を図り，可能な限り個々の対応に努めることが必要である。

学校給食は児童生徒の健康状態，栄養状態に配慮し，栄養バランスの整った食事内容を提供し，望ましい食生活の形成に寄与するものであることが求められる。

また，これらを活用した食に関する指導や食事内容の充実を図ること，各地域の実情や家庭における食生活の実態把握のうえ，日本型食生活の実践，わが国の伝統的な食文化の継承について十分配慮することとされている。

学校給食の食事内容については，学校における食育の推進を図る観点から，学級担任や教科担任と栄養教諭等とが連携しつつ，給食時間はもとより，各教科等において，学校給食を活用した食に関する指導を効果的に行えるよう配慮する。献立作成にあたっては，常に食品の組み合わせ，調理方法等の改善を図るとともに，児童および生徒の嗜好の偏りをなくすよう配慮することになっている。

特別支援学校における児童および生徒の食事内容の改善については，障害の種類

表10-24 学校給食の標準食品構成表（幼児，児童，生徒1人1回当たり）

（単位：g）

区分			幼児の場合	児童（6歳～7歳）の場合	児童（8歳～9歳）の場合	児童（10歳～11歳）の場合	児童（12歳～14歳）の場合	夜間課程を置く高等学校および特別支援学校の生徒の場合
主食	米飯の場合	米	50	50	70	90	100	100
		強化米	0.15	0.15	0.21	0.27	0.3	0.3
	パンの場合	小麦	40	40	50	70	80	80
		イースト	1	1	1.25	1.75	2	2
		食塩	1	1	1.25	1.75	2	2
		ショートニング	1.4	1.4	1.75	2.45	2.8	2.8
		砂糖類	1.4	1.4	1.75	2.45	2.8	2.8
		脱脂粉乳	1.4	1.4	1.75	2.45	2.8	2.8
ミルク		牛乳	155	206	206	206	206	206
おかず		小麦粉およびその製品	4	4	5	7	9	9
		いもおよびでん粉	20	26	30	34	35	35
		豆類	3	3	3	3	4	4
		豆製品類	12	14	16	18	18	18
		種実類	1.5	2	3	3.5	3.5	3.5
		緑黄色野菜類	18	19	23	27	35	35
		その他の野菜類	50	60	70	75	82	82
		果物類	30	30	32	35	40	40
		きのこ類	3	3	4	4	4	4
		藻類	2	2	2	3	4	4
		魚介類	13	13	16	19	21	21
		小魚類	2.5	3	3	3.5	3.5	4
		肉類	12	13	15	17	19	19
		卵類	5	5	6	8	12	12
		乳類	3	3	4	5	6	6
		油脂類	2	2	3	3	4	4

注1）1か月間の摂取目標量を1回当たりの数値に換算したものである。
注2）適用にあたっては，個々の児童生徒等の健康および生活活動等の実態並びに地域の実情等に十分配慮し，弾力的に運用すること。

出典）学校給食における児童及び生徒の食事摂取基準作成に関する調査研究協力者会議，平成23年3月．より作成

と程度が多様であり，身体活動レベルもさまざまであることから，個々の健康や生活活動等の実態や地域の実情等に十分配慮し，学校給食摂取基準を適用することが必要である。また，障害のある児童および生徒が無理なく食べられるような献立および調理について十分配慮し，障害に応じた適切な学校給食を提供でき，食に関する指導の良い教材となるように，創意工夫することが求められる。

幼稚園の幼児に対する食事内容については，学校給食実施基準および特別支援学校の幼稚部及び高等部における学校給食実施基準を参考に，適切な給食の実施に努

めることとなっている。

8）学校給食を活用した食に関する指導と栄養教諭の役割

学校給食法の第3章には学校給食を活用した食に関する指導が定められている。栄養教諭は，「児童又は生徒が健全な食生活を自ら営むことができる知識及び態度を養うため，学校給食において摂取する食品と健康の保持増進との関連性についての指導，食に関して特別の配慮を必要とする児童又は生徒に対する個別的な指導その他の学校給食を活用した食に関する実践的な指導を行うものとする」とある。また，校長は，当該指導が効果的に行われるよう，学校給食と関連づけつつ食に関する指導の全体的な計画を作成し，必要な措置を講ずることが示されている。

栄養教諭は食に関する指導を行うにあたっては，学校が所在する地域の産物を学校給食に活用すること，その他の創意工夫を地域の実情に応じて行い，当該地域の食文化，食に係る産業または自然環境の恵沢に対する児童または生徒の理解の増進を図るよう努めることが求められている。

2019（平成31）年には文部科学省の「食に関する指導の手引」が改訂され，食育基本法，学校給食法，学校教育法に基づく学習指導要領等をふまえ，学校における食育推進の観点から，学校における食育の必要性，食に関する指導の目標，食に関する指導の全体計画，食に関する指導の基本的な考え方と指導方法，食育の評価について示された。子どもが発達段階に応じて食生活の正しい知識と望ましい食習慣を身につけることができるように，学校教育活動全体で食に関する指導にあたり，家庭や地域，学校相互間での連携を深め，学校における食育の一層の推進を図ることが期待されている（図10-10）。

栄養教諭に求められる役割は，学校全体で食育を組織的，計画的に実施するための各学校における食に関する指導の全体計画を推進することであり，栄養教諭が中心となり，食育に係る十分な時間の確保と教職員の連携と協働による学校の食に関する指導を進めていかなければならない。自校の「食に関する指導目標」を定め**6つの食育の視点**を位置づけて設定することが重要であり，各学年ではその目標を達成するためには，いつどのように誰が何を行うかといった具体的な実施計画が必要である。栄養教諭は，食に関する指導内容を三体系化で示し，「教科等の時間における食に関する指導」ではコーディネーター的な役割を担い，「給食の時間における食に関する指導」では給食準備から片付け，食事マナー，地域の食文化，栄養など献立に反映しより実践的な食教育を行うことでより高い教育効果を上げる，「個別的な相談指導」では，児童生徒の家庭での食生活など個別的な相談指導を行うことで行動変容を促し，より良好な生活習慣を獲得できるように取り組むことである（表10-25）。

学校における食育の推進に対する評価方法は，子どもの肥満度や生活習慣の改善など具体的な成果指標（アウトカム）と，食育の取り組み状況などの活動指数（アウトプット）から改善点を検討する。総合的な評価を行い次年度の指導計画につな

◻6つの食育の視点

「食に関する指導の目標」を6つの「食育の視点」とし，食に関する指導の実践ポイント。

①【食事の重要性】食事の重要性，食事の喜び，楽しさを理解する。

②【心身の健康】心身の成長や健康の保持増進のうえで望ましい栄養や食事のとり方を理解し，自ら管理していく能力を身につける。

③【食品を選択する能力】正しい知識・情報に基づいて，食品の品質および安全性等について自ら判断できる能力を身につける。

④【感謝の心】食べ物を大事にし，食料の生産等に関わる人々へ感謝する心をもつ。

⑤【社会性】食事のマナーや食事を通じた人間関係形成能力を身につける。

⑥【食文化】各地域の産物，食文化や食に関わる歴史等を理解し，尊重する心をもつ。

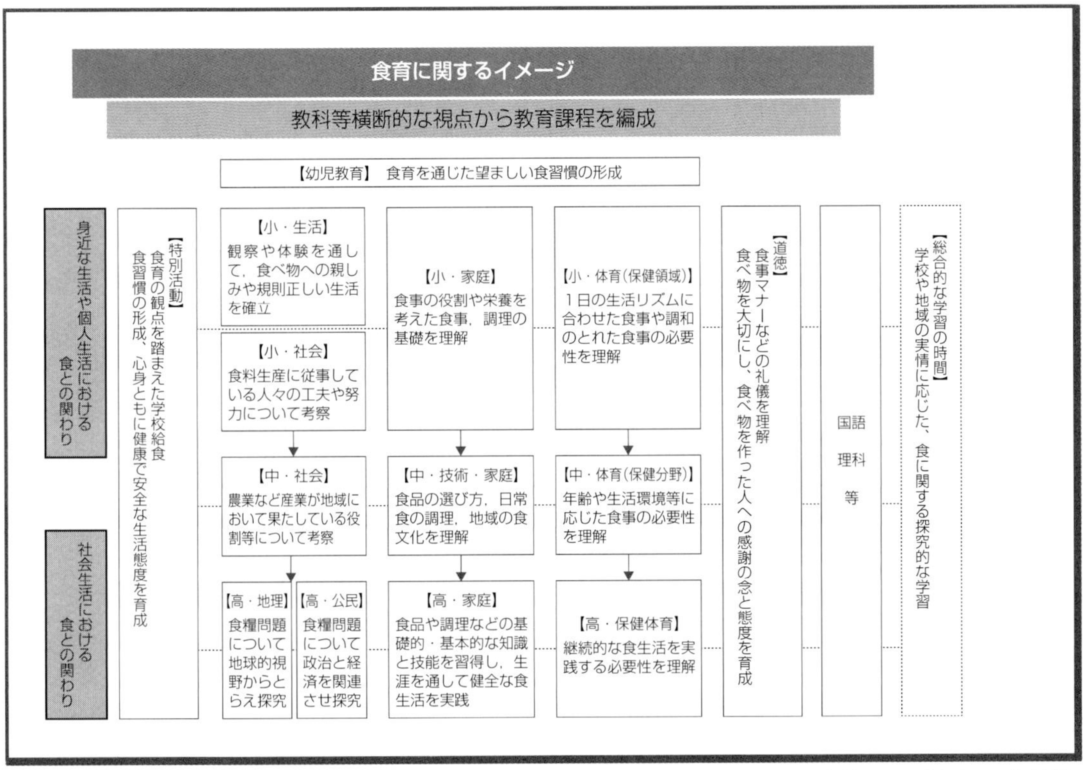

図10-10 幼稚園，小・中・高校および特別支援学校の学習指導要領等の改善および必要な方策等について

出典）文部科学省：食に関する指導の手引－第二次改訂版－，平成31年３月より作成

げていくことが重要である。

平成29年告示の学習指導要領においては，引き続き「学校における食育の推進」を総則に位置づけ，栄養教諭が学校給食を活用した食に関する指導を充実させることが明記されている。さらに，教育課程の編成および実施にあたっては，教科等横断的な視点に立ち，食に関する指導の全体計画と関連づけながら効果的な指導が行われるよう留意することも示されており，学校における食育の一層の推進が望まれる。

表10-25 栄養教諭の職務

栄養教諭の職務

教育に関する資質と栄養に関する専門性を生かして，教職員や家庭・地域との連携を図りながら，**食に関する指導と，学校給食の管理を一体のもとして行う**ことにより教育上の高い相乗効果をもたらす。

食に関する指導
①給食の時間の指導
　給食の時間における食に関する指導
②教科等の指導
　教科等における食に関する指導
③個別的な相談指導
　食に関する健康課題を有する児童生徒に対する個別的な指導

一体として推進

学校給食の管理
①栄養管理（献立作成）
　学校給食実施基準に基づく，適切な栄養管理
②衛生管理
　学校給食衛生管理基準に基づく危機管理，検食，保存食，調理指導，調理・配食等

教職員，家庭や地域との連携・調整

9）幼稚園等の給食を活用した食に関する指導

a．幼稚園　食育基本法の制定により，食育の重要性を受け，2008（平成20）年に幼稚園教育要領に食育に関する事項が追加され改訂された。2017（平成29）年改訂の現行幼稚園教育要領では，心身の健康に関する領域「健康」において「先生や友達と食べることを楽しみ，食べ物への興味や関心をもつ」ことが指導する内容とされている。また，幼児の発達をふまえた指導を行うにあたって留意すべき事項として，「健康な心と体を育てるためには食育を通じた望ましい食習慣の形成が大切であることをふまえ，幼児の食生活の実情に配慮し，和やかな雰囲気の中で教師や他の幼児と食べる喜びや楽しさを味わったり，様々な食べ物への興味や関心をもったりするなどし，食の大切に気付き，進んで食べようとする気持ちが育つようにすること」とされている。

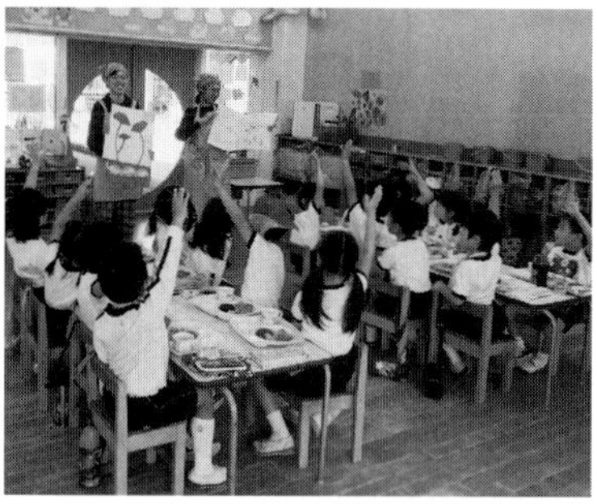

写真10-1　幼稚園給食を活用した食育
（大学と連携した食育活動）

2013（平成25）年の学校給食法の改正に際し，幼稚園においてもこれらの基準に準じ適切給食の実施に努めるよう提言されている。

b．幼保連携型認定こども園　幼保連携型認定こども園教育・保育要領では，身体的発達に関する視点「健やかに伸び伸びと育つ」，または心身の健康に関する領域「健康」において，乳児期は「個人差に応じて授乳を行い，離乳を進めていく中で，様々な食品に少しずつ慣れ，食べることを楽しむ」，満１歳以上満３歳未満の園児は「様々な食品や調理形態に慣れ，ゆったりとした雰囲気の中で食事や間食を楽しむ」，満３歳以上の園児は「保育教諭等や友達と食べることを楽しみ，食べ物への興味や関心をもつ」ことが内容とされている。また，「第３章健康及び安全　第３節食育の推進」において，「食育の目標」「食育の基本」「食育の計画」「食育のための環境」「保護者や関係者等との連携した食育の取組」「一人一人の対応」が示され，「全職員が相互に連携し，組織的かつ適切な対応を行うことができるような体制整備や研修を行うことが必要である」とされている。

6. 事業所給食

（1）事業所給食の意義と目的

事業所給食は，企業や団体で働く従業員を対象に，**福利厚生**の一環として実施される。栄養バランスのとれた食事や快適な食環境を提供することで，従業員の健康の保持・増進に寄与し，働く意識を高め，作業効率や生産性の向上を目的としている。オフィスや工場など勤務地や業務体制により利用者がさまざまで，年代も10代後半～60代後半までと幅広い。そのため，利用者の嗜好を満足させ，適切な栄養管

◘福利厚生
企業が従業員とその家族を対象に給与以外に行う援助やサービス。福利厚生には法定福利（社会保険の加入負担など）と企業の任意（社員寮，食堂など）がある。

理がされた食事を安価で提供するサービスの充実がより求められている。

特定健康診査・特定保健指導の実施が義務化され，生活習慣病予防や健康管理の必要性など栄養教育の充実も望まれる。働く人の心と健康づくりを提唱する**トータルヘルスプロモーションプラン**の観点からも，人を大切にする企業の取り組みが注目されている。栄養管理された食事の提供は，日本人の長寿を支える健康な食事の普及や，従業員自らが食や栄養に関心を持ち生活習慣の改善に役立つ栄養教育に貢献している。また，事業所給食は職場内でのコミュニケーションや人間関係をよくする共食の場，社交の場としての役割も担っている。

特定健康診査・特定保健指導
メタボリックシンドローム（内臓脂肪症候群）等の該当者・予備群に対する保健指導を徹底するため，2008（平成20）年４月から開始。40歳以上の被保険者・被扶養者を対象とする，内臓脂肪型肥満に着目した健診および個人の生活習慣病改善に主眼を置いた保健指導の重点的実施が義務づけられた。

トータルヘルスプロモーションプラン
（THP：total health promotion plan）厚生労働省が策定した「事業場における労働者の健康保持増進のための指針」に沿って実施される，すべての働く人を対象とした「心とからだの健康づくり運動」のこと。昭和63（1988）年の労働安全衛生法の改正により，企業の努力義務となった。

（2）事業所給食の種類

1）オフィス給食

一般に事務系の職種の人を対象とし，主に平日の昼食を提供するいわゆる社員食堂で，供食形態は定食方式やカフェテリア方式が多い。企業の社屋や事務所が多く集まる立地では周辺に飲食店やコンビニエンスストアなどがあり，すべての従業員が社員食堂を利用するわけではないことから顧客獲得の競争がある。最近では従業員以外でも利用でき，企業理念や社会活動を反映した給食や企業の広報を兼ねた特徴ある給食を実施するところもある。

2）工 場 給 食

主に生産・製造に従事する人を対象とし，業務の体制により１日の給食回数が決まる。多くは昼食１食であるが，交代制で２～３食，さらに夜食等の提供もある。仕事の内容により身体活動レベルに幅があり業務をこなすために必要なエネルギー・栄養素を満たす給食を行っている。工場の規模にもよるが食数はかなり多く，利用回数も多いため，効率的な提供方法と飽きさせない献立の工夫が必要である。

3）寮（寄宿舎）

寮は独身者が多く，20歳代から30歳代の若年層が主体となるが，単身赴任等で寮を利用する中高年層も対象となっている。朝・夕２回の給食が多い。

（3）給食の特徴

1）経 営 形 態

a．直営方式　企業が給食業務を直接経営する方式。

b．委託方式　給食業務を外部組織や企業に業務委託する方式。給食業務の運営すべてを委託する全面委託と業務の一部を委託する部分委託がある。

委託の契約方法には，食単価契約と管理費契約とがあり，食単価契約は食単価（販売価格）で契約し，受託側は販売食数分が売上金となる。管理費契約は，管理費（食材料以外の費用）を一定金額とし委託側が支払い，食材料費は販売価格に含まれるため利用者が支払う。

c．準委託方式　企業が系列内に給食受託会社を保持し，その会社に給食の

表10-26　事業所給食の主要指標

区　分		実施率等(%)
経営形態	直営	5.4
	委託	94.5
委託給食の経営方式	管理費制	46.4
	単価制	49.3
	単価制＋補助金	–
	施設賃金のみ	4.3
給食形態	カフェテリア方式	41.7
	弁当給食	8.3
	定食中心方式	50.0
昼食費負担割合	会社負担	34.3
	本人負担	65.7

注）民間企業73事業所対象
出典）労務研究所：旬刊福利厚生 No.2304，2020

表10-27　委託契約方式と概要

	概　要	メリット	デメリット
食単価契約	1食当たりの単価（販売価格）で契約する方式。販売価格には食材料費，人件費，経費のすべての費用と利益が含まれる。	（委託側）費用負担が軽減できる。	（受託側）・食材費，人件費，経費の変動が利益に影響する。 ・売上食数の変動が利益に影響する。
管理費契約	管理費（食材料以外の費用）を一定金額とし委託側が支払う契約。食材料費は販売価格に含まれ利用者が支払う。	（受託側）売上食数の増減に関係なく一定の収入がある。	（委託側）売上食数の変動に関係なく，定額の費用負担がある。

参照）特定非営利活動法人日本栄養改善学会監修：第９巻 給食経営管理論 給食の運営からの給食経営管理への展開，医歯薬出版，2013，p.94，表２-１

経営を委託する方式。

給食の委託経営は，一般的な業務の外部化と同じく生産性の向上，コスト削減，人事管理の簡素化，専門知識ノウハウの導入，品質・食事サービスの運営改善，新調理システムの導入，外部資源の活用などを目的として行われる。委託する側は，業務のスリム化，経営の合理化，専門性に期待し，受託する側は，給食業務の専門性の発揮による使命（顧客サービス）の達成と増収増益である。近年は企業の効率化とともに，事業所給食の委託化率は高い。

2）給食の供食形態

食事の供食形態は，単一献立・複数献立の定食方式，カフェテリア方式，弁当方式などがある。利用者の要望や嗜好に応えて，日替わり定食と数種の定番定食，丼類や麺類など実施していることが多い。カフェテリア方式は，利用者が準備された料理を自由に選択し，食事を組み立てて食べる方式である。カフェテリア方式は，利用者にとっては選べる楽しみがあるが，料理の組み合わせによっては栄養バランスが偏るため，見本となる組み合わせ例を提示するなど栄養教育の必要がある。また，ご飯と汁物はセルフサービスとしたり，サラダバーの提供やテイクアウトコーナーでサンドイッチや焼きたてパン，おにぎり等を販売するなどさまざまである。

3）給　食　費

福利厚生の一環とし，利用者本人の自己負担だけでなく，食費の一部を会社が補助する場合がある。プリペイドカードや社員IDの利用でキャッシュレス化も進ん

表10-28　事業所における管理栄養士・栄養士の配置

配置規定法令	給食の食数	配置に関する規定
労働安全衛生規則第632条	1回100食以上または1日250食以上	栄養士努力規定
事業附属寄宿舎規定第26条	1回300食以上	栄養士必置
健康増進法第21条第1項	1回500食以上または1日1,500食以上	管理栄養士必置

でいる。POSレジでは利用状況のデータ化なども行える。

POS（point of sales system；販売時点管理システム）
商品の販売時点で，売上数，品目など商品情報を記録し，データ分析機能を用いてマーケティングなどに利用する。事業所給食では，POSレジを使用し給食費の口座引き落としや，登録された商品情報をレシートに印字する栄養教育のツールとしても利用されている。

（4）管理栄養士・栄養士の配置規定および関連法規

事業所給食に関する関連法規は労働基準法，労働安全衛生法，事業附属寄宿舎規定，健康増進法である。表10-28に管理栄養士・栄養士の配置規定を示した。

（5）栄 養 管 理

給与栄養目標量は，利用者のアセスメントの実施あるいは管理部門から健康診査のデータ等を取得し，利用者の性，年齢，身体活動レベル別の人員構成を作成し，日本人の食事摂取基準（2020年版）を用いて設定する。

また，できる限り適切な給食の提供をするために，人事異動などのタイミングで定期的に見直しをする必要がある。

事業所給食は仕事の種類，担当業務の違い，幅広い年齢層，男女が混在することから，利用者の推定エネルギー必要量に幅がある。さらに嗜好や食習慣についても個人差が大きい。エネルギーについては加重平均値を算出し，すべての利用者が概ね±200～300kcalの範囲に入るように複数の給与エネルギー目標量を設定し，個人に対応できるようにする。単一定食方式では利用者のエネルギー最頻値を給与エネルギー目標量とし1種類設定し，主食の量や副菜の品数や組み合わせで調節する。複数定食方式では，定食の種類数，カフェテリア方式では提供料理に合わせて設定する。その他栄養素の給与栄養目標量は，推奨量，目安量，目標量を目安とし，耐容上限量に近づかないよう適正範囲内で設定する。なお，給食が昼食1食の場合は，1日の給与栄養目標量の33～35％と設定し提供する。

具体的な献立の運用につては，調理方法や食材選びなどに変化をもたせ飽きのこない献立，生活習慣病予防や不足しがち栄養素の摂取など栄養バランスに着目した献立，男女や年代，嗜好や食習慣を取り入れ，利用者が楽しめ選択できる献立など工夫が必要である。さらに，利用者が満足できる給食を予算内で提供することも重要である。

（6）栄養教育と今後の課題

事業所給食の目的は，従業員の健康の維持・増進，生活習慣病の予防に寄与することである。さらに，給食は生きた教材であり，給食を通して望ましい食習慣を身

表10-29 給食を利用した栄養教育の方法

栄養教育のねらい	具体的な方法
①食や栄養への関心を高める ②正しい栄養知識の理解を深める ③各自に適した食事の選択ができる ④望ましい食習慣を身につけることができる ⑤自らの健康管理意識を高め行動できる ⑥生活習慣病予防やメタボリックシンドローム予防を図ることができる	・卓上メモ 栄養メモ、ポスター ・栄養成分表示 ・サンプルケースでモデル献立の掲示 ・健康・栄養フェアの開催 ・webを利用した健康管理アプリの利用した栄養指導 ・データの管理

につけ，行動変容を起こし，栄養改善ができるようになることである。「何をどれだけ食べればよいか」を理解し，１日に必要な食品や栄養量を把握し適切な食事を選択できる力を備え，高い自己管理能力により健康の維持・増進と生活習慣病の予防を図ることができる栄養教育が必要である。

厚生労働省では働く人の心と健康づくりを提唱するトータルヘルスプロモーションプランを推進している。事業所における労働者の健康の保持・増進のための指針に基づき，企業の産業医を中心に運動指導士，心理相談員，産業保健指導者，産業栄養指導者がチームとなり健康づくりにあたる。管理栄養士・栄養士は産業栄養指導者となることができ，食生活・食行動の評価と改善指導にあたる。事業所給食では給食業務の外部委託が多い現状から，委託する側の事業主と受託会社は情報を共有し，栄養教育の実施や給食の改善に協力し取り組むことが必要である。

2008（平成20）年４月からは，40～74歳のすべての公的保険被保険者・被扶養者を対象にメタボリックシンドローム（内臓脂肪症候群）に着目した特定健康診査・特定保健指導が実施されている。糖尿病などの生活習慣病の発症や重症化の予防を目的に，生活習慣病と密接なメタボリックシンドロームの改善を行うものである。特定健診の結果に基づき，必要度に応じた保健指導を行い生活習慣を見直す支援をしている。事業所給食は，特定保健指導で示された食事の改善を実行できる場となり，事業主の健康管理センターと情報を共有し，利用者の健康状態をふまえた食事管理や栄養教育を充実させることが必要である。生活習慣病予防のヘルシーメニューの提供や，リーフレットやポスターで栄養情報の提示，カフェテリア方式では料理の組み合わせ方などわかりやすく見本を置くなど工夫に努める。

2014（平成26）年10月には，日本人の長寿を支える「健康な食事」の普及とし，主食・主菜・副菜を組み合わせた栄養バランスの良い食事のさらなる推進を提唱した。健康な食事とは，栄養バランス取れた食事が常に身近にあり日常的に接することができることとし，信頼できる情報の下で，地域の特性を生かし，食料の安定供給が整っていなければならないとしている。管理栄養士・栄養士が多く所属する民間団体が中心となり，2015（平成27）年からは外食，中食，事業所給食における健康な食事の基準を設け，「スマートミール」の認証制度を開始した（図10-11）。健

スマートミール「Smart Meal」の基準とは？

スマートミールとは，健康に資する要素を含む栄養バランスのとれた食事の通称。
スマートミールの基準は，厚生労働省の「生活習慣病予防その他の健康増進を目的として提供する食事の目安」（平成27年９月）や食事摂取基準2015年版を基本として決めている。なお，食事摂取基準2020年版への対応として，以下の食塩相当量の基準は，今後見直しを行い，数年かけて低下させていくことになる。

（1）エネルギー量は，１食当たり450～650kcal未満（通称「ちゃんと」）と，650～850kcal（通称「しっかり」）の２段階とする。
（2）料理の組み合わせの目的は，①「主食＋主菜＋副菜」パターン，②「主食＋副食（主菜，副菜）」パターンの２パターンを基本とする。
（3）PFCバランスが，食事摂取基準2015年版に示された，18歳以上のエネルギー産生栄養素バランス（PFC%E；たんぱく質13～20%E，脂質20～30%E，炭水化物50～65%E）の範囲に入ることとする。
（4）野菜等（野菜・きのこ・海藻・いも）の重量は，140ｇとする。
（5）食塩相当量は，「ちゃんと」3.0ｇ未満，「しっかり」3.5ｇ未満とする。
（6）牛乳・乳製品，果物は，基準を設定しないが，適宜取り入れることが望ましい。
（7）特定の保健の用途に資することを目的とした食品や素材を使用しないこと。

１食当たりの提供エネルギー量（２段階）による分類

①「主食＋主菜＋副菜」パターン

項目	食品等	「ちゃんと」450～650kcal未満	「しっかり」650～850kcal
主食	飯，めん類，パン	（参考）飯の場合 1食当たり150～180ｇが目安	（参考）飯の場合 1食当たり170～220ｇが目安
主菜	魚，肉，卵，大豆製品	（参考）60～120ｇ	（参考）90～150ｇ
副菜1（付合せ等） 副菜2（小鉢・汁）	野菜，きのこ，いも，海藻	140ｇ以上	140ｇ以上
食塩	食塩相当量	３ｇ未満	3.5ｇ未満

注）副菜は，副菜１を主菜の付合わせ等とし副菜２を独立した小鉢とする方法，あるいは副菜１と副菜２を合わせて１つの大きな副菜とする方法など，メニューにより自由に工夫をしても構いません。

②「主食＋副食（主菜，副菜）」パターン

項目	食品等	「ちゃんと」450～650kcal未満	「しっかり」650～850kcal
主食	飯，めん類，パン	（参考）飯の場合 1食当たり150～180ｇが目安	（参考）飯の場合 1食当たり170～220ｇが目安
副食 主菜・副菜（汁）	魚，肉，卵，大豆製品 野菜，きのこ，いも，海藻	（参考）70～130ｇ 140ｇ以上	（参考）100～160ｇ 140ｇ以上
食塩	食塩相当量	３ｇ未満	3.5ｇ未満

スマートミールだけで，健康になったり，生活習慣病を予防できるわけではない。
健康づくりには，スマートミールのような，栄養バランスのとれた食事を継続的に食べ，積極的に身体を動かし，禁煙，節酒を心がけるなど，適正な生活習慣病が重要である。
また，現在治療を受けている人は，主治医に相談の上，スマートミールを利用すること。

図10-11　「スマートミール　Smart Meal」の認証制度について

出典）「健康な食事・食環境」コンソーシアム事務局（女子栄養大学食生態学研究室内）：「健康な食事・食環境」認証制度リーフレット，より作成

康な食事を中食や外食で体験し，家庭での内食にも反映しフィードバックすることで健康寿命の実現を目指している。

7. その他の施設の給食

(1) 自衛隊給食

自衛隊給食は，必要な栄養を供給することで隊員の健康を維持するとともに，勤務の特性や内容に応じた給食を実施し，体力・気力の増進を図り志気を高めることを目的として行われる。給食は，「防衛省の職員の給与等に関する法律」に基づき1日3食が無料で支給されている。「防衛省職員の健康管理に関する訓令」には，職員の食事の支給は献立や調理方法，食品の栄養価について細心の注意を払い栄養管理の実施を義務づけている。給食の実施に関して必要な事項については，「防衛庁職員給与法施行令」，「自衛隊法」，「自衛隊法施行令」などの規定に基づき「給食の実施に関する訓令」に定められている。さらに，陸上自衛隊，海上自衛隊および航空自衛隊において，それぞれの任務および業務の特殊性にあわせ食事の支給，給食の実施及び糧食の調達・補給手続に関し必要な事項が「給食実施の手続きに関する達」に定められている。

給食実施機関は，基地（分屯基地を含む）において当該基地に所在する部隊等に勤務する隊員に対して給食を実施しており，直営の場合が多い。給食担当官，栄養担当官，食品衛生管理官などにより構成されており，管理栄養士または栄養士は医療職の技官として採用され栄養担当官として栄養管理を担当している。給食の提供は，基本的には駐屯地（営内）の食堂で行われるが，営外演習や災害派遣時の場合は営外で行われる。

給与栄養目標量および食品構成は，年度ごとに定められている。対象者は隊員および防衛大学や幹部候補生などの学生も含まれ，訓練によるエネルギー消費量も多く1日3,300kcal前後と一般の特定給食施設に比べ給与栄養目標量がかなり高い。

食事区分も複雑で朝昼夜の3食で支給される基本食と増加食，加給食に区分されており，増加食や加給食は訓練や業務内容に応じて基本食を補足し，栄養素を補充するため提供される。

基本食
平常食は駐屯地の食堂で食べる食事。
非常食は①出動，出動待機，災害派遣，地震防災派遣または原子力災害派遣を命ぜられた時，②天災地変に遭遇した時，③平常食または患者食の材料の補給の途絶その他の理由により支給できない時に支給される食事。
患者食は病院に収容されている場合に支給される食事である。

(2) 矯正施設給食

矯正施設給食は，刑務所・拘置所・少年刑務所・少年院・少年鑑別所・婦人補導院の矯正施設に収容されている被収容者に対して実施されている。その目的は，被収容者の健康の保持増進，疾患の予防および治療である。給与栄養目標量は「矯正施設被収容者食料給与規定」に定められており「刑務所・拘置所・少年刑務所」，「少年院」，「少年鑑別所」，「婦人補導院」の4区分と，収容者の性別・年齢・作業の活動レベルにより，主食および副食の一人1日当たりの標準栄養量（主食の給与エネルギー量：1,100～1,700kcal，副食：900～1,130kca）が示されている。給食は標準栄養量に基づき1日3食が支給され，その費用は全額が国費により負担されている。

8. 給食形態別給食経営

(1) 院外給食

患者給食業務は，原則として直営方式で行うこととされていたが，「病院における給食業務の一部委託について」（昭和61年厚生省通知）により，適切な管理が行われる前提で外部委託（代行委託）が認められた。また，1996（平成8）年には医療法の一部が改正され，患者給食の院外調理が認められ，病院外の調理加工施設で調理業務を実施することが可能になった。受託する調理加工施設は，HACCPの概念に基づく適切な衛生管理が必要であり，食品衛生法に基づく営業許可の対象である。

院外の調理方法としては，クックチル，クックフリーズ，クックサーブおよび真空調理（真空パック）の4つの方法がある〔調理方法の詳細は第5章（p.87～）を参照〕。また，調理加工施設から病院への搬送は，原則として冷蔵3℃以下，または冷凍－18℃以下を保つことが原則であるが，調理終了後2時間以内に喫食する場合は，中心温度を65℃以上に保って運搬してもよいとされている。

給食業務のうち，病院が自ら行わなければならない業務には，食数の注文，管理，検食の実施・評価，食材の点検などがある（表10-30）。なお，献立表の作成については，病院が定めた作成基準に基づき，病院または病院給食受託業者のいずれが作成しても差し支えないが，実際に調理作業に従事する者の意見を十分に聴取し，調理作業に無理や支障をきたさないよう配慮する必要がある。実際の運用については「病院，診療所等の業務委託について」（1993年，厚生労働省通知）に明示されている。

(2) 配食サービス

1) 配食サービスの変遷

日本における配食サービスは，1960年代にはじまった主婦たちの自主的なボランティア活動が発祥であるといわれ，自宅で自ら食事の用意をすることが困難な高齢

●クックチルからさらに進化したニュークックチル●

クックチルは加熱調理→急速冷却→チルド保管→再加熱→盛り付けを行う工程で，熟練度によらず均一で高品質な食事を提供することができる。しかし，盛り付け時に温度が降下することによって細菌繁殖の危険性，提供時に多くのスタッフを必要とするなどの課題があった。ニュークックチルは，チルド状態（0～3℃）で盛り付けを行い，盛り付けた状態で再加熱（カート内）することで，「安全でおいしい料理の提供」を可能にした。

表10-30　病院が自ら実施すべき業務

区　分	業務内容	備　考
栄養管理	・病院給食運営の総括	
	・栄養管理委員会の開催・運営	受託責任者などの参加を求めること。
	・院内関係部門との連絡・調整	
	・献立表作成基準の作成	治療食などを含む。
	・献立表の確認	
	・食数の注文・管理	
	・食事箋（せん）の管理	
	・嗜好調査・喫食調査などの企画・実施	受託責任者などの参加を求めること。
	・検食の実施・評価	
	・関係官庁などに提出する給食関係の書類などの確認・提出・保管管理	
調理管理	・作業仕様書の確認	治療食の調理に対する指示を含む。
	・作業実施状況の確認	
	・管理点検記録の確認	
材料管理	・食材の点検	病院外の調理加工施設を用いて調理する場合を除く。
	・食材の使用状況の確認	
施設等管理	・調理加工施設，主要な設備の設置・改修	病院内の施設，設備に限る。
	・使用食器の確認	
業務管理	・業務分担・従事者配置表の確認	
衛生管理	・衛生面の遵守事項の作成	
	・衛生管理簿の点検・確認	
	・緊急対応を要する場合の指示	
労働衛生管理	・健康診断実施状況などの確認	

出典）厚生労働省通知：医療法の一部を改正する法律の一部の施行について（平成５年２月15日健政発第98号）最終改正：平成30年10月30日

者にとってかけがえのないサービスとなった。やがて1980年代後半になると行政が関与するようになり，老人福祉サービスの一環として助成金を投入し，配食サービスが行われるようになった。その後，配食サービスへのニーズが高まり，利用者数だけでなく，食事内容のレベルアップも図られるようになった。

しかし，少子高齢化に伴って財政運営も含めた持続可能なサービスへの転換が必要となり，2000（平成12）年に介護保険制度が導入され，**配食サービスの食事代**が利用者の全額負担（保険適応外）となった。そこで，これら利用者の負担増に対応すべく，独自の制度を設けて住民サポートを行う市区町村が現れ，一部宅配料などの補助（配送に関わる人件費など）を行うなどの工夫がなされるようになった。

配食サービスの食事代
食材料費＋調理費相当分（調理師の人件費，調理に係る光熱水費など）とされている。

このような流れの中，2011（平成23）年に介護保険法等の一部を改正する法律が施行され，地域支援事業の中に**介護予防・日常生活支援総合事業**が創設された。

2）配食サービスの種類

a．配食サービスの対象者　配食サービスは，公的なサービスを受給しない場合と受給する場合がある。公的なサービスを受給しない場合は利用者の希望と業

表10-31　配食サービスの種類（名古屋市）

区　分	生活援助型配食サービス（介護保険特別給付）	自立支援型配食サービス（総合事業）	障害者自立支援配食サービス
対象者	在宅の要介護者	在宅の要支援者および基本チェックリストにより，介護予防・生活支援サービス事業対象者と判定された在宅の高齢者	在宅の身体障害者，知的障害者，精神障害者，難病患者のみの世帯に属する者
サービスの内容	１人当たり週７回を限度として１日１食を配食する。配食時に安否確認を実施する。		
食事代	全額利用者負担		
配食経費	１回当たり200円		
	〈１割負担の方〉利用者負担20円　保険給付180円 〈２割負担の方〉利用者負担40円　保険給付160円 〈３割負担の方〉利用者負担60円　保険給付140円		利用者負担20円 助成金180円
利用方法	名古屋市が指定する事業者と利用者が直接契約		名古屋市が指定する事業者と利用者が直接契約（契約の前に障害者基幹相談支援センター外部サイトへの申込が必要）

注１）2020年12月現在
注２）名古屋市の配食サービスは３種類あり，それぞれ利用者，利用手続，利用者費用額などが異なる。

者の提供内容を照らし合わせ，自由に契約を行うことができる。一方，公的なサービスを受給する場合には，利用者は市区町村ごとに定められた審査を受け，認可を受けなければならない（表10-31，表10-32）。

b．配食サービスの食種　配食サービスの食種は，健常者を対象とした通常食（一般食）から，治療を目的とした治療食まで幅広い。昨今では，「糖尿病食」「腎臓病食」などのほか「刻み食」「ソフト食」といった咀嚼・嚥下困難者などに向けた食事提供に対応する事業者も増加してきた。そこで2009（平成21）年に厚生労働省より「**食事療法用宅配食品等栄養指針について**」が通知され，配食経営する事業者は，管理栄養士を栄養管理責任者として設置することとなったものの，2016（平成28）年に廃止され，地域包括ケアシステム構築を視野に入れた配食サービスを目指すため，「地域高齢者等の健康支援を推進する配食事業の栄養管理に関するガイドライン（平成29年３月30日付け健発0330第６号）」が発出された。低栄養対策や災害等への対策など高齢者の健康づくりを支える配食ガイドラインとなっている。

一方，配食容器も事業者によって工夫がなされ，「プラスチック」「使い捨て食器」「メラミン食器」「保温食器」「松花堂弁当箱」など，さまざまな容器を導入し，顧客サービスを行っている。

c．配食サービスの運営形態　配食サービスの運営形態は「地域支援事業における配食サービス」と「民間事業者における配食サービス」の２種に大別される。前者は栄養改善が必要な高齢者および障害者に対して市区町村が提供している

◘介護予防・日常生活支援総合事業
この事業は，多様なマンパワーや社会資源の活用などを図りながら，要支援者・二次予防事業対象者に対して，介護予防や，配食・見守りなどの生活支援サービスなどを，市町村の判断・創意工夫により，総合的に提供することができる。

◘食事療法用宅配食品等栄養指針について
この指針が定められたことにより，今までの「糖尿病者用宅配食品栄養指針について」および「食事療法用宅配食品栄養指針について」は，廃止された。

表10-32　生活援助型配食サービスの５つの特徴（名古屋市）

	特　徴	概　要
1	利用者は介護保険の要介護認定者等	（1）生活援助型配食サービス：介護保険法においては，法によって定められたサービスに加え，市町村が独自に創設したサービス（市町村特別給付）も提供することができる。生活援助型配食サービスは名古屋市が「名古屋市生活援助型配食サービス実施要綱」を定めて要介護認定者を対象に実施している名古屋市独自の介護である。 （2）自立支援型配食サービス：介護予防・日常生活支援総合事業の生活支援サービスとして，要支援認定者および基本チェックリストによる事業対象者を対象に実施している市独自のサービス。
2	配送時の安否確認がこのサービスの必須要件	名古屋市の配食サービスは介護サービスのため，ただ食事を届けてもらうだけの弁当の宅配サービスとは異なる。指定配食事業者は食事を必ず手渡しで利用者に届け，その際に「特にお変わりありませんか？」などと声をかけて，利用者の様子を確認することになっている。この「手から手への配達による安否確認」が特徴。
3	サービスの利用は１か月１事業者，１日につき１食に限る	生活援助型・自立支援型配食サービスの必須要件である「安否確認」においては，利用者の様子を継続して見ていかないと変化に気づかないため，このサービスの利用は１か月１事業者とし，また，１日につき昼食または夕食の１回の利用が可能。１日２食の配食サービスを受けた場合，１食分は保険給付の対象とはならない。
4	契約する事業者を選ぶのは利用者	生活援助型・自立支援型配食サービスの利用にあたっては，事業者と利用者が直接契約する。つまり，食事内容（メニューや代金）や配食時間（昼食または夕食）は利用者と事業者との契約により決定される。
5	「食事代」＋「配食経費の１割～３割」を支払うだけでサービスを利用できる	サービスは事業者が独自に設定する「食事代」と配送代・安否確認代などの「配食経費（200円）」で構成される。「食事代」の全額および「配食経費（200円）」のうち利用者負担割合（１割～３割）に応じて20円～60円が利用者負担となる。

注）2020年12月現在

サービスであり，市区町村から社会福祉協議会，社会福祉法人，医療法人，ボランティア，NPO法人（特定非営利活動法人），民間事業者に対して補助金が付され，事業が委託されている。

後者は利用したい人が任意に契約するサービスで，公的サービスを受けない分，その目的や対応方法に自由度が大きいが，負担額が大きな課題となっており，地域の有償ボランティアを組織するなどして運営されているところが多い。

d．配食サービスの提供形態　配食サービスの提供形態は，地域支援事業における配食サービスの場合は概ね週１～５回程度，１日１食，昼食として実施されている場合が多い。一方，民間事業者の配食サービスでは，サービス提供者は概ね２種類に大別される。１つはNPO法人やボランティア，支援団体によるもので，もう一方が給食事業者によるものであり，メニュー・料金・配食実施日などは事業者が独自に定め，利用者は各自の条件で事業者と契約し，提供を受ける。

e．公的サービスの意義　市区町村は配食サービスを希望する住民に対してアセスメントを行い，一定の基準を満たした住民に対して補助金を支給している。そして，市区町村から認可・委託された事業者から公的サービスの提供を受ける。対象となるサービスは，安否確認・声かけなどであり，栄養バランスの整った食事の提供だけでなく，あいさつやコミュニケーションが利用者の精神的な支えである。また，これらは利用者の事故や病気の早期発見を促す重要な行為になることもあり，緊急時への対応にも役立っている。しかし，先に述べたようにサービスの受給には一定の条件があり，受給できる利用者が限られていることが課題である。

3）これからの配食サービス

今後，医療・介護の専門職との連携が進めば，配食サービスの地域で果たす役割はさらに大きくなる。今後，多様化する高齢者のライフスタイル，高齢者を地域で支える街づくりのための地域包括ケアを積極的に実施していくためには，配食サービスの機能や医療・介護との地域連携を検討することが課題である。地域には，地域包括支援センター，医療機関，介護サービス事業者，民生委員，自治会，社会福祉協議会といった地域資源がある。これらをつなぐ仕組みが必要である。それらが連携し，機能することによって，現在一部でしか実施されていない項目，例えば残食量のチェック，口腔ケアの普及，栄養状態のアセスメントなども可能になると考えられる。しかし，これらの充実を図るためには，配達員のアセスメント力，対応力の強化に向けた研修も必要である。

（3）その他の食事提供

配食サービス以外にも食事を提供するサービスが存在する。例えば，公民館などを利用して定期的に実施される「会食」，「買物支援」，「移動販売サービス」，「調理支援」などがそれにあたる。こういった支援は，地域包括センターやNPO，各種施設の行事の一環などとして行われている。これらは，高齢者・障害者などに対する生活支援のみならず，コミュニケーションの場にもなっており，楽しみや生きる力の支えにもなっている。また，地域の方々を対象に，町の散策や講師を招いた昼

●配達員の重要性●

配食サービスの流れは，給食の生産，配達，声かけや安否確認であることから，配達員の役割は大きい。しかし，個人情報保護の関係から配達員に提供されている利用者情報は少なく，配達員が利用者の異変に遭遇した際や，毎日の会話の中から認知症が進行してきたと感じた際などに，関係者に連絡することができずに困った経験をもつ者も多い。一方で，配達員がケアマネジャーや訪問介護職などに相談もしくは連絡できた場合には，きめ細かな対応ができ，配達員のモチベーション向上にもつながっている。

食付きの勉強会などを開催し，ボランティアが付き添うことにより，安心して学び続けられる環境を提供しているところもある。私たちは生きるために食べているだけではなく，生活という営みを行うために生きている。食の専門家である管理栄養士・栄養士は，今後こういった活動にも積極的に関わりたいものである。

9. 健康増進法における特定給食施設の経営

（1）制度の概要

特定給食施設は，特定多数人に栄養管理に基づいた食事の提供を行うことを目的とした組織体（organization）であり，施設の届出の方法，管理栄養士および栄養士の役割，栄養管理の基準などの制度が健康増進法によって定められている。

（2）栄養管理基準

特定給食施設の栄養管理基準は，健康増進法施行規則第９条（p.6）の中に定められており，利用者に対して定期的にアセスメントを行い，栄養量を満たした食事の提供を行うとともに，品質管理や評価，また栄養に関する情報提供を行うことにより栄養管理を行うこととされている。

演習課題

❶ 病院給食の目的について説明しなさい。

❷ 高齢者における食事計画の留意点について説明しなさい。

❸ 入院時食事療養制度と入院時生活療養制度について説明しなさい。

❹ 保育所における３～５歳児の食事計画を立てるうえで考慮するべき点について説明しなさい。

❺ 学校給食の目的について説明しなさい。

❻ 事業所給食における給与栄養目標量の設定について説明しなさい。

文献一覧

本書を通しての参考文献

・石田裕美，冨田教代編：給食経営管理論－給食の運営から給食経営管理への展開－，医歯薬出版，2013
・岡本裕子，加藤由美子，金光秀子，君羅 満編集：給食経営管理テキスト［第４版］，学建書院，2021
・岩井 達，名倉秀子，松崎政三編著：Nブックス新版 給食経営管理論，建帛社，2020
・小松龍史，外山健二，朝見佑也編著：管理栄養士講座 三訂 給食経営管理論，建帛社，2017
・石田裕美，登坂三紀夫，高橋秀子編集：健康・栄養科学シリーズ 給食経営管理論 改訂第３版，南江堂，2019
・鈴木久乃，太田和枝，定司哲夫編著：給食マネジメント論［第８版］，第一出版，2014
・殿塚婦美子，三好恵子編著：四訂 給食運営管理実習・学内編，建帛社，2020
・富岡和夫編著：給食経営管理実務ガイドブック［新訂第三版］，同文書院，2010
・富岡和夫，冨田教代編著：エッセンシャル給食経営管理論第４版，医歯薬出版，2020
・中山玲子，小切間美保編：新食品・栄養科学シリーズ給食経営管理論（第５版），化学同人，2021
・日本給食経営管理学会監修：給食経営管理用語辞典，第一出版，2020
・韓 順子，大中佳子著：サクセス管理栄養士講座 給食経営管理論［第７版］，第一出版，2019

第2章　参考文献

・経営能力開発センター編：経営学の基本，中央経済社，2012
・コトラー・アームストロング著，和田，青井訳：新版 マーケティング原理，ダイヤモンド社，1995
・外食産業総合調査研究センター：外食産業市場規模調査結果，2012
・吉田和夫他編集：基本経営学用語辞典，同文舘出版，2009

第3章　参考文献

・厚生労働省：日本人の食事摂取基準［2020年版］，第一出版，2014，pp.3-6，pp.61，pp.73-76，pp78，pp.84
・食事摂取基準の実践・運用を考える会編：日本人の食事摂取基準［2020年版］実践・運用，第一出版，2020，p.22，pp.90-94
・中村丁次，山本茂，ほか：現場で必要なすべての技術が詰まったクリック・リファレンス管理栄養士技術ガイド，文光堂，2008，p.130，p.131，p.132，p.133，p.135

第4章　参考文献

・大浜庄司著：完全図解ISO9001の基礎知識126，日刊工業新聞社，2010
・幸林友男・曽川美佐子・神田知子・市川陽子編著：栄養科学シリーズ　NEXT給食経営管理論［第４版］，講談社，2019

第5章　参考文献

・木村典昭：入門 原価のしくみと計算がわかる本，かんき出版，2006
・楠見五郎：フードサービスの課題とクックチルの活用法，幸書房，2012
・新調理システム推進協会：新調理システムのすべて，日経BP社，2010
・新調理システム推進協会，続新調理システムのすべて，日経BP社，2005
・千賀秀信：経営分析の基本がハッキリわかる本，ダイヤモンド社，2006
・殿塚婦美子編著：改訂新版 大量調理－品質管理と調理の実際－，学建書院，2020
・藤原政嘉，田中俊治，赤尾正編：新実践給食経営管理論［第３版］，みらい，2014，p.201

第8章　参考文献

・日本建築学会編：コンパクト建築設計資料集成第３版，丸善出版，2011
・日本フードスペシャリスト協会編：三訂 フードコーディネート論，建帛社，2012

第10章　参考文献

・朝見祐也，小松龍史編著：管理栄養士講座　三訂　給食経営管理論，建帛社，2017
・片山直美，原 正美編：管理栄養士養成テキストブック　給食経営管理論［第２版］，みらい，2019
・加藤昌彦，續 順子・塚原丘美編著：臨地・校外実習［第２版］，建帛社，2019
・給食管理研究会編：六訂　給食管理実習－校外編，建帛社，2016
・基本行政通達委員会編:矯正施設被収容者食料給与規定（平成７年３月17日矯医訓第659号　矯正官区長・矯正施設の長あて法務大臣訓令），１戸籍・矯正，2001，pp3811-3814
・厚生労働省：日本人の食事摂取基準（2020年版），2019
・厚生労働省：入院時食事療養費に係る食事療養及び入院時生活療養費に係る生活療養の実施上の留意事項について（平成18年３月６日保医発第0306009号）最終改正：令和２年３月５日保医発0305第14号
・厚生労働省：児童福祉施設における食事の提供に関する援助及び指導について，子発0331第１号・障発0331第８号，厚生労働省子ども家庭局長・厚生労働省社会・援護局障害保健福祉部長連名通知，令和２年３月31日
・厚生労働省：児童福祉施設における「食事摂取基準」を活用した食事計画について，子母発0331第１号，厚生労働省子ども家庭局母子保健課長通知，令和２年３月31日
・厚生労働省雇用均等・児童家庭局保育課長：楽しく食べる子どもに－保育所における食育に関する指針－，雇児保発第0329001号，平成16年３月29日
・厚生労働省：保育所保育指針解説，平成30年２月
・厚生労働省：保育所における食事の提供ガイドライン，平成24年３月
・厚生労働省：保育所におけるアレルギー対応ガイドライン（2019年改訂版），平成31年４月
・厚生省児童家庭局長：保育所運営費の経理等について，雇児発第0330031第１号，平成19年３月30日
・厚生労働省：厚生労働白書（令和２年版），2020
・厚生労働省保険局医療課：令和２年度診療報酬改定の概要（令和２年３月５日版）
・厚生労働省健康局長：地域高齢者等の健康支援を推進する配食事業の栄養管理に関するガイドライン，健発0330第６号，平成29年３月30日
・長野県教育委員会：学校給食の手引き運営管理編
・日本栄養士会：管理栄養士・栄養士必携―データ資料集―，第一出版，2020，pp.60，82-84
・松本 勲，加藤保之，川口学永：矯正施設被収容者食糧給与既定の主食及び副食の標準栄養量について，矯正医学，日本矯正医学学会，67(3)，2019，pp172-173
・港区みなと保健所生活衛生課：児童福祉施設の給食における栄養管理ハンドブック，令和２（2020）年度
・文部科学省：食に関する指導の手引－第二次改訂版－，平成31年３月
・文部科学省：学校給食実施基準の一部改正について（告示第10号），夜間学校給食実施基準の一部改正について（告示第11号），特別支援学校の幼稚部及び高等部における学校給食実施の一部改正について（告示第12号），令和３年２月12日

資料　給食関係法規および付表

1　各特定給食施設に共通する法令

1．健康増進法（抜粋）

（平成14年８月２日法律第103号）
（最終改正　令和元年６月７日法律第26号）

第１章　総　則

（目的）

第１条　この法律は，我が国における急速な高齢化の進展及び疾病構造の変化に伴い，国民の健康の増進の重要性が著しく増大していることにかんがみ，国民の健康の増進の総合的な推進に関し基本的な事項を定めるとともに，国民の栄養の改善その他の国民の健康の増進を図るための措置を講じ，もって国民保健の向上を図ることを目的とする。

（国民の責務）

第２条　国民は，健康な生活習慣の重要性に対する関心と理解を深め，生涯にわたって，自らの健康状態を自覚するとともに，健康の増進に努めなければならない。

第４章　保健指導等

（栄養指導員）

第19条　都道府県知事は，前条第１項に規定する業務（同項第１号及び第３号に掲げる業務については，栄養指導に係るものに限る。）を行う者として，医師又は管理栄養士の資格を有する都道府県，保健所を設置する市又は特別区の職員のうちから，栄養指導員を命ずるものとする。

第５章　特定給食施設

（特定給食施設の届出）

第20条　特定給食施設（特定かつ多数の者に対して継続的に食事を供給する施設のうち栄養管理が必要なものとして厚生労働省令で定めるものをいう。以下同じ。）を設置した者は，その事業の開始の日から１月以内に，その施設の所在地の都道府県知事に，厚生労働省令で定める事項を届け出なければならない。

２　前項の規定による届出をした者は，同項の厚生労働省令で定める事項に変更を生じたときは，変更の日から１月以内に，その旨を当該都道府県知事に届け出なければならない。その事業を休止し，又は廃止したときも，同様とする。

（特定給食施設における栄養管理）

第21条　特定給食施設であって特別の栄養管理が必要なものとして厚生労働省令で定めるところにより都道府県知事が指定するものの設置者は，当該特定給食施設に管理栄養士を置かなければならない。

２　前項に規定する特定給食施設以外の特定給食施設の設置者は，厚生労働省令で定めるところにより，当該特定給食施設に栄養士又は管理栄養士を置くように努めなければならない。

３　特定給食施設の設置者は，前２項に定めるもののほか，厚生労働省令で定める基準に従って，適切な栄養管理を行わなければならない。

（指導及び助言）

第22条　都道府県知事は，特定給食施設の設置者に対し，前条第１項又は第３項の規定による栄養管理の実施を確保するため必要があると認めるときは，当該栄養管理の実施に関し必要な指導及び助言をすることができる。

（勧告及び命令）

第23条　都道府県知事は，第21条第１項の規定に違犯して管理栄養士を置かず，もしくは同条第３項の規定に違反して適切な栄養管理を行わず，又は正当な理由がなくて前条の栄養管理をしない特定給食施設の設置者があるときは，当該特定給食施設の設置者に対し，管理栄養士を置き，又は適切な栄養管理を行うよう勧告をすることができる。

２　都道府県知事は，前項に規定する勧告を受けた特定給食施設の設置者が，正当な理由がなくてその勧告に係る措置をとらなかったときは，当該特定給食施設の設置者に対し，その勧告に係る措置をとるべきことを命ずることができる。

2．健康増進法施行規則（抜粋）

（平成15年４月30日厚労省令第86号）
（最終改正　令和元年５月７日厚労省令第１号）

（特定給食施設）

第５条　法第20条第１項の厚生労働省令で定める施設は，継続的に１回100食以上又は１日250食以上の食事を供給する施設とする。

（特定給食施設の届出事項）

第６条　法第20条第１項の厚生労働省令で定める事項は，次のとおりとする。

１　給食施設の名称及び所在地
２　給食施設の設置者の氏名及び住所（法人にあっては，給食施設の設置者の名称，主たる事務所の所在地及び代表者の氏名）
３　給食施設の種類
４　給食の開始日又は開始予定日
５　１日の予定給食数及び各食ごとの予定給食数
６　管理栄養士及び栄養士の員数

（特別の栄養管理が必要な給食施設の指定）

第７条　法第21条第１項の規定により都道府県知事が指定する施設は，次のとおりとする。

１　医学的な管理を必要とする者に食事を供給する特定給食施設であって，継続的に１回300食以上

又は１日750食以上の食事を供給するもの

２ 前号に掲げる特定給食施設以外の管理栄養士による特別な栄養管理を必要とする特定給食施設であって，継続的に１回500食以上又は１日1500食以上の食事を供給するもの

（特定給食施設における栄養士等）

第８条 法第21条第２項の規定により栄養士又は管理栄養士を置くように努めなければならない特定給食施設のうち，１回300食又は１日750食以上の食事を供給するものの設置者は，当該施設に置かれる栄養士のうち少なくとも一人は管理栄養士であるように努めなければならない。

（栄養管理の基準）

第９条 法第21条第３項の厚生労働省令で定める基準は，次のとおりとする。

１ 当該特定給食施設を利用して食事の供給を受ける者（以下「利用者」という。）の身体の状況，栄養状態，生活習慣等（以下「身体の状況等」という。）を定期的に把握し，これらに基づき，適当な熱量及び栄養素の量を満たす食事の提供及びその品質管理を行うとともに，これらの評価を行うよう努めること。

２ 食事の献立は，身体の状況等のほか，利用者の日常の食事の摂取量，嗜好等に配慮して作成するよう努めること。

３ 献立表の掲示並びに熱量及びたんぱく質，脂質，食塩等の主な栄養成分の表示等により，利用者に対して，栄養に関する情報の提供を行うこと。

４ 献立表その他必要な帳簿等を適正に作成し，当該施設に備え付けること。

５ 衛生の管理については，食品衛生法（昭和22年法律第223号）その他関係法令の定めるところによること。

３．栄養士法（抜粋）

（昭和22年12月29日法律第245号）

（最終改正 平成19年６月27日法律第96号）

〔栄養士及び管理栄養士の定義〕

第１条 この法律で栄養士とは，都道府県知事の免許を受けて，栄養士の名称を用いて栄養の指導に従事することを業とする者をいう。

２ この法律で管理栄養士とは，厚生労働大臣の免許を受けて，管理栄養士の名称を用いて，傷病者に対する療養のため必要な栄養の指導，個人の身体の状況，栄養状態等に応じた高度の専門的知識及び技術を要する健康の保持増進のための栄養の指導並びに特定多数人に対して継続的に食事を供給する施設における利用者の身体の状況，栄養状態，利用の状況等に応じた特別の配慮を必要とする給食管理及びこれらの施設に対する栄養改善上必要な指導等を行うことを業とする者をいう。

〔罰則〕

第７条の２ 第６条の３の規定に違反して，故意若しくは重大な過失により事前に試験問題を漏らし，又は故意に不正の採点をした者は，６月以下の懲役又は50万円以下の罰金に処する。

第８条 次の各号のいずれかに該当する者は，30万円以下の罰金に処する。

１ 第５条第１項の規定により栄養士の名称の使用の停止を命ぜられた者で，当該停止を命ぜられた期間中に，栄養士の名称を使用して第１条第１項に規定する業務を行つたもの

２ 第５条第２項の規定により管理栄養士の名称の使用の停止を命ぜられた者で，当該停止を命ぜられた期間中に，管理栄養士の名称を使用して第１条第２項に規定する業務を行つたもの

３ 第６条第１項の規定に違反して，栄養士又はこれに類似する名称を用いて第１条第１項に規定する業務を行つた者

４ 第６条第２項の規定に違反して，管理栄養士又はこれに類似する名称を用いて第１条第２項に規定する業務を行つた者

４．食品衛生法（抜粋）

（昭和22年12月24日法律第233号）

（最終改正 平成30年６月13日法律第53号）

〔目的〕

第１章 総則

第１条 この法律は，食品の安全性の確保のために公衆衛生の見地から必要な規制その他の措置を講ずることにより，飲食に起因する衛生上の危害の発生を防止し，もつて国民の健康の保護を図ることを目的とする。

第２章 食品及び添加物

第５条 販売（不特定又は多数の者に対する販売以外の授与を含む。以下同じ。）の用に供する食品又は添加物の採取，製造，加工，使用，調理，貯蔵，運搬，陳列及び授受は，清潔で衛生的に行われなければならない。

第６条 次に掲げる食品又は添加物は，これを販売し（不特定又は多数の者に授与する販売以外の場合を含む。以下同じ。），又は販売の用に供するために，採取し，製造し，輸入し，加工し，使用し，調理し，貯蔵し，若しくは陳列してはならない。

１ 腐敗し，若しくは変敗したもの又は未熟であるもの。ただし，一般に人の健康を損なうおそれがなく飲食に適すると認められているものは，この限りでない。

２ 有毒な，若しくは有害な物質が含まれ，若しくは付着し，又はこれらの疑いがあるもの。ただし，人の健康を損なうおそれがない場合として厚生労

働大臣が定める場合においては，この限りでない。

3　病原微生物により汚染され，又はその疑いがあり，人の健康を損なうおそれがあるもの。

4　不潔，異物の混入又は添加その他の事由により，人の健康を損なうおそれがあるもの。

5．特定給食施設における栄養管理に関する指導・支援等について

別添1

特定給食施設における栄養管理に関する指導・支援等について

（令和2年3月31日付け健健発0331第2号別添1）

第1　特定給食施設等に関する基本的事項について

1　特定給食施設は，健康増進法（平成14年法律第103号。以下「法」という。）第20条第1項に規定される施設であり，特定かつ多数の者に対して継続的に食事を供給する施設のうち栄養管理が必要なもの（継続的に1回100食以上又は1日250食以上の食事を供給する施設）をいう。

なお，施設外で調理された弁当等を供給する施設であっても，当該施設の設置者が，当該施設を利用して食事の供給を受ける者に一定の食数を継続的に供給することを目的として，弁当業者等と契約をしている場合には特定給食施設の対象となること。

2　特定給食施設に対する指導を効率的に行う観点から，関係施設の設置者，管理者等の理解と協力を得ながら，法第20条第1項の届出が適切に行われるよう対応すること。

なお，同一敷地内に施設の種類や利用者（特定給食施設を利用して食事の供給を受ける者をいう。以下同じ。）の特性が明らかに異なる特定給食施設が複数設置されている場合は，それぞれ別の特定給食施設として届出をさせることが適当である。

3　法第22条に基づく特定給食施設の設置者に対する指導及び助言は，都道府県知事（保健所を設置する市又は特別区にあっては市長又は区長。）が法第21条第1項又は第3項の規定による栄養管理の実施を確保するために必要があると認めるときに行うものである。そのため，法第22条に基づく指導及び助言を行う場合には，その内容等については慎重に判断すること。

4　法第24条に基づく立入検査等は，法第22条に基づく指導及び助言や法第23条に基づく勧告及び命令を行うことを前提としたものである。

5　法第18条第1項第2号に基づく指導及び助言は，特定給食施設のほか，特定かつ多数の者に対して継続的に食事を供給する施設として各自治体の条例等に基づき把握される特定給食施設以外の施設（以下「その他の施設」という。）も対象となる。

また，当該指導及び助言は，栄養指導員が栄養管理の実施に関し必要な事項について行うものであり，例えば，特定給食施設及びその他の施設（以下「特定給食施設等」という。）において最低限の栄養管理が行われているものの，よりよい食事の供給を目指すために助言をするような場合も想定される。

第2　法第18条第1項第2号に基づく指導・助言等に係る留意事項について

1　現状分析に基づく効率的・効果的な指導・支援等の実施について

(1)　地域全体の食環境が向上するよう，管内施設全体の栄養管理状況及び地域の課題を踏まえた上で，課題解決に向けて効果的な指導計画を作成し，計画的に指導・支援等を行うこと。

(2)　管理栄養士又は栄養士の配置状況を分析し，未配置施設においても適切な栄養管理がなされるよう指導計画を作成するとともに，管理栄養士又は栄養士の配置が促進するよう助言すること。

(3)　病院・介護老人保健施設等については，地域の医療・介護等の質の向上を図る観点から，管内の医療機関等と必要なネットワークの構築に向けた調整を行い，入退院（入退所）前後の連携を促す支援も行うこと。

(4)　専門職としての高度な技能の確保に向けた取組については，職能団体の協力が得られるよう調整することとし，自治体が行う研修等と連携又は棲み分けを行い，計画的に当該地域の管理栄養士・栄養士の教育を行うこと。

(5)　事業所については，利用者に応じた食事の提供とともに，特定健診・特定保健指導等の実施もあわせ，利用者の身体状況の改善が図られるよう，指導・支援等を行うこと。

(6)　特定給食施設等に対して，他法令に基づく指導等を行う部署とは定期的に情報共有を行い，効果的な指導・助言のための連携体制の確保に努めること。

なお，学校への指導については，教育委員会と連携して行うこと。

(7)　給食業務を委託している場合は，栄養管理の責任は施設側にあるので，委託事業者の業務の状況を定期的に確認させ，必要な指示を行わせること。

(8)　栄養改善の効果を挙げている好事例を収集し，他の特定給食施設へ情報提供するなど，効果的な実践につながる仕組みづくりに努めること。

(9)　その他の施設に対する指導・支援等に関しては，地域全体の健康増進への効果の程度を勘案し，より効率的・効果的に行うこと。

2　特定給食施設等における栄養管理の評価と指導計画の改善について

(1)　各施設の栄養管理の状況について，施設の種類別，管理栄養士・栄養士の配置の有無別等に評価

を行うなど，改善が必要な課題が明確となるような分析を行うこと。

⑵　評価結果に基づき，課題解決が効率的・効果的に行われるよう，指導計画の改善を図ること。また，評価結果については，研修等の企画・立案の参考にするとともに，関係機関や関係者と共有する体制の確保に努めること。

⑶　利用者の身体状況の変化や栄養管理の状況等について評価を行い，栄養管理上の課題を抽出し，その課題から指導・支援等を重点的に行う施設の抽出を行うこと。

⑷　栄養管理上の課題抽出に当たっては，特に児童福祉施設，学校，事業所，寄宿舎等の健康増進を目的とした施設において提供される食事のエネルギー量の過不足の評価については，肥満及びやせに該当する者の割合の変化を参考にすること。

　なお，提供栄養量の評価に当たっては，身体状況等の変化から給与栄養目標量の設定が適切であるかの確認を併せて行うことが重要であり，単に施設が設定した目標量と提供量が乖離していることをもって不足又は過剰と判断することは適切ではないこと。

⑸　特定給食施設等に対し，栄養管理の状況について報告を求める場合には，客観的に効果が評価できる主要な項目とすること。例えば，医学的な栄養管理を個々人に実施する施設に対し，給与栄養目標量や摂取量の平均的な数値の報告を求める必要性は乏しく，身体状況の変化等から栄養管理に課題のある可能性の高い利用者に提供される食事の内容等を優先的に確認し，評価すること。

　ただし，利用者の多くに栄養管理上の課題が見受けられる場合には，基本となる献立（個別対応用に展開する前の献立）に課題がある可能性が高いため，施設の状況に応じて指導・助言等を行うこと。

⑹　病院・介護老人保健施設等については，栄養管理を行うために必要な連携体制が構築され，適切に機能しているかを確認すること。

⑺　栄養管理上の課題が見られる場合には，施設長に対し，評価結果を踏まえた課題解決への取組を促すこと。また，必要に応じて，改善状況又は改善計画について報告を求めること。

3　危機管理対策について

⑴　健康危機管理対策の一環として，災害等に備え，食料備蓄の確保を促すとともに，期限前の有効活用について助言すること。

⑵　災害等発生時でも適切な食事が供給されるよう，特定給食施設が担う役割を整理し，施設内及び施設間の協力体制の整備に努めること。

第3　管理栄養士を置かなければならない特定給食施設について

　特定給食施設のうち，健康増進法施行規則（平成15年厚生労働省令第86号。以下「規則」という。）第7条各号に掲げる施設については，法第21条第1項の規定により管理栄養士を置かなければならないこととされているところ，これらの施設を指定する場合の運用の留意点は以下のとおりである。

　なお，特定給食施設に該当するか否かの判断において，例えば，病院内の職員食堂など当該施設の利用者以外の者に供給される食数も含めることとしても差し支えないが，管理栄養士を置かなければならない施設として指定する際の食数については，除外することが適当である。

1　規則第7条第1号の指定の対象施設（一号施設）について

⑴　規則第7条第1号に掲げる特定給食施設（以下「一号施設」という。）とは，病院，介護老人保健施設又は介護医療院（以下「病院等」という。）に設置される特定給食施設であって，1回300食以上又は1日750食以上の食事を供給するものをいうこと。

⑵　供給食数の実績が1回300食未満及び1日750食未満の特定給食施設であっても，許可病床数（又は入所定員）300床（人）以上の病院等に設置されている特定給食施設は，一号施設とすること。

　なお，⑴で示したとおり，1日の食事の供給数が750食以上であれば，許可病床数（又は入所定員）が300床（人）未満の場合であっても，一号施設とすること。

⑶　病院等を含む複数の施設を対象に食事を供給する特定給食施設については，当該病院等の許可病床数（入所定員）の合計が300床（人）以上である場合に，一号施設とすること。

2　一号施設以外の特定給食施設

⑴　規則第7条第2号に掲げる特定給食施設（以下「二号施設」という。）とは，以下の①から⑥に該当する施設のうち，継続して1回500食以上又は1日1,500食以上の食事を供給するものをいうこと。

①　生活保護法第38条に規定する救護施設及び更生施設

②　老人福祉法第5条の3に規定する養護老人ホーム，特別養護老人ホーム及び軽費老人ホーム

③　児童福祉法第37条に規定する乳児院，同法第41条に規定する児童養護施設，同法第42条第1号に規定する福祉型障害児入所施設，同法第43条の2に規定する児童心理治療施設，同法第44条に規定する児童自立支援施設

④　独立行政法人国立重度知的障害者総合施設のぞみの園法第11条第1項の規定により設置する施設

⑤ 障害者の日常生活及び社会生活を総合的に支援するための法律第５条第11項に規定する障害者支援施設

⑥ 事業所，寄宿舎，矯正施設，自衛隊等（以下「事業所等」という。）

⑵ 複数施設を対象に食事を供給する特定給食施設については，１⑶に該当する場合を除き，一号施設又は二号施設の対象となる施設種別である施設に供給する食事数の合計が１回500食以上又は１日1,500食以上である場合には，二号施設とすること。

この場合，病院等に対し１回に供給する食数については，供給食数の実績ではなく，許可病床数又は入所定員数（１日に供給する食事数については，許可病床数又は入所定員数の３倍の数）として取り扱うものとすること。

３ その他，社会福祉施設等に食事を供給する特定給食施設について

⑴ 法第21条第１項の指定の対象施設となる特定給食施設のうち，法令等により栄養士を必置とされている複数の社会福祉施設及び児童福祉施設（以下「社会福祉施設等」という。）に限り食事を供給する施設にあっては，それぞれの社会福祉施設等に配置されている栄養士が各施設において栄養業務を行っていることに鑑み，法第21条第１項の指定の対象施設となる社会福祉施設等に供給される食事数が１回500食以上又は１日1,500食以上となるものがある場合には，二号施設とみなされること。

⑵ 特定給食施設が複数の施設に食事を供給する場合であって，当該供給先の施設に法令等により栄養士を必置としない施設を含むときは，特定の対象者に継続的に食事を供給し，一号施設又は二号施設の対象となる施設種別である施設に供給される食事数が１回500食以上又は１日1,500食以上となる場合に，二号施設とみなされること。

ただし，供給先の施設を特定給食施設等として把握し，個別に管理する場合には，食数から除外することとし，重複することのないようにすること。

⑶ 事業所等に対し食事を供給する特定給食施設にあっては，当該特定給食施設により事業所等に供給される食事が主として事業所等に勤務又は居住する者により喫食され，かつ，事業所等で勤務又は居住する者の概ね８割以上が当該給食施設で供給する食事を喫食するものであって１回500食以上又は１日1,500食以上供給する場合，二号施設とみなされること。

別添２

特定給食施設が行う栄養管理に係る留意事項について

（令和２年３月31日付け健健発0331第２号別添２）

第１　趣旨

健康増進法（平成14年法律第103号。以下「法」という。）第20条の規定に基づき設置・届出された特定給食施設において，当該特定給食施設の設置者は，法第21条第３項の規定により，健康増進法施行規則（平成15年厚生労働省令第86号）第９条の基準（以下「栄養管理基準」という。）に従って適切な栄養管理を行わなければならないこととされているところ，本留意事項は，その運用上の留意点を示したものである。

特定給食施設の設置者及び管理者は，適切な栄養管理がなされるよう，体制を整えること。

なお，給食業務を委託している場合にあっては，栄養管理の責任は施設側にあるので，委託事業者の業務の状況を定期的に確認し，必要な指示を行うこと。

第２　特定給食施設が行う栄養管理について

１ 身体の状況，栄養状態等の把握，食事の提供，品質管理及び評価について

⑴ 利用者の性，年齢，身体の状況，食事の摂取状況，生活状況等を定期的に把握すること。

なお，食事の摂取状況については，可能な限り，給食以外の食事の状況も把握するよう努めること。

⑵ ⑴で把握した情報に基づき給与栄養量の目標を設定し，食事の提供に関する計画を作成すること。

なお，利用者間で必要な栄養量に差が大きい場合には，複数献立の提供や量の調整を行う等，各利用者に対して適切な選択肢が提供できるよう，工夫すること。複数献立とする場合には，各献立に対して給与栄養量の目標を設定すること。

⑶ ⑵で作成した計画に基づき，食材料の調達，調理及び提供を行うこと。

⑷ ⑶で提供した食事の摂取状況を定期的に把握するとともに，身体状況の変化を把握するなどし，これらの総合的な評価を行い，その結果に基づき，食事計画の改善を図ること。

⑸ なお，提供エネルギー量の評価には，個々人の体重，体格の変化並びに肥満及びやせに該当する者の割合の変化を参考にすること。

ただし，より適切にエネルギー量の過不足を評価できる指標が他にある場合はこの限りではない。

２ 提供する食事（給食）の献立について

⑴ 給食の献立は，利用者の身体の状況，日常の食事の摂取量に占める給食の割合，嗜好等に配慮するとともに，料理の組合せや食品の組合せにも配慮して作成するよう努めること。

⑵ 複数献立や選択食（カフェテリア方式）のよう

に，利用者の自主性により料理の選択が行われる場合には，モデル的な料理の組合せを提示するよう努めること。

3　栄養に関する情報の提供について

(1)　利用者に対し献立表の掲示や熱量，たんぱく質，脂質，食塩等の主要栄養成分の表示を行うなど，健康や栄養に関する情報の提供を行うこと。

(2)　給食は，利用者が正しい食習慣を身に付け，より健康的な生活を送るために必要な知識を習得する良い機会であるため，各々の施設の実情に応じ利用者等に対して各種の媒体を活用することなどにより知識の普及に努めること。

4　書類の整備について

(1)　献立表など食事計画に関する書類とともに，利用者の身体状況など栄養管理の評価に必要な情報について適正に管理すること。

(2)　委託契約を交わしている場合は，委託契約の内容が確認できるよう委託契約書等を備えること。

5　衛生管理について

給食の運営は，衛生的かつ安全に行われること。具体的には，食品衛生法（昭和22年法律第233号），「大規模食中毒対策等について」（平成９年３月24日付け衛食第85号生活衛生局長通知）の別添「大量調理施設衛生管理マニュアル」その他関係法令等の定めるところによること。

第３　災害等の備え

災害等発生時であっても栄養管理基準に沿った適切な栄養管理を行うため，平時から災害等発生時に備え，食料の備蓄や対応方法の整理など，体制の整備に努めること。

６．製造物責任法（抜粋）

（平成６年７月１日法律第85号）

（最終改正　平成29年６月２日法律第45号）

（目的）

第１条　この法律は，製造物の欠陥により人の生命，身体又は財産に係る被害が生じた場合における製造業者等の損害賠償の責任について定めることにより，被害者の保護を図り，もって国民生活の安定向上と国民経済の健全な発展に寄与することを目的とする。

（製造物責任）

第３条　製造業者等は，その製造，加工，輸入又は前条第３項第２号若しくは第３号の氏名等の表示をした製造物であって，その引き渡したものの欠陥により他人の生命，身体又は財産を侵害したときは，これによって生じた損害を賠償する責めに任ずる。ただし，その損害が当該製造物についてのみ生じたときは，この限りでない。

７．大量調理施設衛生管理マニュアル

（平成９年３月24日衛食第85号別添）

（最終改正　平成29年６月16日生食発第0616第１号）

Ⅰ　趣　旨

本マニュアルは，集団給食施設等における食中毒を予防するために，HACCPの概念に基づき，調理過程における重要管理事項として，

①　原材料受入れ及び下処理段階における管理を徹底すること。

②　加熱調理食品については，中心部まで十分加熱し，食中毒菌等（ウイルスを含む。以下同じ。）を死滅させること。

③　加熱調理後の食品及び非加熱調理食品の二次汚染防止を徹底すること。

④　食中毒菌が付着した場合に菌の増殖を防ぐため，原材料及び調理後の食品の温度管理を徹底すること。

等を示したものである。

集団給食施設等においては，衛生管理体制を確立し，これらの重要管理事項について，点検・記録を行うとともに，必要な改善措置を講じる必要がある。また，これを遵守するため，更なる衛生知識の普及啓発に努める必要がある。

なお，本マニュアルは同一メニューを１回300食以上又は１日750食以上を提供する調理施設に適用する。

Ⅱ　重要管理事項

1．原材料の受入れ・下処理段階における管理

(1)　原材料については，品名，仕入元の名称及び所在地，生産者（製造又は加工者を含む。）の名称及び所在地，ロットが確認可能な情報（年月日表示又はロット番号）並びに仕入れ年月日を記録し，１年間保管すること。

(2)　原材料について納入業者が定期的に実施する微生物及び理化学検査の結果を提出させること。その結果については，保健所に相談するなどして，原材料として不適と判断した場合には，納入業者の変更等適切な措置を講じること。検査結果については，１年間保管すること。

(3)　加熱せずに喫食する食品（牛乳，発酵乳，プリン等容器包装に入れられ，かつ，殺菌された食品を除く。）については，乾物や摂取量が少ない食品も含め，製造加工業者の衛生管理の体制について保健所の監視票，食品等事業者の自主管理記録票等により確認するとともに，製造加工業者が従事者の健康状態の確認等ノロウイルス対策を適切に行っているかを確認すること。

(4)　原材料の納入に際しては調理従事者等が必ず立ち合い，検収場で品質，鮮度，品温（納入業者が運搬の際，別添１に従い，適切な温度管理を行っ

ていたかどうかを含む。)，異物の混入等につき，点検を行い，その結果を記録すること。

(5) 原材料の納入に際しては，缶詰，乾物，調味料等常温保存可能なものを除き，食肉類，魚介類，野菜類等の生鮮食品については１回で使い切る量を調理当日に仕入れるようにすること。

(6) 野菜及び果物を加熱せずに供する場合には，別添２に従い，流水（食品製造用水[注1]として用いるもの。以下同じ。）で十分洗浄し，必要に応じて次亜塩素酸ナトリウム等で殺菌[注2]した後，流水で十分すすぎ洗いを行うこと。特に高齢者，若齢者及び抵抗力の弱い者を対象とした食事を提供する施設で，加熱せずに供する場合（表皮を除去する場合を除く。）には，殺菌を行うこと。

注１：従前の「飲用適の水」に同じ。(「食品，添加物等の規格基準」（昭和34年厚生省告示第370号）の改正により用語のみ読み替えたもの。定義については同告示の「第１食品　B食品一般の製造，加工及び調理基準」を参照のこと。)

注２：次亜塩素酸ナトリウム溶液又はこれと同等の効果を有する亜塩素酸水（きのこ類を除く。)，亜塩素酸ナトリウム溶液（生食用野菜に限る。)，過酢酸製剤，次亜塩素酸水並びに食品添加物として使用できる有機酸溶液。これらを使用する場合，食品衛生法で規定する「食品，添加物等の規格基準」を遵守すること。

２．加熱調理食品の加熱温度管理

加熱調理食品は，別添２に従い，中心部温度計を用いるなどにより，中心部が75℃で１分間以上（二枚貝等ノロウイルス汚染のおそれのある食品の場合は85～90℃で90秒間以上）又はこれと同等以上まで加熱されていることを確認するとともに，温度と時間の記録を行うこと。

３．二次汚染の防止

(1) 調理従事者等（食品の盛付け・配膳等，食品に接触する可能性のある者及び臨時職員を含む。以下同じ。）は，次に定める場合には，別添２に従い，必ず流水・石けんによる手洗いによりしっかりと２回（その他の時には丁寧に１回）手指の洗浄及び消毒を行うこと。なお，使い捨て手袋を使用する場合にも，原則として次に定める場合に交換を行うこと。

① 作業開始前及び用便後

② 汚染作業区域から非汚染作業区域に移動する場合

③ 食品に直接触れる作業にあたる直前

④ 生の食肉類，魚介類，卵殻等微生物の汚染源となるおそれのある食品等に触れた後，他の食品や器具等に触れる場合

⑤ 配膳の前

(2) 原材料は，隔壁等で他の場所から区分された専用の保管場に保管設備を設け，食肉類，魚介類，野菜類等，食材の分類ごとに区分して保管すること。この場合，専用の衛生的なふた付き容器に入れ替えるなどにより，原材料の包装の汚染を保管設備に持ち込まないようにするとともに，原材料の相互汚染を防ぐこと。

(3) 下処理は汚染作業区域で確実に行い，非汚染作業区域を汚染しないようにすること。

(4) 包丁，まな板などの器具，容器等は用途別及び食品別（下処理用にあっては，魚介類用，食肉類用，野菜類用の別，調理用にあっては，加熱調理済み食品用，生食野菜用，生食魚介類用の別）にそれぞれ専用のものを用意し，混同しないようにして使用すること。

(5) 器具，容器等の使用後は，別添２に従い，全面を流水で洗浄し，さらに80℃，５分間以上の加熱又はこれと同等の効果を有する方法[注3]で十分殺菌した後，乾燥させ，清潔な保管庫を用いるなどして衛生的に保管すること。なお，調理場内における器具，容器等の使用後の洗浄・殺菌は，原則として全ての食品が調理場から搬出された後に行うこと。

また，器具，容器等の使用中も必要に応じ，同様の方法で熱湯殺菌を行うなど，衛生的に使用すること。この場合，洗浄水等が飛散しないように行うこと。なお，原材料用に使用した器具，容器等をそのまま調理後の食品用に使用するようなことは，けっして行わないこと。

(6) まな板，ざる，木製の器具は汚染が残存する可能性が高いので，特に十分な殺菌[注4]に留意すること。なお，木製の器具は極力使用を控えることが望ましい。

(7) フードカッター，野菜切り機等の調理機械は，最低１日１回以上，分解して洗浄・殺菌[注5]した後，乾燥させること。

(8) シンクは原則として用途別に相互汚染しないように設置すること。特に，加熱調理用食材，非加熱調理用食材，器具の洗浄等に用いるシンクを必ず別に設置すること。また，二次汚染を防止するため，洗浄・殺菌[注5]し，清潔に保つこと。

(9) 食品並びに移動性の器具及び容器の取り扱いは，床面からの跳ね水等による汚染を防止するため，床面から60cm以上の場所で行うこと。ただし，跳ね水等からの直接汚染が防止できる食缶等で食品を取り扱う場合には，30cm以上の台にのせて行うこと。

(10) 加熱調理後の食品の冷却，非加熱調理食品の下処理後における調理場等での一時保管等は，他からの二次汚染を防止するため，清潔な場所で行うこと。

(11) 調理終了後の食品は衛生的な容器にふたをして

保存し，他からの二次汚染を防止すること。

⑿　使用水は食品製造用水を用いること。また，使用水は，色，濁り，におい，異物のほか，貯水槽を設置している場合や井戸水等を殺菌・ろ過して使用する場合には，遊離残留塩素が0.1mg/l以上であることを始業前及び調理作業終了後に毎日検査し，記録すること。

注３：塩素系消毒剤（次亜塩素酸ナトリウム，亜塩素酸水，次亜塩素酸水等）やエタノール系消毒剤には，ノロウイルスに対する不活化効果を期待できるものがある。使用する場合，濃度･方法等，製品の指示を守って使用すること。浸漬により使用することが望ましいが，浸漬が困難な場合にあっては，不織布等に十分浸み込ませて清拭すること。

（参考文献）「平成27年度ノロウイルスの不活化条件に関する調査報告書」（URL省略）

注４：大型のまな板やざる等，十分な洗浄が困難な器具については，亜塩素酸水又は次亜塩素酸ナトリウム等の塩素系消毒剤に浸漬するなどして消毒を行うこと。

注５：80℃で５分間以上の加熱又はこれと同等の効果を有する方法（注３参照）。

４．原材料及び調理済み食品の温度管理

⑴　原材料は，別添１に従い，戸棚，冷凍又は冷蔵設備に適切な温度で保存すること。

また，原材料搬入時の時刻，室温及び冷凍又は冷蔵設備内温度を記録すること。

⑵　冷凍又は冷蔵設備から出した原材料は，速やかに下処理，調理を行うこと。非加熱で供される食品については，下処理後速やかに調理に移行すること。

⑶　調理後直ちに提供される食品以外の食品は，食中毒菌の増殖を抑制するために，10℃以下又は65℃以上で管理することが必要である。（別添３参照）

①　加熱調理後，食品を冷却する場合には，食中毒菌の発育至適温度帯（約20℃～50℃）の時間を可能な限り短くするため，冷却機を用いたり，清潔な場所で衛生的な容器に小分けするなどして，30分以内に中心温度を20℃付近（又は60分以内に中心温度を10℃付近）まで下げるよう工夫すること。

この場合，冷却開始時刻，冷却終了時刻を記録すること。

②　調理が終了した食品は速やかに提供できるよう工夫すること。

調理終了後30分以内に提供できるものについては，調理終了時刻を記録すること。また，調理終了後提供まで30分以上を要する場合は次のア及びイによること。

ア　温かい状態で提供される食品については，調理終了後速やかに保温食缶等に移し保存すること。この場合，食缶等へ移し替えた時刻を記録すること。

イ　その他の食品については，調理終了後提供まで10℃以下で保存すること。

この場合，保冷設備への搬入時刻，保冷設備内温度及び保冷設備からの搬出時刻を記録すること。

③　配送過程においては保冷又は保温設備のある運搬車を用いるなど，10℃以下又は65℃以上の適切な温度管理を行い配送し，配送時刻の記録を行うこと。

また，65℃以上で提供される食品以外の食品については，保冷設備への搬入時刻及び保冷設備内温度の記録を行うこと。

④　共同調理施設等で調理された食品を受け入れ，提供する施設においても，温かい状態で提供される食品以外の食品であって，提供まで30分以上を要する場合は提供まで10℃以下で保存すること。

この場合，保冷設備への搬入時刻，保冷設備内温度及び保冷設備からの搬出時刻を記録すること。

⑷　調理後の食品は，調理終了後から２時間以内に喫食することが望ましい。

５．その他

⑴　施設設備の構造

①　隔壁等により，汚水溜，動物飼育場，廃棄物集積場等不潔な場所から完全に区別されていること。

②　施設の出入口及び窓は極力閉めておくとともに，外部に開放される部分には網戸，エアカーテン，自動ドア等を設置し，ねずみや昆虫の侵入を防止すること。

③　食品の各調理過程ごとに，汚染作業区域（検収場，原材料の保管場，下処理場），非汚染作業区域（さらに準清潔作業区域（調理場）と清潔作業区域（放冷・調製場，製品の保管場）に区分される。）を明確に区別すること。なお，各区域を固定し，それぞれを壁で区画する，床面を色別する，境界にテープをはる等により明確に区画することが望ましい。

④　手洗い設備，履き物の消毒設備（履き物の交換が困難な場合に限る。）は，各作業区域の入り口手前に設置すること。

なお，手洗い設備は，感知式の設備等で，コック，ハンドル等を直接手で操作しない構造のものが望ましい。

⑤　器具，容器等は，作業動線を考慮し，予め適

切な場所に適切な数を配置しておくこと。

⑥　床面に水を使用する部分にあっては，適当な勾配（100分の２程度）及び排水溝（100分の２から４程度の勾配を有するもの）を設けるなど排水が容易に行える構造であること。

⑦　シンク等の排水口は排水が飛散しない構造であること。

⑧　全ての移動性の器具，容器等を衛生的に保管するため，外部から汚染されない構造の保管設備を設けること。

⑨　便所等

ア　便所，休憩室及び更衣室は，隔壁により食品を取り扱う場所と必ず区分されていること。なお，調理場等から３m以上離れた場所に設けられていることが望ましい。

イ　便所には，専用の手洗い設備，専用の履き物が備えられていること。また，便所は，調理従事者等専用のものが設けられていることが望ましい。

⑩　その他

施設は，ドライシステム化を積極的に図ることが望ましい。

⑵　施設設備の管理

①　施設・設備は必要に応じて補修を行い，施設の床面（排水溝を含む。），内壁のうち床面から１mまでの部分及び手指の触れる場所は１日に１回以上，施設の天井及び内壁のうち床面から１m以上の部分は１月に１回以上清掃し，必要に応じて，洗浄・消毒を行うこと。施設の清掃は全ての食品が調理場内から完全に搬出された後に行うこと。

②　施設におけるねずみ，昆虫等の発生状況を１月に１回以上巡回点検するとともに，ねずみ，昆虫の駆除を半年に１回以上（発生を確認した時にはその都度）実施し，その実施記録を１年間保管すること。また，施設及びその周囲は，維持管理を適切に行うことにより，常に良好な状態に保ち，ねずみや昆虫の繁殖場所の排除に努めること。

なお，殺そ剤又は殺虫剤を使用する場合には，食品を汚染しないようその取扱いに十分注意すること。

③　施設は，衛生的な管理に努め，みだりに部外者を立ち入らせたり，調理作業に不必要な物品等を置いたりしないこと。

④　原材料を配送用包装のまま非汚染作業区域に持ち込まないこと。

⑤　施設は十分な換気を行い，高温多湿を避けること。調理場は湿度80％以下，温度は25℃以下に保つことが望ましい。

⑥　手洗い設備には，手洗いに適当な石けん，爪ブラシ，ペーパータオル，殺菌液等を定期的に補充し，常に使用できる状態にしておくこと。

⑦　水道事業により供給される水以外の井戸水等の水を使用する場合には，公的検査機関，厚生労働大臣の登録検査機関等に依頼して，年２回以上水質検査を行うこと。検査の結果，飲用不適とされた場合は，直ちに保健所長の指示を受け，適切な措置を講じること。なお，検査結果は１年間保管すること。

⑧　貯水槽は清潔を保持するため，専門の業者に委託して，年１回以上清掃すること。

なお，清掃した証明書は１年間保管すること。

⑨　便所については，業務開始前，業務中及び業務終了後等定期的に清掃及び消毒剤による消毒を行って衛生的に保つこと[注6]。

⑩　施設（客席等の飲食施設，ロビー等の共用施設を含む。）において利用者等が嘔吐した場合には，消毒剤を用いて迅速かつ適切に嘔吐物の処理を行うこと[注6]により，利用者及び調理従事者等へのノロウイルス感染及び施設の汚染防止に努めること。

注６：「ノロウイルスに関するQ&A」（厚生労働省）を参照のこと。

⑶　検食の保存

検食は，原材料及び調理済み食品を食品ごとに50g程度ずつ清潔な容器（ビニール袋等）に入れ，密封し，－20℃以下で２週間以上保存すること。

なお，原材料は，特に，洗浄・殺菌等を行わず，購入した状態で，調理済み食品は配膳後の状態で保存すること。

⑷　調理従事者等の衛生管理

①　調理従事者等は，便所及び風呂等における衛生的な生活環境を確保すること。

また，ノロウイルスの流行期には十分に加熱された食品を摂取する等により感染防止に努め，徹底した手洗いの励行を行うなど自らが施設や食品の汚染の原因とならないように措置するとともに，体調に留意し，健康な状態を保つように努めること。

②　調理従事者等は，毎日作業開始前に，自らの健康状態を衛生管理者に報告し，衛生管理者はその結果を記録すること。

③　調理従事者等は臨時職員も含め，定期的な健康診断及び月に１回以上の検便を受けること。検便検査[注7]には，腸管出血性大腸菌の検査を含めることとし，10月から３月までの間には月に１回以上又は必要に応じて[注8]ノロウイルスの検便検査に努めること。

④　ノロウイルスの無症状病原体保有者であるこ

とが判明した調理従事者等は，検便検査においてノロウイルスを保有していないことが確認されるまでの間，食品に直接触れる調理作業を控えるなど適切な措置をとることが望ましいこと。

⑤ 調理従事者等は下痢，嘔吐，発熱などの症状があった時，手指等に化膿創があった時は調理作業に従事しないこと。

⑥ 下痢又は嘔吐等の症状がある調理従事者等については，直ちに医療機関を受診し，感染性疾患の有無を確認すること。ノロウイルスを原因とする感染性疾患による症状と診断された調理従事者等は，検便検査においてノロウイルスを保有していないことが確認されるまでの間，食品に直接触れる調理作業を控えるなど適切な処置をとることが望ましいこと。

⑦ 調理従事者等が着用する帽子，外衣は毎日専用で清潔なものに交換すること。

⑧ 下処理場から調理場への移動の際には，外衣，履き物の交換等を行うこと。(履き物の交換が困難な場合には履き物の消毒を必ず行うこと。)

⑨ 便所には，調理作業時に着用する外衣，帽子，履き物のまま入らないこと。

⑩ 調理，点検に従事しない者が，やむを得ず，調理施設に立ち入る場合には，専用の清潔な帽子，外衣及び履き物を着用させ，手洗い及び手指の消毒を行わせること。

⑪ 食中毒が発生した時の原因究明を確実に行うため，原則として，調理従事者等は当該施設で調理された食品を喫食しないこと。

ただし，原因究明に支障を来さないための措置が講じられている場合はこの限りでない。(試食担当者を限定すること等)

注7：ノロウイルスの検査に当たっては，遺伝子型によらず，概ね便1 g当たり10^5オーダーのノロウイルスを検出できる検査法を用いることが望ましい。ただし，検査結果が陰性であっても検査感度によりノロウイルスを保有している可能性を踏まえた衛生管理が必要である。

注8：ノロウイルスの検便検査の実施に当たっては，調理従事者の健康確認の補完手段とする場合，家族等に感染性胃腸炎が疑われる有症者がいる場合，病原微生物検出情報においてノロウイルスの検出状況が増加している場合などの各食品等事業者の事情に応じ判断すること。

(5) その他

① 加熱調理食品にトッピングする非加熱調理食品は，直接喫食する非加熱調理食品と同様の衛生管理を行い，トッピングする時期は提供までの時間が極力短くなるようにすること。

② 廃棄物（調理施設内で生じた廃棄物及び返却された残渣をいう。）の管理は，次のように行うこと。

ア 廃棄物容器は，汚臭，汚液がもれないように管理するとともに，作業終了後は速やかに清掃し，衛生上支障のないように保持すること。

イ 返却された残渣は非汚染作業区域に持ち込まないこと。

ウ 廃棄物は，適宜集積場に搬出し，作業場に放置しないこと。

エ 廃棄物集積場は，廃棄物の搬出後清掃するなど，周囲の環境に悪影響を及ぼさないよう管理すること。

Ⅲ 衛生管理体制

1．衛生管理体制の確立

(1) 調理施設の経営者又は学校長等施設の運営管理責任者（以下「責任者」という。）は，施設の衛生管理に関する責任者（以下「衛生管理者」という。）を指名すること。

なお，共同調理施設等で調理された食品を受け入れ，提供する施設においても，衛生管理者を指名すること。

(2) 責任者は，日頃から食材の納入業者についての情報の収集に努め，品質管理の確かな業者から食材を購入すること。また，継続的に購入する場合は，配送中の保存温度の徹底を指示するほか，納入業者が定期的に行う原材料の微生物検査等の結果の提出を求めること。

(3) 責任者は，衛生管理者に別紙点検表に基づく点検作業を行わせるとともに，そのつど点検結果を報告させ，適切に点検が行われたことを確認すること。点検結果については，1年間保管すること。

(4) 責任者は，点検の結果，衛生管理者から改善不能な異常の発生の報告を受けた場合，食材の返品，メニューの一部削除，調理済み食品の回収等必要な措置を講ずること。

(5) 責任者は，点検の結果，改善に時間を要する事態が生じた場合，必要な応急処置を講じるとともに，計画的に改善を行うこと。

(6) 責任者は，衛生管理者及び調理従事者等に対して衛生管理及び食中毒防止に関する研修に参加させるなど必要な知識･技術の周知徹底を図ること。

(7) 責任者は，調理従事者等を含め職員の健康管理及び健康状態の確認を組織的・継続的に行い，調理従事者等の感染及び調理従事者等からの施設汚染の防止に努めること。

(8) 責任者は，衛生管理者に毎日作業開始前に，各調理従事者等の健康状態を確認させ，その結果を記録させること。

(9)　責任者は，調理従事者等に定期的な健康診断及び月に1回以上の検便を受けさせること。検便検査には，腸管出血性大腸菌の検査を含めることとし，10月から3月までの間には月に1回以上又は必要に応じてノロウイルスの検便検査を受けさせるよう努めること。

(10)　責任者は，ノロウイルスの無症状病原体保有者であることが判明した調理従事者等を，検便検査においてノロウイルスを保有していないことが確認されるまでの間，食品に直接触れる調理作業を控えさせるなど適切な措置をとることが望ましいこと。

(11)　責任者は，調理従事者等が下痢，嘔吐，発熱などの症状があった時，手指等に化膿創があった時は調理作業に従事させないこと。

(12)　責任者は，下痢又は嘔吐等の症状がある調理従事者等について，直ちに医療機関を受診させ，感染性疾患の有無を確認すること。ノロウイルスを原因とする感染性疾患による症状と診断された調理従事者等は，検便検査においてノロウイルスを保有していないことが確認されるまでの間，食品に直接触れる調理作業を控えさせるなど適切な処置をとることが望ましいこと。

(13)　責任者は，調理従事者等について，ノロウイルスにより発症した調理従事者等と一緒に感染の原因と考えられる食事を喫食するなど，同一の感染機会があった可能性がある調理従事者等について速やかにノロウイルスの検便検査を実施し，検査の結果ノロウイルスを保有していないことが確認されるまでの間，調理に直接従事することを控えさせる等の手段を講じることが望ましいこと。

(14)　献立の作成に当たっては，施設の人員等の能力に余裕を持った献立作成を行うこと。

(15)　献立ごとの調理工程表の作成に当たっては，次の事項に留意すること。

ア　調理従事者等の汚染作業区域から非汚染作業区域への移動を極力行わないようにすること。

イ　調理従事者等の一日ごとの作業の分業化を図ることが望ましいこと。

ウ　調理終了後速やかに喫食されるよう工夫すること。

また，衛生管理者は調理工程表に基づき，調理従事者等と作業分担等について事前に十分な打合せを行うこと。

(16)　施設の衛生管理全般について，専門的な知識を有する者から定期的な指導，助言を受けることが望ましい。また，従事者の健康管理については，労働安全衛生法等関係法令に基づき産業医等から定期的な指導，助言を受けること。

(17)　高齢者や乳幼児が利用する施設等においては，平常時から施設長を責任者とする危機管理体制を整備し，感染拡大防止のための組織対応を文書化するとともに，具体的な対応訓練を行っておくことが望ましいこと。また，従業員あるいは利用者において下痢・嘔吐症の発生を迅速に把握するために，定常的に有症状者数を調査・監視することが望ましいこと。

（別添1）原材料，製品等の保存温度

食品名	保存温度
穀類加工品（小麦粉，デンプン）	室温
砂糖	室温
食肉・鯨肉	10℃以下
細切した食肉・鯨肉を凍結したものを容器包装に入れたもの	−15℃以下
食肉製品	10℃以下
鯨肉製品	10℃以下
冷凍食肉製品	−15℃以下
冷凍鯨肉製品	−15℃以下
ゆでだこ	10℃以下
冷凍ゆでだこ	−15℃以下
生食用かき	10℃以下
生食用冷凍かき	−15℃以下
冷凍食品	−15℃以下
魚肉ソーセージ，魚肉ハム及び特殊包装かまぼこ	10℃以下
冷凍魚肉ねり製品	−15℃以下
液状油脂	室温
固形油脂（ラード，マーガリン，ショートニング，カカオ脂）	10℃以下
殻付卵	10℃以下
液卵	8℃以下
凍結卵	−18℃以下
乾燥卵	室温
ナッツ類	15℃以下
チョコレート	15℃以下
生鮮果実・野菜	10℃前後
生鮮魚介類（生食用鮮魚介類を含む。）	5℃以下
乳・濃縮乳 脱脂乳 クリーム	10℃以下
バター チーズ 練乳	15℃以下
清涼飲料水（食品衛生法の食品，添加物等の規格基準に規定のあるものについては，当該保存基準に従うこと。）	室温

（別添２）標準作業書

（手洗いマニュアル）

1．水で手をぬらし石けんをつける。

2．指，腕を洗う。特に，指の間，指先をよく洗う。（30秒程度）

3．石けんをよく洗い流す。（20秒程度）

4．使い捨てペーパータオル等でふく。（タオル等の共用はしないこと。）

5．消毒用のアルコールをかけて手指によくすりこむ。

（本文のⅡ３（１）で定める場合には，１から３までの手順を２回実施する。）

（器具等の洗浄・殺菌マニュアル）

1．調理機械

① 機械本体・部品を分解する。なお，分解した部品は床にじか置きしないようにする。

② 食品製造用水（40℃程度の微温水が望ましい。）で３回水洗いする。

③ スポンジタワシに中性洗剤又は弱アルカリ性洗剤をつけてよく洗浄する。

④ 食品製造用水（40℃程度の微温水が望ましい。）でよく洗剤を洗い流す。

⑤ 部品は80℃で５分間以上の加熱又はこれと同等の効果を有する方法[注1]で殺菌を行う。

⑥ よく乾燥させる。

⑦ 機械本体・部品を組み立てる。

⑧ 作業開始前に70％アルコール噴霧又はこれと同等の効果を有する方法で殺菌を行う。

2．調理台

① 調理台周辺の片づけを行う。

② 食品製造用水（40℃程度の微温水が望ましい。）で３回水洗いする。

③ スポンジタワシに中性洗剤又は弱アルカリ性洗剤をつけてよく洗浄する。

④ 食品製造用水（40℃程度の微温水が望ましい。）でよく洗剤を洗い流す。

⑤ よく乾燥させる。

⑥ 70％アルコール噴霧又はこれと同等の効果を有する方法[注1]で殺菌を行う。

⑦ 作業開始前に⑥と同様の方法で殺菌を行う。

3．まな板，包丁，へら等

① 食品製造用水（40℃程度の微温水が望ましい。）で３回水洗いする。

② スポンジタワシに中性洗剤又は弱アルカリ性洗剤をつけてよく洗浄する。

③ 食品製造用水（40℃程度の微温水が望ましい。）でよく洗剤を洗い流す。

④ 80℃で５分間以上の加熱又はこれと同等の効果を有する方法[注2]で殺菌を行う。

⑤ よく乾燥させる。

⑥ 清潔な保管庫にて保管する。

4．ふきん，タオル等

① 食品製造用水（40℃程度の微温水が望ましい。）で３回水洗いする。

② 中性洗剤又は弱アルカリ性洗剤をつけてよく洗浄する。

③ 食品製造用水（40℃程度の微温水が望ましい。）でよく洗剤を洗い流す。

④ 100℃で５分間以上煮沸殺菌を行う。

⑤ 清潔な場所で乾燥，保管する。

注１：塩素系消毒剤（次亜塩素酸ナトリウム，亜塩素酸水，次亜塩素酸水等）やエタノール系消毒剤には，ノロウイルスに対する不活化効果を期待できるものがある。使用する場合，濃度･方法等，製品の指示を守って使用すること。浸漬により使用することが望ましいが，浸漬が困難な場合にあっては，不織布等に十分浸み込ませて清拭すること。

（参考文献）「平成27年度ノロウイルスの不活化条件に関する調査報告書」（URL省略）

注２：大型のまな板やざる等，十分な洗浄が困難な器具については，亜塩素酸水又は次亜塩素酸ナトリウム等の塩素系消毒剤に浸漬するなどして消毒を行うこと。

（原材料等の保管管理マニュアル）

1．野菜・果物[注3]

① 衛生害虫，異物混入，腐敗・異臭等がないか点検する。異常品は返品又は使用禁止とする。

② 各材料ごとに，50ｇ程度ずつ清潔な容器（ビニール袋等）に密封して入れ，－20℃以下で２週間以上保存する。（検食用）

③ 専用の清潔な容器に入れ替えるなどして，10℃前後で保存する（冷凍野菜は－15℃以下）。

④ 流水で３回以上水洗いする。

⑤ 中性洗剤で洗う。

⑥ 流水で十分すすぎ洗いする。

⑦ 必要に応じて，次亜塩素酸ナトリウム等[注4]で殺菌[注5]した後，流水で十分すすぎ洗いする。

⑧ 水切りする。

⑨ 専用のまな板，包丁でカットする。

⑩ 清潔な容器に入れる。

⑪ 清潔なシートで覆い（容器がふた付きの場合を除く），調理まで30分以上を要する場合には，10℃以下で冷蔵保存する。

注３：表面の汚れが除去され，分割・細切されずに皮付きで提供されるみかん等の果物にあっては，③から⑧までを省略して差し支えない。

注４：次亜塩素酸ナトリウム溶液（200mg/ℓで５分間又は100mg/ℓで10分間）又はこれと同等の効果を有する亜塩素酸水（きのこ類を除く。），亜塩素酸ナトリウム溶液（生食用野菜に限る。），過酢酸製剤，次亜塩素酸水並びに食品

添加物として使用できる有機酸溶液。これらを使用する場合，食品衛生法で規定する「食品，添加物等の規格基準」を遵守すること。

注５：高齢者，若齢者及び抵抗力の弱い者を対象とした食事を提供する施設で，加熱せずに供する場合（表皮を除去する場合を除く。）には，殺菌を行うこと。

２．魚介類，食肉類

①　衛生害虫，異物混入，腐敗・異臭等がないか点検する。異常品は返品又は使用禁止とする。

②　各材料ごとに，50ｇ程度ずつ清潔な容器（ビニール袋等）に密封して入れ，－20℃以下で２週間以上保存する。（検食用）

③　専用の清潔な容器に入れ替えるなどして，食肉類については10℃以下，魚介類については５℃以下で保存する（冷凍で保存するものは－15℃以下）。

④　必要に応じて，次亜塩素酸ナトリウム等[注6]で殺菌した後，流水で十分すすぎ洗いする。

⑤　専用のまな板，包丁でカットする。

⑥　速やかに調理へ移行させる。

注６：次亜塩素酸ナトリウム溶液（200mg/ℓで５分間又は100mg/ℓで10分間）又はこれと同等の効果を有する亜塩素酸水，亜塩素酸ナトリウム溶液（魚介類を除く。），過酢酸製剤（魚介類を除く。），次亜塩素酸水，次亜臭素酸水（魚介類を除く。）並びに食品添加物として使用できる有機酸溶液。これらを使用する場合，食品衛生法で規定する「食品，添加物等の規格基準」を遵守すること。

（加熱調理食品の中心温度及び加熱時間の記録マニュアル）

１．揚げ物

①　油温が設定した温度以上になったことを確認する。

②　調理を開始した時間を記録する。

③　調理の途中で適当な時間を見はからって食品の中心温度を校正された温度計で３点以上測定し，全ての点において75℃以上に達していた場合には，それぞれの中心温度を記録するとともに，その時点からさらに１分以上加熱を続ける（二枚貝等ノロウイルス汚染のおそれのある食品の場合は85～90℃で90秒間以上）。

④　最終的な加熱処理時間を記録する。

⑤　なお，複数回同一の作業を繰り返す場合には，油温が設定した温度以上であることを確認・記録し，①～④で設定した条件に基づき，加熱処理を行う。油温が設定した温度以上に達していない場合には，油温を上昇させるため必要な措置を講ずる。

２．焼き物及び蒸し物

①　調理を開始した時間を記録する。

②　調理の途中で適当な時間を見はからって食品の中心温度を校正された温度計で３点以上測定し，全ての点において75℃以上に達していた場合には，それぞれの中心温度を記録するとともに，その時点からさらに１分以上加熱を続ける（二枚貝等ノロウイルス汚染のおそれのある食品の場合は85～90℃で90秒間以上）。

③　最終的な加熱処理時間を記録する。

④　なお，複数回同一の作業を繰り返す場合には，①～③で設定した条件に基づき，加熱処理を行う。この場合，中心温度の測定は，最も熱が通りにくいと考えられる場所の一点のみでもよい。

３．煮物及び炒め物

調理の順序は食肉類の加熱を優先すること。食肉類，魚介類，野菜類の冷凍品を使用する場合には，十分解凍してから調理を行うこと。

①　調理の途中で適当な時間を見はからって，最も熱が通りにくい具材を選び，食品の中心温度を校正された温度計で３点以上（煮物の場合は１点以上）測定し，全ての点において75℃以上に達していた場合には，それぞれの中心温度を記録するとともに，その時点からさらに１分以上加熱を続ける（二枚貝等ノロウイルス汚染のおそれのある食品の場合は85～90℃で90秒間以上）。

なお，中心温度を測定できるような具材がない場合には，調理釜の中心付近の温度を３点以上（煮物の場合は１点以上）測定する。

②　複数回同一の作業を繰り返す場合にも，同様に点検・記録を行う。

（別添３）調理後の食品の温度管理に係る記録のとり方について

（調理終了後提供まで30分以上を要する場合）

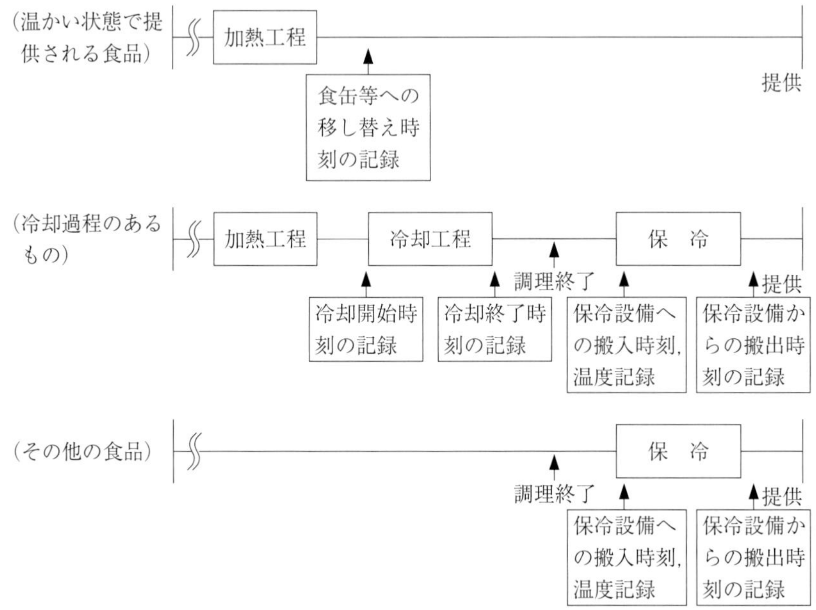

2　病院給食関係法規

1．医療法施行規則（抜粋）

（昭和23年11月５日厚生省令第50号）

（最終改正　令和２年８月31日厚生労働省令第155号厚生労働省令第54号）

〔病院の人員の基準〕

第19条

２　法第21条第３項の厚生労働省令で定める基準（病院の従業員及びその員数に係るものに限る。次頁において同じ。）であつて，都道府県が条例を定めるに当たって従うべきものは，次のとおりとする。

１から３（略）

４　栄養士　病床数百以上の病院にあっては，１

第20条

法第21条第１項第２号から第６号まで，第８号，第９号及び第11号の規定による施設及び記録は，次の各号による。

１から７（略）

８　給食施設は入院患者のすべてに給食することのできる施設とし，調理室の床は耐水材料をもつて洗浄及び排水又は清掃に便利な構造とし，食器の消毒設備を設けなければならない。

９　前号の規定にかかわらず，給食施設は，法第15条の３第２項の規定により調理業務又は洗浄業務を委託する場合にあっては，当該業務に係る設備を設けないことができる。

10と11（略）

2．入院時食事療養及び入院時生活療養の食事の提供たる療養に係る施設基準等（抜粋）

入院時食事療養及び入院時生活療養の食事の提供たる療養の基準等に係る届出に関する手続きの取扱いについて（令和２年３月５日保医発0305第13号）の別添

１　一般的事項（略）

２　入院時食事療養（Ⅰ）又は入院時生活療養（Ⅰ）等の届出

入院時食事療養（Ⅰ）又は入院時生活療養（Ⅰ）の届出に当たっては，下記の全ての事項を満たすものであることとする。

⑴　病院である保険医療機関にあっては入院時食事療養及び入院時生活療養の食事の提供たる療養を担当する部門が組織化されており，常勤の管理栄養士又は栄養士が入院時食事療養及び入院時生活療養の食事の提供たる療養部門の責任者となっていること。また，診療所にあっては管理栄養士又は栄養士が入院時食事療養及び入院時生活療養の食事の提供たる療養の指導を行っていること。

⑵　入院時食事療養及び入院時生活療養の食事の提供たる療養に関する業務は，質の向上と患者サービスの向上を目指して行われるべきものであるが，当該業務を保険医療機関が自ら行うほか，保険医療機関の管理者が業務上必要な注意を果たしうるような体制と契約内容により，入院時食事療

養及び入院時生活療養の食事の提供たる療養の質が確保される場合には，保険医療機関の最終的責任の下で第三者に委託することができるものである。

(3) 一般食を提供している患者の栄養補給量については，患者個々に算定された医師の食事箋又は栄養管理計画による栄養補給量を用いることを原則とするが，これらによらない場合には，推定エネルギー必要量及び栄養素（脂質，たんぱく質，ビタミンA，ビタミンB_1，ビタミンB_2，ビタミンC，カルシウム，鉄，ナトリウム（食塩）及び食物繊維）については，健康増進法（平成14年法律第103号）第16条の２に基づき定められた食事摂取基準の数値を適切に用いるものとすること。

（以下略）

3．基本診療料の施設基準等

（平成20年厚生労働省告示第62号）

（基本診療料の施設基準等の一部を改正する件　令和２年厚生労働省告示　第58号）

第４　入院診療計画，院内感染防止対策，医療安全管理体制，褥瘡対策及び栄養管理体制の基準

５　栄養管理体制の基準

(1) 当該病院である保険医療機関内に，常勤の管理栄養士が１名以上配置されていること。（特別入院基本料，月平均夜勤時間超過減算及び夜勤時間特別入院基本料を算定する病棟を除く。）

(2) 入院患者の栄養管理につき必要な体制が整備されていること。

3 社会福祉施設関係法規

1．児童福祉施設の設備及び運営に関する基準（抜粋）

（昭和23年12月29日厚生省令第63号）

（最終改正　令和元年７月31日厚生労働省令第32号）

第１章　総則

（食事）

第11条　児童福祉施設（助産施設を除く。以下この項において同じ。）において，入所している者に食事を提供するときは，当該児童福祉施設内で調理する方法（第８条の規定により，当該児童福祉施設の調理室を兼ねている他の社会福祉施設の調理室において調理する方法を含む。）により行わなければならない。

２　児童福祉施設において，入所している者に食事を提供するときは，その献立は，できる限り，変化に富み，入所している者の健全な発育に必要な栄養量を含有するものでなければならない。

３　食事は，前項の規定によるほか，食品の種類及び調理方法について栄養並びに入所している者の身体的状況及び嗜好を考慮したものでなければならない。

４　調理は，あらかじめ作成された献立に従って行わなければならない。ただし，少数の児童を対象として家庭的な環境の下で調理するときは，この限りでない。

５　児童福祉施設は，児童の健康な生活の基本としての食を営む力の育成に努めなければならない。

2．保育所における調理業務の委託について

（平成10年２月18日児発第86号）

１　調理業務の委託についての基本的な考え方

保育所における給食については，児童の発育段階や健康状態に応じた離乳食・幼児食やアレルギー・アトピー等への配慮など，安全・衛生面及び栄養面等での質の確保が図られるべきものであり，調理業務について保育所が責任をもって行えるよう施設の職員により行われることが原則であり，望ましいこと。しかしながら，施設の管理者が業務上必要な注意を果たし得るような体制及び契約内容により，施設職員による調理と同様な給食の質が確保される場合には，入所児童の処遇の確保につながるよう十分配慮しつつ，当該業務を第三者に委託することは差し支えないものであること。

２　調理室について

施設内の調理室を使用して調理させること。したがって，施設外で調理し搬入する方法は認められないものであること。

３　栄養面での配慮について

調理業務の委託を行う施設にあっては，保育所や保健所・市町村等の栄養士により献立等について栄養面での指導を受けられるような体制にあるなど栄養士による必要な配慮がなされていること。したがって，こうした体制がとられていない施設にあっては，調理業務の委託を行うことはできないものであること。

４　施設の行う業務について（略）

５　受託業者について

受託業者は次に掲げる事項のすべてを満たすものであること。

ア　保育所における給食の趣旨を十分認識し，適正な給食材料を使用するとともに所要の栄養量が確保される調理を行うものであること。

イ　調理業務の運営実績や組織形態からみて，当該受託業務を継続的かつ安定的に遂行できる能力を有すると認められるものであること。

ウ　受託業務に関し，専門的な立場から必要な指導を行う栄養士が確保されているものであること。
エ　調理業務に従事する者の大半は，当該業務について相当の経験を有するものであること。
オ　調理業務従事者に対して，定期的に，衛生面及び技術面の教育又は訓練を実施するものであること。
カ　調理業務従事者に対して，定期的に，健康診断及び検便を実施するものであること。
キ　不当廉売行為等健全な商習慣に違反する行為を行わないものであること。

3．特別養護老人ホームの設備及び運営に関する基準（抜粋）

（平成11年３月31日厚生労働省令第46号）
（最終改正　平成30年１月18日厚生労働省令第４号）

第２章　基本方針並びに人員，設備及び運営に関する基準

（食事）

第17条　特別養護老人ホームは，栄養並びに入所者の心身の状況及び嗜好を考慮した食事を，適切な時間に提供しなければならない。

２　特別養護老人ホームは，入所者が可能な限り離床して，食堂で食事を摂ることを支援しなければならない。

第３章　ユニット型特別養護老人ホームの基本方針並びに設備及び運営に関する基準

（食事）

第38条　ユニット型特別養護老人ホームは，栄養並びに入居者の心身の状況及び嗜好を考慮した食事を提供しなければならない。

２　ユニット型特別養護老人ホームは，入居者の心身の状況に応じて，適切な方法により，食事の自立について必要な支援を行わなければならない。

３　ユニット型特別養護老人ホームは，入居者の生活慣習を尊重した適切な時間に食事を提供するとともに，入居者がその心身の状況に応じてできる限り自立して食事を摂ることができるよう必要な時間を確保しなければならない。

４　ユニット型特別養護老人ホームは，入居者が相互に社会的関係を築くことができるよう，その意思を尊重しつつ，入居者が共同生活室で食事を摂ることを支援しなければならない。

4．養護老人ホームの設備及び運営に関する基準（抜粋）

（昭和41年７月１日厚生省令第19号）
（最終改正：平成30年８月２日厚生労働省令第102号）

（食事）

第17条　養護老人ホームは，栄養並びに入所者の心身の状況及び嗜好を考慮した食事を，適切な時間に提供しなければならない。

5．養護老人ホームの設備及び運営に関する基準について（抜粋）

（平成12年３月30日老発第307号）
（最終改正：平成27年３月31日老発第0331第５号）

第５　処遇に関する条項

４　食事（基準第17条）

食事の提供は，次の点に留意して行うものとする。

⑴　食事の提供について

入所者の心身の状況・嗜好に応じて適切な栄養量及び内容とすること。

また，入所者の自立の支援に配慮し，できるだけ離床して食堂で行われるよう努めなければならないこと。

⑵　調理について

調理は，あらかじめ作成された献立に従って行うとともに，その実施状況を明らかにしておくこと。

また，病弱者に対する献立については，必要に応じ，医師の指導を受けること。

⑶　適時の食事の提供について

食事時間は適切なものとし，夕食時間は午後６時以降とすることが望ましいが，早くても午後５時以降とすること。

⑷　食事の提供に関する業務の委託について

食事の提供に関する業務は養護老人ホーム自らが行うことが望ましいが，栄養管理，調理管理，材料管理，施設等管理，業務管理，衛生管理，労働衛生管理について施設自らが行う等，当該施設の施設長が業務遂行上必要な注意を果たし得るような体制と契約内容により，食事サービスの質が確保される場合には，当該施設の最終的責任の下で第三者に委託することができること。

⑸　居室関係部門と食事関係部門との連携について

食事提供については，入所者の嚥下や咀嚼の状況，食欲などの心身の状態等を当該入所者の食事に的確に反映させるために，居室関係部門と食事関係部門との連絡が十分とられていることが必要であること。

⑹　栄養食事相談

入所者に対しては適切な栄養食事相談を行う必要があること。

⑺　食事内容の検討について

食事内容については，当該施設の医師又は栄養士（入所定員が40人を超えない特別養護老人ホームであって，栄養士を配置していない施設においては連携を図っている他の社会福祉施設等の栄養士）を含む会議において検討が加えられなければならないこと。

6．軽費老人ホーム設置運営要項（抜粋）

（昭和47年２月26日社老第17号）
（最終改正：平成30年１月18日厚生労働省令第４号）

第２　軽費老人ホーム（Ａ型）

６　処遇

(3)　給食

ア　利用者に対して３食を給し，老人に適した食生活を営ませること。

イ　栄養士による献立表及び実施献立表を作成すること。

ウ　食糧を貯蔵する設備を設け，これを清潔かつ，安全に管理すること。

７．介護報酬に関する法規の注釈

居宅療養管理指導・介護予防居宅療養管理指導について

心臓疾患等の患者に対する減塩食，十二指腸潰瘍の患者に対する潰瘍食，侵襲の大きな消化管手術後の患者に対する潰瘍食，クローン病及び潰瘍性大腸炎等により腸管の機能が低下している患者に対する低残渣食並びに高度肥満症（肥満度が＋40％以上又はBMIが30以上）の患者に対する治療食を含む。なお，高血圧の患者に対する減塩食（食塩相当量の総量が6.0ｇ未満のものに限る。）及び嚥下困難者（そのために摂食不良となった者も含む。）のための流動食は，短期入所生活介護費，短期入所療養介護費，介護福祉施設サービス，介護保険施設サービス，介護療養施設サービス及び地域密着型介護福祉施設サービスの療養食加算の場合と異なり，居宅療養管理指導の対象となる特別食に含まれる。

療養食加算について

①　加算の対象となる療養食（経口・経管問わず）：疾病治療の直接手段として，医師の発行する食事せんに基づいて提供される利用者の年齢，病状等に対応した栄養量及び内容を有する治療食（糖尿病食，腎臓病食，肝臓病食，胃潰瘍食（流動食は除く），貧血食，膵臓病食，脂質異常症食，痛風食及び特別な場合の検査食を）いうものであること。

②　経口による食事の摂取を進めるための栄養管理及び支援が行われている場合にあっては，経口移行加算又は経口維持加算を併せて算定することが可能である。

③　減塩食療法等について：心臓疾患等に対して減塩食療法を行う場合は，腎臓病食に準じて取り扱うことができるものであるが，高血圧症に対して減塩食療法を行う場合は，加算の対象とはならないこと。また，腎臓病食に準じて取り扱うことができる心臓疾患等の減塩食については，総量6.0ｇ未満の減塩食をいうこと。

④　肝臓病食について：肝臓病食とは，肝庇護食，肝炎食，肝硬変食，閉鎖性黄疸食（胆石症及び肝嚢炎による閉鎖性黄疸の場合を含む。）等をいうこと。

⑤　胃潰瘍食について：十二指腸潰瘍の場合も胃潰瘍食として取り扱って差支えないこと。手術前後に与える高カロリー食は加算の対象としないが，侵襲の大きな消化管手術の術後において胃潰瘍食に準ずる食事を提供する場合は，療養食の加算が認められること。また，クローン病，潰瘍性大腸炎等により腸管の機能が低下している入所者等に対する低残さ食については，療養食として取り扱って差し支えないこと。

⑥　貧血食の対象者となる入所者等について：療養食として提供される貧血食の対象となる入所者等は，血中ヘモグロビン濃度が10g/dL以下であり，その原因が鉄分の欠乏に由来する者であること。

⑦　高度肥満症に対する食事療法について：高度肥満症（肥満度が＋70％以上又はBMIが35以上）に対して食事療法を行う場合は，脂質異常症食に準じて取り扱うことができること。

⑧　特別な場合の検査食について：特別な場合の検査食とは，潜血食をいう他，大腸Ｘ線検査・大腸内視鏡検査のために特に残さの少ない調理済食品を使用した場合は，「特別な場合の検査食」として取り扱って差し支えないこと。

⑨　脂質異常症食の対象となる入所者等について：療養食として提供される脂質異常症食の対象となる入所者等は，空腹時定常状態におけるLDL-コレステロール値が140mg/dL以上である者又はHDL-コレステロール値が40mg/dL未満若しくは血清中性脂肪値が150mg/dL以上である者であること。

栄養改善加算を算定できる利用者

①　次のイからホのいずれかに該当する者であって，栄養改善サービスの提供が必要と認められる者とすること。

イ　BMIが18.5未満である者

ロ　１～６月間で３％以上の体重の減少が認められる者又は「地域支援事業の実施について」（平成18年６月９日老発第0609001号厚生労働省老健局長通知）に規定する基本チェックリストのNo.11の項目が「１」に該当する者

ハ　血清アルブミン値が3.5g/dL以下である者

ニ　食事摂取量が不良（75％以下）である者

ホ　その他低栄養状態にある又はそのおそれがあると認められる者

なお，次のような問題を有する者については，上記イからホのいずれかの項目に該当するかどうか，適宜確認されたい。

・口腔及び摂食・嚥下機能の問題（基本チェックリストの口腔機能に関連する⒀，⒁，⒂のいずれかの項目において，「１」に該当する者などを含む。）

・生活機能の低下の問題

・褥瘡に関する問題

・食欲の低下の問題

・閉じこもりの問題（基本チェックリストの閉じこもりに関連する⒃，⒄のいずれかの項目において「１」に該当する者などを含む。）

・認知症の問題（基本チェックリストの認知症に関連する⒅，⒆，⒇のいずれかの項目において

「1」に該当する者などを含む。)
・うつの問題（基本チェックリストのうつに関連する㉑から㉕の項目において，2項目以上「1」に該当する者などを含む。)
② 概ね3月ごとの評価の結果，上記イからホまでのいずれかに該当する者であって，継続的に管理栄養士等がサービス提供を行うことにより，栄養改善の効果が期待できると認められるものについては，継続的に栄養改善サービスを提供する。

4 学校給食関係法規

1．学校給食法（抜粋）

(昭和29年6月3日法律第160号)
(最終改正　平成27年6月24日法律第46号)

(この法律の目的)
第1条　この法律は，学校給食が児童及び生徒の心身の健全な発達に資するものであり，かつ，児童及び生徒の食に関する正しい理解と適切な判断力を養う上で重要な役割を果たすものであることにかんがみ，学校給食及び学校給食を活用した食に関する指導の実施に関し必要な事項を定め，もつて学校給食の普及充実及び学校における食育の推進を図ることを目的とする。

(学校給食の目標)
第2条　学校給食を実施するに当たつては，義務教育諸学校における教育の目的を実現するために，次に掲げる目標が達成されるよう努めなければならない。
1　適切な栄養の摂取による健康の保持増進を図ること。
2　日常生活における食事について，正しい理解を深め，健全な食生活を営むことができる判断力を培い，及び望ましい食習慣を養うこと。
3　学校生活を豊かにし，明るい社交性及び協同の精神を養うこと。
4　食生活が自然の恩恵の上に成り立つものであることについての理解を深め，生命及び自然を尊重する精神並びに環境の保全に寄与する態度を養うこと。
5　食生活が食にかかわる人々の様々な活動に支えられていることについての理解を深め，勤労を重んずる態度を養うこと。
6　我が国や各地域の優れた伝統的な食文化についての理解を深めること。
7　食料の生産，流通及び消費について，正しい理解に導くこと。

(定義)
第3条　この法律で「学校給食」とは，前条各号に掲げる目標を達成するために，義務教育諸学校において，その児童又は生徒に対し実施される給食をいう。
2　この法律で「義務教育諸学校」とは，学校教育法(昭和22年法律第26号）に規定する小学校，中学校，義務教育学校，中等教育学校の前期課程又は特別支援学校の小学部若しくは中学部をいう。

(国及び地方公共団体の任務)
第5条　国及び地方公共団体は，学校給食の普及と健全な発達を図るように努めなければならない。

(2以上の義務教育諸学校の学校給食の実施に必要な施設)
第6条　義務教育諸学校の設置者は，その設置する義務教育諸学校の学校給食を実施するための施設として，2以上の義務教育諸学校の学校給食の実施に必要な施設（以下「共同調理場」という。）を設けることができる。

(学校給食栄養管理者)
第7条　義務教育諸学校又は共同調理場において学校給食の栄養に関する専門的事項をつかさどる職員(第10条第3項において「学校給食栄養管理者」という。）は，教育職員免許法（昭和24年法律第147号）第4条第2項に規定する栄養教諭の免許状を有する者又は栄養士法（昭和22年法律第245号）第2条第1項の規定による栄養士の免許を有する者で学校給食の実施に必要な知識若しくは経験を有するものでなければならない。

(学校給食実施基準)
第8条　文部科学大臣は，児童又は生徒に必要な栄養量その他の学校給食の内容及び学校給食を適切に実施するために必要な事項（次条第1項に規定する事項を除く。）について維持されることが望ましい基準（次項において「学校給食実施基準」という。）を定めるものとする。
2　学校給食を実施する義務教育諸学校の設置者は，学校給食実施基準に照らして適切な学校給食の実施に努めるものとする。

(学校給食衛生管理基準)
第9条　文部科学大臣は，学校給食の実施に必要な施設及び設備の整備及び管理，調理の過程における衛生管理その他の学校給食の適切な衛生管理を図る上で必要な事項について維持されることが望ましい基準（以下この条において「学校給食衛生管理基準」という。）を定めるものとする。
2　学校給食を実施する義務教育諸学校の設置者は，学校給食衛生管理基準に照らして適切な衛生管理に努めるものとする。
3　義務教育諸学校の校長又は共同調理場の長は，学校給食衛生管理基準に照らし，衛生管理上適正を欠く事項があると認めた場合には，遅滞なく，その改善のために必要な措置を講じ，又は当該措置を講ずることができないときは，当該義務教育諸学校若しくは共同調理場の設置者に対し，その旨を申し出るものとする。

第10条　栄養教諭は，児童又は生徒が健全な食生活を自ら営むことができる知識及び態度を養うため，学校給食において摂取する食品と健康の保持増進との関連性についての指導，食に関して特別の配慮を必要とする児童又は生徒に対する個別的な指導その他の学校給食を活用した食に関する実践的な指導を行うものとする。この場合において，校長は，当該指導が効果的に行われるよう，学校給食と関連付けつつ当該義務教育諸学校における食に関する指導の全体的な計画を作成することその他の必要な措置を講ずるものとする。

2　栄養教諭が前項前段の指導を行うに当たつては，当該義務教育諸学校が所在する地域の産物を学校給食に活用することその他の創意工夫を地域の実情に応じて行い，当該地域の食文化，食に係る産業又は自然環境の恵沢に対する児童又は生徒の理解の増進を図るよう努めるものとする。

3　栄養教諭以外の学校給食栄養管理者は，栄養教諭に準じて，第１項前段の指導を行うよう努めるものとする。この場合においては，同項後段及び前項の規定を準用する。

（経費の負担）

第11条　学校給食の実施に必要な施設及び設備に要する経費並びに学校給食の運営に要する経費のうち政令で定めるものは，義務教育諸学校の設置者の負担とする。

2　前項に規定する経費以外の学校給食に要する経費（以下「学校給食費」という。）は，学校給食を受ける児童又は生徒の学校教育法第16条に規定する保護者の負担とする。

（国の補助）

第12条　国は，公立又は私立の義務教育諸学校の設置者に対し，政令で定めるところにより，予算の範囲内において，学校給食の開設に必要な施設又は設備に要する経費の一部を補助することができる。

２．学校給食実施基準（抜粋）

（昭和29年９月28日文部省告示第90号）
（全条改正　平成21年３月31日文科省告示第61号）
（一部改正　令和３年２月12日文科省告示第10号）

（学校給食の実施の対象）

第１条　学校給食（学校給食法第３条第１項に規定する「学校給食」をいう。以下同じ。）は，これを実施する学校においては，当該学校に在学するすべての児童又は生徒に対し実施されるものとする。

（学校給食の実施回数等）

第２条　学校給食は，年間を通じ，原則として毎週５回，授業日の昼食時に実施されるものとする。

（児童生徒の個別の健康状態への配慮）

第３条　学校給食の実施に当たっては，児童又は生徒の個々の健康及び生活活動等の実態並びに地域の実情等に配慮するものとする。

（学校給食に供する食物の栄養内容）

第４条　学校給食に供する食物の栄養内容の基準は，別表に掲げる児童又は生徒１人１回当たりの学校給食摂取基準の基準による。

３．公立義務教育諸学校の学級編制及び教職員定数の標準に関する法律（抜粋）

（昭和33年５月１日法律第116号）
（最終改正　平成29年５月17日法律第29号）

第８条の２　栄養の指導及び管理をつかさどる主幹教諭，栄養教諭並びに学校栄養職員（以下「栄養教諭等」という。）の数は，次に定めるところにより算定した数を合計した数とする。

1　学校給食（給食内容がミルクのみである給食を除く。第13条の２において同じ。）を実施する小学校（義務教育学校の前期課程を含む。）若しくは中学校（義務教育学校の後期課程を含む。）又は中等教育学校の前期課程で専ら当該学校又は当該課程の学校給食を実施するために必要な施設を置くもの（以下この号において「単独実施校」という。）のうち児童又は生徒の数が550人以上のもの（次号において「550人以上単独実施校」という。）の数の合計数に１を乗じて得た数と単独実施校のうち児童又は生徒の数が549人以下のもの（以下この号及び次号において「549人以下単独実施校」という。）の数の合計数から同号に該当する市町村の設置する549人以下単独実施校の数の合計数を減じて得た数に４分の１を乗じて得た数との合計数

2　550人以上単独実施校又は共同調理場（学校給食法第６条に規定する施設をいう。以下同じ。）を設置する市町村以外の市町村で当該市町村の設置する549人以下単独実施校の数の合計数が１以上３以下の市町村の数に１を乗じて得た数

3　次の表の上欄に掲げる共同調理場に係る小学校，中学校及び義務教育学校並びに中等教育学校の前期課程の児童及び生徒（給食内容がミルクのみである給食を受ける者を除く。以下この号において同じ。）の数の区分ごとの共同調理場の数に当該区分に応ずる同表の下欄に掲げる数を乗じて得た数の合計数

共同調理場に係る小学校，中学校及び義務教育学校並びに中等教育学校の前期課程の児童及び生徒の数	乗ずる数
1,500人以下	1
1,501人から6,000人まで	2
6,001人以上	3

4．食中毒事件の原因究明のための徹底事項について（抜粋）

（平成８年７月25日衛食第201号）

1　検食の保存期間等について

検食は，原材料及び調理済み食品を食品ごとに50ｇ程度づつ清潔な容器（ビニール袋等）に密封して入れ，－20℃以下で２週間以上保存すること。

なお，原材料は，特に，洗浄・消毒等を行わず，購入した状態で保存すること。

2　流通経路調査について

⑴　原因食品の究明については，既にその製造・加工施設，生産地等まで遡って，調査が実施されているところであるが，さらに流通段階ごとに収去検査を行い，原因食品の流通経路を早急に明らかにすること。

⑵　収去検査に当たっては，製造・加工施設等のふきとり検査も併せて行うこと。その際，施設，器具等のふきとりサンプリングだけでなく，排水溝や冷蔵庫の排水等の施設に関連する場所，また，必要に応じ，調理等従事者の検便等についても幅広くサンプリングの対象とすること。

⑶　流通経路の調査において，他の都道府県等に所在する施設等が流通に関与していることが判明した場合には，速やかに当該都道府県等に連絡すること。また，この連絡を受けた都道府県等は，当該施設等について所要の調査を行うこと。

5 事業所給食関係法規

1．労働安全衛生規則（抜粋）

（昭和47年９月30日労働省令第32号）

（最終改正　令和２年12月15日厚労省令第200号）

（食堂）

第629条　事業者は，第614条本文に規定する作業場においては，作業場外に適当な食事の設備を設けなければならない。ただし，労働者が事業場内において食事をしないときは，この限りではない。

（食堂及び炊事場）

第630条　事業者は，事業場に附属する食堂又は炊事場については，次に定めるところによらなければならない。

1　食堂と炊事場とは区別して設け，採光及び換気が十分であつて，そうじに便利な構造とすること。

2　食堂の床面積は食事の際の１人について，１平方メートル以上とすること。

3　食堂には，食卓及び労働者が食事をするためのいすを設けること（いすについては，坐食の場合を除く。）。

4　便所及び廃物だめから適当な距離のある場所に設けること。

5　食器，食品材料等の消毒の設備を設けること。

6　食器，食品材料及び調味料の保存のために適切な設備を設けること。

7　はえその他のこん虫，ねずみ，犬，猫等の害を防ぐための設備を設けること。

8　飲用及び洗浄のために，清浄な水を十分に備えること。

9　炊事場の床は，不浸透性の材料で造り，かつ，洗浄及び排水に便利な構造とすること。

10　汚水及び廃物は，炊事場外において露出しないよう処理し，でん槽を設けて排出する等有害とならないようにすること。

11　炊事従業員専用の休憩室及び便所を設けること。

12　炊事従業員には，炊事に不適当な伝染性の疾病にかかつている者を従事させないこと。

13　炊事従業員には，炊事専用の清潔な作業衣を使用させること。

14　炊事場には，炊事従業員以外の者をみだりに出入りさせないこと。

15　炊事場には，炊事場専用の履物を備え，土足のまま立ち入らせないこと。

（栄養の確保及び向上）

第631条　事業者は，事業場において労働者に対し給食を行なうときは，当該給食に関し，栄養の確保及び向上に必要な措置を講ずるように努めなければならない。

（栄養士）

第632条　事業者は，事業場において，労働者に対し，１回100食以上又は１日250食以上の給食を行なうときは，栄養士を置くように努めなければならない。

2　事業者は，栄養士が，食品材料の調査又は選択，献立の作成，栄養価の算定，廃棄量の調査，労働者のし好調査，栄養指導等を衛生管理者及び給食関係者と協力して行なうようにさせなければならない。

2．事業附属寄宿舎規程（抜粋）

（昭和22年10月31日労働省令第７号）

（最終改正　平成27年５月28日労働省令第25号）

第24条　常時30人以上の労働者を寄宿させる寄宿舎に

は，食堂を設けなければならない。但し，寄宿舎に近接した位置に労働安全衛生規則（昭和47年労働省令第32号）第629条の現定による事業場の食堂がある場合においては，この限りでない。

第26条　１回300食以上の給食を行なう場合には，栄養士をおかなければならない。

３．地域高齢者等の健康支援を推進する配食事業の栄養管理に関するガイドライン〔抜粋〕

（平成29年３月30日健発0330第６号）

第５　地域高齢者等の健康支援を推進する配食事業の栄養管理

１　商品管理

⑴　献立作成

①　対応体制

献立作成は当該技能を十分に有する者が担当する。

ただし，事業規模が一定以上の場合，栄養管理が特に適切に行われる必要があることから，次に掲げる献立作成については，管理栄養士又は栄養士（栄養ケア・ステーション等，外部の管理栄養士又は栄養士を含む。以下同じ。）が担当（監修を含む。）する。

・継続的な（利用者１人につき，おおむね週当たり２食以上の配食を継続して提供しているものをいう。以下同じ。）提供食数がおおむね１回100食以上又は１日250食以上の事業者であって，提供食数の全部又は一部が栄養素等調整食又は物性等調整食であるものにおける当該食種の献立作成

なお，継続的な提供食数がおおむね１回100食以上又は１日250食以上の事業者については，栄養素等調整食又は物性等調整食を提供しない場合であっても，管理栄養士又は栄養士が献立作成を担当（監修を含む。）することが望ましい。

②　献立作成の基本手順

献立作成は次の手順を基本とするが，これに限定するものではなく，他の合理的な手順でも差し支えない。

ア　想定される利用者の決定と特性の把握

事業者の個々の配食提供体制を踏まえ，どのような者を対象に配食を行うかを決定し，想定される利用者（以下「対象者」という。）の身体状況（体格指数（body mass index：BMI），身体活動レベル，摂食嚥下機能等を含む。），食の嗜好，食事状況（食事摂取量を含む。）等を把握する。

ただし，配食事業開始前にこれらの把握を行うことは困難な場合が多いため，事業開始前は各種統計資料（別紙１を含む。）や文献等を参照するのみでも差し支えないが，事業開始後は利用者の身体状況等の把握にも努め，献立やサービスの見直しに適宜つなげていく。

なお，地域密着型で行う配食事業の場合は，事業圏域の自治体から地域高齢者等の身体状況等に関する統計資料を入手し，参照することも有用と考えられる。

イ　食種及び給与目安量等の決定

アの対象者の身体状況や日本人の食事摂取基準（厚生労働省策定。以下「食事摂取基準」という。）の参照体位等をもとに，エネルギー及び栄養素の給与目安量を設定し，取り扱う食種（１種類でも差し支えない。以下同じ。）を決定する。

ただし，疾患を有していたり，疾患に関する高いリスクを有していたりする者向けの食種を設定するに当たっては，食事摂取基準におけるエネルギー及び栄養素の摂取に関する基本的な考え方を理解した上で，その疾患に関連する治療ガイドライン等の栄養管理指針を参照する。

ウ　食品構成の設定

食種ごとに食品構成を設定する。設定に当たっては，配食以外の食事において不足しがちな食品群のほか，積極的に摂取するのが望ましい食品群をできるだけ取り入れるようにする。

また，摂食嚥下機能等の身体状況に応じた食品群の選択にも留意する。

エ　献立作成基準の設定

栄養価，食品構成，料理構成，調理法，メニューサイクル等の献立作成基準を，食種ごとに設定する。

なお，食品構成，料理構成，調理法については，対象者の摂食嚥下機能等の身体状況や嗜好等を踏まえたものとすることが重要である。

オ　献立作成基準の定期的な見直し

いずれの食種においても，配食の提供開始後に利用者の身体状況と摂取状況の関係について定期的に把握しつつ，PDCAサイクルの要領で献立作成基準の見直しを適宜検討する。

なお，イの給与目安量及びエの献立作成基準の栄養価は，基本的には最新版の食事摂取基準を参考に決定していくことになるため，食事摂取基準についてよく理解しておくことが重要である。

ただし，食事摂取基準の対象は，歩行や家事等の身体活動を行っている者（高血圧，脂質異常，高血糖，腎機能低下に関するリスク

を有していても自立した日常生活を営んでいる者を含む。）であり，体格（BMI）が標準より著しく外れている者や疾患について保健指導レベルを超えているような者については，食事摂取基準の範囲外である。こうした者を対象とした食種に係る献立作成基準の栄養価については，関連する各種疾患の治療ガイドライン等（例：高血圧については「高血圧治療ガイドライン」（日本高血圧学会）等）の栄養管理指針を参照の上，決定することになる。

③　栄養価のばらつきの管理

適切に栄養管理された配食は利用者等にとって教材にもなり得る一方，配食については週に数回程度の利用者も少なくなく，そのような利用者も想定して，栄養価のばらつきを一定の範囲内に管理していくことが重要となる。

こうした観点から，エネルギー，たんぱく質，脂質，炭水化物の量及び食塩相当量については，栄養価計算（日本食品標準成分表又はこれに準じる食品成分データベース等による栄養価の算出をいう。以下同じ。）又は分析により得られた１食当たりの値が，事業者で設定された献立作成基準の栄養価の±20％以内となるように管理する。

ただし，栄養素等調整食における食塩相当量については，栄養価計算又は分析により得られた１食当たりの値が，事業者で設定した献立作成基準の栄養価を上回らないように管理する（例：１食当たりの食塩相当量を2.0ｇ未満と設定して管理する。）。

なお，特別な日に提供される行事食等に係る栄養価の管理は必ずしも以上の考え方によらなくてもよいが，行事食等を栄養素等調整食の利用者に提供できるかどうかについては，注文時のアセスメント，継続時のフォローアップでの確認事項，当該行事食等の栄養価等を踏まえた，管理栄養士（栄養ケア・ステーション等，外部の管理栄養士を含む。以下同じ。）の判断が必要である。

④　メニューサイクルの設定

利用者の配食利用頻度や利用者の声を踏まえ，飽きの来ないサイクルとする。

なお，口から食べる楽しみを支援する観点から，できるだけ季節感を踏まえたサイクルとする。

⑵　栄養素等調整食への対応

在宅医療・介護の推進の流れの中，医療・介護関連施設と住まいをできるだけ切れ目なくつなぐものとして，栄養素等調整食を取り扱う事業者の増加が望まれる。栄養素等調整食の基本としては，エネルギー量，たんぱく質量，食塩相当量を１つ又は複数調整したものが考えられる。各事業者での実行可能性に鑑み，対応可能なものから順次取扱いを広げていくこととするが，対応可能なもののみ取り扱うことでもよい。なお，栄養素等調整食におけるエネルギー量やたんぱく質量等の調整については，

ア　主食の量又は種類で調整

イ　主食以外（主菜，副菜等）の量又は種類で調整

ウ　ア及びイを組み合わせた調整

等が考えられる。アのうち，主食の量の調整については，利用者の必要量に応じて何らかの対応ができるようにしておくことが望ましい。なお，主食，主菜，副菜を問わず，量を減らして調整を行う事業者については，その場合でも必須栄養素等の量が不足しないよう，献立作成に当たって工夫が求められる。

⑶　物性等調整食への対応

地域高齢者の中には摂食嚥下機能が低下した者もみられるため，これらの者への配食として，物性等調整食の提供が重要となる。各事業者での実行可能性を踏まえ，これらの食種への対応を検討することが望まれる。物性等調整食については，調理完了から摂取までの保存の状態や時間　等の諸条件を踏まえ，万全な衛生管理体制の下で調理・提供を行う必要がある。また，物性等調整食については，医療・介護領域を中心に普及している日本摂食嚥下リハビリテーション学会の嚥下調整食分類（以下「学会分類」という。）のコードに基づく物性等の管理が望まれるが，健康増進法（平成14年法律第103号）（以下「法」という。）第26条第１項*（＊編集部注：令和２年施行第43条第１項）に規定する特別用途表示の許可を受けていない食品について，えん下困難者の用に適する旨の表示や学会分類の該当コード等の表示（広告での記載等を含む。）をした場合，法に抵触する可能性があるため，十分な注意が必要である。本ガイドラインの公表時点で最新版の学会分類である「嚥下調整食分類2013」の場合，コード２から４までの取扱いがあると望ましい。各事業者の実行可能性に鑑み，対応可能なコードから順次取扱いを広げていくこととするが，対応可能なコードのみ取り扱うことでもよい。なお，コード２についてはミキサーを使ったペースト・ムース食が望ましい。また，コード３及び４については，ソフト食又は「軟菜」の工夫（硬い可食部の除去等）による対応が望ましい。

索　引

あ　行

か　行

さ　行

た　行

な　行

は　行

ま　行

〔編著者〕　　　　　　　　　　　　　　　　　　　　　　　　　（執筆分担）

松井　元子（まついもとこ）　京都府立大学大学院生命環境科学研究科教授　第1章，第9章，資料編

冨田　圭子（とみたけいこ）　近畿大学農学部准教授　　　　　　第5章3，第6章1，第7章，
　　　　　　　　　　　　　　　　　　　　　　　　　　　　　　第10章2・4・8(2)・9，資料編

〔著　者〕（執筆順）

藤田　静子（ふじたせいこ）　至学館大学健康科学部准教授　　　第2章1・2，第3章1・2・4

河合　潤子（かわいじゅんこ）　椙山女学園大学生活科学部准教授　第2章3，第8章1(1)・(2)・2

加賀谷みえ子（かがやみえこ）　椙山女学園大学生活科学部教授　第3章3

村元由佳利（むらもとゆかり）　京都府立大学生命環境学部助手　第4章1

小山　洋子（こやまようこ）　ノートルダム清心女子大学人間生活学部准教授　第4章2

石川　豊美（いしかわとよみ）　名古屋文理大学健康生活学部准教授　第5章1・2

三浦　英雄（みうらひでお）　名古屋文理大学短期大学部准教授　第6章2，第8章1(3)・(4)

相良多喜子（さがらたきこ）　関西福祉科学大学名誉教授　　　　第7章，第9章
　　　　　　　　　　　　　　北陸食育フードカレッジ管理栄養士学科専任講師

堀田千津子（ほったちづこ）　鈴鹿医療科学大学保健衛生学部特任教授　第10章1・3・8(1)，資料編

佐伯　孝子（さいきたかこ）　帝塚山大学現代生活学部准教授　第10章5～7，資料編

カレント
改訂 給食経営管理論

2014年（平成26年）2月20日 初版発行
2015年（平成27年）2月25日 第2版発行～第3刷
2019年（平成31年）3月1日 第3版発行
2021年（令和3年）4月20日 改訂版発行
2022年（令和4年）2月10日 改訂版第2刷発行

編著者 松井元子
冨田圭子

発行者 筑紫和男

発行所 株式会社 建帛社
KENPAKUSHA

〒112-0011 東京都文京区千石4丁目2番15号
TEL（03）3944-2611
FAX（03）3946-4377
https://www.kenpakusha.co.jp/

ISBN 978-4-7679-0696-6 C3047 中和印刷／愛千製本所